CB046040

A dieta
de Los Angeles

Dr. David Heber
com Susan Bowerman

A dieta de Los Angeles

Tradução
Celina Cavalcante Falck-Cook

2ª Edição

EDITORA BEST SELLER

CIP-Brasil. Catalogação-na-fonte
Sindicato Nacional dos Editores de Livros, RJ.

H96d Heber, David
2ª ed.   A dieta de Los Angeles / David Heber; tradução Celina Cavalcante Falck-Cook. – 2ª ed. – Rio de Janeiro: Best Seller, 2006.

Tradução de: The LA shape diet
ISBN 85-7684-038-3

1. Dieta de emagrecimento. 2. Obesidade. 3. Metabolismo. I. Título.

05-3895
CDD – 613.25
CDU – 613.24

Título original norte-americano
THE LA SHAPE DIET
Copyright © 2004 by David Heber, M.D., Ph.D
Publicado mediante acordo com Regan Books, uma divisão de HarperCollins, Publishers, Inc.

Capa: Mello & Mayer
Editoração eletrônica: DFL

Nota ao leitor:
As orientações descritas neste livro não pretendem substituir o aconselhamento médico e devem ser usadas como complemento à consulta a um especialista. Aplicou-se o máximo esforço possível no sentido de garantir a precisão das informações. O resultado da aplicação dos métodos aqui sugeridos não é responsabilidade do autor e do editor.
O conteúdo deste livro, os planos de dieta ou outros regimes recomendados pelos autores não têm nenhuma ligação com os Centros de Emagrecimento de Los Angeles nem com qualquer plano de emagrecimento e concepção de treinamento por eles patrocinados ou endossados.

Todos os direitos reservados. Proibida a reprodução,
no todo ou em parte, sem autorização prévia por escrito da editora,
sejam quais forem os meios empregados.

Direitos exclusivos de publicação em língua portuguesa
para o Brasil adquiridos pela
EDITORA BEST SELLER LTDA.
Rua Argentina, 171, parte, São Cristóvão
Rio de Janeiro, RJ – 20921-380
que se reserva a propriedade literária desta tradução

Impresso no Brasil

ISBN 85-7684-038-3

PEDIDOS PELO REEMBOLSO POSTAL
Caixa Postal 23.052
Rio de Janeiro, RJ – 20922-970

À fonte de minha inspiração e descobertas, que este livro possa inspirar as pessoas para que trabalhem tendo em mente que salvar uma vida equivale a salvar o mundo inteiro.

Sumário

Prefácio à edição brasileira 11
Introdução 15

Como mudar sua forma 23

PRIMEIRO PASSO   Arrancada da primeira semana 33

SEGUNDO PASSO   Personalização do seu programa 49

TERCEIRO PASSO   Ativação do seu plano individual 87

QUARTO PASSO   Reforço dos novos hábitos: A arte de evitar recaídas 141

QUINTO PASSO   Inspiração: Como encontrar sua voz e sua visão interiores 153

SEXTO PASSO   Exercícios para toda a vida 169

SÉTIMO PASSO   Coadjuvantes da dieta de Los Angeles: Suplementos e ervas medicinais 197

Princípios da dieta de emagrecimento e sua forma corporal 215

Apêndice

A Ciência da Substituição de Refeições 226

A Ciência da Proteína 234

A Ciência da Forma e da Gordura Corporal 242

A Ciência da Análise por Bioimpedância 250

A Ciência das Gorduras Boas e Ruins 260

A Ciência dos Cereais e *Shakes* 268

A Ciência do Exercício e do Desenvolvimento dos Músculos 273

A Ciência das Vitaminas e dos Sais Minerais   289

Planilha e Diário   301

Leituras Sugeridas   304

Agradecimentos   306

Prefácio à edição brasileira

A informação e o conhecimento científico nas áreas de nutrição e metabolismo estão entre as ferramentas mais eficazes para combater a epidemia global de obesidade e as suas implicações na saúde.

A forma física do indivíduo, ou seja, a medida de sua cintura é mais importante que seu peso total, pois está diretamente relacionada com a composição corporal e revela onde a gordura está depositada.

O ideal é emagrecer perdendo gordura e preservando a massa muscular. O segredo para isso é uma alimentação equilibrada, rica em proteínas de alto valor biológico e atividade física.

Este livro revolucionário traz ao público brasileiro o conhecimento necessário para que cada pessoa possa atingir a sua melhor forma, otimizando as necessidades individuais de proteína, carboidratos, gorduras saudáveis, vegetais e frutas.

A abordagem baseada em rigorosas evidências científicas é ao mesmo tempo prática e compatível com o estilo de vida moderno, pois mostra os benefícios da proteína de soja em deliciosos *shakes* e outras receitas para que as necessidades individuais de proteína e demais nutrientes possam ser atingidas. Além disso, orienta um programa de exercícios físicos eficaz e que pode ser realizado diariamente, em apenas 30 minutos.

Como as pessoas possuem silhuetas diferentes, evidentemente terão necessidades nutricionais diferentes para atingir um peso saudável.

Dr. David Heber é um dos cientistas da nutrição mais conhecidos e respeitados em todo o mundo. Após treinar e influenciar várias gerações de médicos e especialistas dirige-se novamente ao grande público, trazendo seus conselhos para uma alimentação inteligente e um estilo de vida saudável, adequados para as pessoas que vivem intensamente o dia-a-dia agitado do século XXI.

A dieta de Los Angeles mostra que estar em forma é muito mais do que controlar o peso: é estar com saúde, muita energia e bem-estar.

Dr. Nataniel Viuniski,
Nutrólogo e Pediatra, autor do livro *Obesidade infantil: um guia prático*,
Professor do Curso de Pós Graduação em Nutrição Humana (IPCE-SP)
e Consultor Médico do Núcleo Espaço Leve (SP)

Introdução

Meu livro *Qual a cor da sua dieta?* (Campus, 2001), mostra como sete cores básicas evidenciam dezenas de milhares de substâncias valiosas encontradas em frutas e verduras que, se ingeridas diariamente, podem proporcionar diversos benefícios à saúde — da prevenção da cegueira senil e de distúrbios mentais à prevenção de doenças cardíacas e muitas formas comuns de câncer. Este livro fala sobre a forma — mas não sobre a forma de frutas e verduras.

A dieta de Los Angeles aborda a forma do seu corpo e como mudá-la. Dê-me apenas uma semana para ensiná-la a você e em duas semanas se sentirá mais enxuto e mais em forma do que nunca. Recorrendo aos conhecimentos científicos mais recentes sobre o modo como seu corpo funciona e como deveria ser sua dieta, vou motivá-lo a começar uma jornada pessoal rumo à forma ideal e a uma saúde melhor. A personalização é o que torna este livro diferente de todas as demais obras sobre dietas que você já leu — ele se refere a *você* e à forma do *seu* corpo, à *sua* dieta e ao *seu* estilo de vida. *A dieta de Los Angeles* foi idealizada especialmente para você. Por isso é personalizada!

Desenvolvi os conceitos filosóficos e científicos que constituem a base deste livro ao tratar de milhares de pacientes, ao longo dos últimos vinte anos, em Los Angeles, cidade onde a forma é importante, quer se trate de estudantes da UCLA, de atores de Hollywood ou apenas de famílias comuns que vão à praia. Todo mundo que ter a melhor aparência possível, e eu vou lhe ensinar como conquistar sua melhor forma com um plano completo, simples e fácil de 14 dias, com cardápios, receitas e o que chamo de *Shake Controlador* — uma bebida que você mesmo prepara e que lhe permite assumir o controle da sua fome diariamente.

A forma do seu corpo está relacionada à sua gordura corporal, e os pontos do seu corpo onde esta gordura se localiza têm muito a ver com o modo como você vai perdê-la e qual poderá ser sua melhor forma corporal. Cada um de nós tem duas formas. A que temos e a que queremos ter. Compreender sua forma é o primeiro passo para assumir o controle da batalha para perder peso. A gordura na parte inferior do corpo é diferenciada e sua forma se define segundo a resposta de seu corpo aos hormônios femininos, mas só você controla a quantidade de gordura que se deposita nessa região, isso com base em sua dieta e estilo de vida. Estudos mostram que mulheres jovens freqüentemente têm expectativas irreais quanto ao peso que deveriam ter. Elas começam uma dieta da moda após a outra para tentar se livrar, sem sucesso, da gordura na parte inferior do corpo. Não há como reduzir gordura localizada, mas você pode personalizar sua dieta e plano de exercícios para chegar à sua forma física ideal.

A gordura no meio do corpo também é diferenciada. Ela é um depósito de energia para emergências, que, comandado pelos hormônios do estresse, ajuda você a se adaptar ao estado de inanição, controlando o mecanismo da fome. Além disso, protege o corpo de infecções que podem matar pessoas que passam fome. Quando você está acima do peso e há excesso desta gordura no seu corpo, ela geralmente desencadeia a diabetes e pode aumentar o risco de doenças cardíacas e alguns tipos de câncer. Muitos homens e mulheres de meia-idade — e seus médicos — ignoram os modestos aumentos na medida de sua cintura e simplesmente compram roupas mais largas. Há alguns anos cometi o mesmo erro. Mas a gordura na barriga aumenta seu risco de contrair doenças graves, por isso você precisa fazer algo além de simplesmente mudar o tamanho de suas roupas. Você vai aprender como é importante reduzir sua cintura, tanto quanto seu peso, para que a gordura situada no meio do seu corpo funcione da maneira que deve funcionar. Vou mostrar-lhe como milhares de pacientes meus (e eu mesmo) conseguiram ir perdendo esta gordura ao longo dos últimos vinte anos.

Sua forma dá dicas sobre a gordura corporal, mas você precisa saber mais. Necessita conhecer a quantidade de proteína existente em seu corpo e a quantidade de proteínas de que necessita em sua dieta. A maioria dos médicos não mede a quantidade de proteínas do corpo, nem a leva em consideração ao compor sua dieta. Quanto mais proteína houver em seu corpo, mais proteína você precisará consumir para manter a proteína em seus músculos e órgãos vitais. Infelizmente, se você está obeso, é porque vem escolhendo alimentos com teor insuficiente de proteína, portanto os estoques de proteína do seu corpo devem estar esgotados. Algumas pessoas evitam comer proteínas como as da carne vermelha, porque acham que engordam, mas vou lhe mostrar como introduzir em sua dieta proteína saudável suficiente para combater a vontade de comer salgados e lanches prejudiciais, manter o seu nível de energia estável ao longo do dia e emagrecer. Você certamente vai se surpreender ao descobrir que é possível fazer dieta sem sentir fome pela primeira vez na vida.

As mulheres podem ter gordura na parte superior do corpo, na inferior ou em ambas, e necessitam de quantidades diferentes de proteína na dieta, segundo sua forma física. As mulheres com gordura na parte superior do corpo e coxas magras possuem níveis mais altos de hormônios masculinos e mais massa muscular do que as mulheres com gordura na parte inferior ou mesmo com gordura distribuída pelo corpo. Em decorrência disso, elas tendem a precisar de mais proteína para sustentar sua musculatura. É importante que elas saibam que têm uma meta de peso mais alta, com base na porcentagem de gordura corporal, do que a média das mulheres. Quando meço a massa corporal magra e digo a essas mulheres qual é a faixa mais alta de seu peso-alvo, elas em geral ficam surpresas e aliviadas. Muitas vezes já me disseram que fui o primeiro médico a dizer a uma mulher que seu peso desejável era 9kg acima do que constava nas tabelas típicas de peso e altura.

Outras mulheres com gordura na parte inferior do corpo, ou gordura distribuída uniformemente pelo corpo, correm o risco de perder massa muscular enquanto fazem dieta. Elas podem parecer mais magras, mas, ainda assim, têm muita gordura corporal. Ao mesmo tempo, seu metabolismo é lento, porque, como você vai aprender, a massa muscular determina o número de calorias que você queima em repouso. Com freqüência, uma combinação de exercícios, mais proteínas na dieta e eliminação de gordura oculta, açúcares e amidos é a primeira abordagem para perda de peso que funciona para elas.

O que eu disse até aqui é mera generalização. Neste livro você aprenderá como personalizar esta informação, estimando quanta massa magra e gordura *você* tem, através de algumas tabelas deste livro, ou, mais precisamente, utilizando um recurso denominado "análise bioelétrica de impedância". Indo além do aspecto científico, sei, com base na minha formação médica, que identificar seu índice de colesterol, sua pressão sangüínea — ou, neste caso, sua meta quanto a peso e ingestão de proteínas e calorias — terá um impacto muito maior em seu comportamento do que algumas diretrizes superficiais sobre comer mais disso e menos daquilo.

Há sete anos, escrevi um artigo sobre a importância de se estimar a gordura corporal e a massa magra usando uma ferramenta simples chamada "mensuração da impedância bioelétrica" para classificar os tipos e graus de obesidade, definida não como excesso de peso, mas como excesso de gordura corporal. Acabei criando o termo científico "obesidade sarcopênica". Sarcopenia significa perda de músculo. Uma mulher com "obesidade sarcopênica" está acima do peso, portanto seu IMC (índice de massa corporal, um coeficiente peso/altura) pode ser apenas 23, o que está dentro da faixa normal, mas ela pode facilmente ter excesso de gordura corporal na faixa de 32 a 35%. (A gordura corporal normal para mulheres situa-se entre 22 e 28%, e para mulheres jovens e atléticas, entre 15 e 20%). Essas mulheres podem não estar obtendo quantidade suficiente de proteína em suas dietas de redução de calorias. Conseqüentemente, seus corpos utilizam parte da proteína muscular, diminuem sua massa muscular e o metabolismo se retarda.

O outro lado da moeda é a mulher de tamanho grande, que qualquer um poderia chamar de acima do peso. Em muitos casos, estas mulheres têm muito mais músculos do que outras da mesma altura. Se elas não obtiverem proteína suficiente numa dieta, ficarão com fome e poderão desistir de continuar tentando emagrecer. Em outros casos, elas conseguem perder bem a quantidade certa de gordura enquanto mantêm sua massa magra, mas mesmo assim continuam com peso acima do indicado pelas tabelas. Mulheres que participam de programas comerciais para perder peso, como os Vigilantes do Peso, me contaram que desistiram ao perceber que não conseguiam mais perder peso ao atingirem um certo patamar. Acontece que o patamar era o peso-alvo e as tabelas estavam erradas.

Isto também pode acontecer com homens. Já vi, no passado, oficiais do exército serem considerados obesos e receberem a recomendação de perderem peso, quando já tinham atingido seu peso-alvo em termos de porcentagem de gordura. Tive de escrever uma carta ao comandante, esclarecendo a questão. Homens com mais músculos do que as mulheres freqüentemente não têm dificuldade para perder peso. Eles perdem peso com muita facilidade — comendo só a metade do bife. Isso lhes dá a impressão de que conseguirão perder peso no momento em que quiserem — basta decidirem. Infelizmente, isto em geral acontece após o primeiro ataque cardíaco ou diagnóstico de câncer da próstata. *A dieta de Los Angeles* ensina aos homens qual a quantidade de proteína que devem ingerir, ao lado dos conhecimentos científicos mais recentes sobre técnicas de treinamento progressivas para desenvolver músculos. O fato é que, na sua maioria, as dietas para homens nunca são suficientemente sérias, porque não especificam qual a quantidade de proteínas suficiente para impedir que um homem de porte grande fique com fome. A dieta de Atkins tornou-se popular entre os homens por este motivo. O homem mediano necessita de cerca de 150g de proteína por dia, e é preciso obter esta quantidade de modo saudável, sem toda a gordura saturada do plano Atkins. Portanto, se você estiver cansado de perder e depois recuperar os mesmos 9kg e nunca conseguir ter o corpo que deseja — este livro foi feito para você.

Para desenvolver a musculatura das pessoas com obesidade sarcopênica e para controlar o apetite, tanto nos casos de excesso de peso sarcopênico, como nos de excesso de massa muscular, venho recomendando um grama de proteína por 0,453kg (uma libra) de massa corporal magra aos meus pacientes nos últimos cinco anos. Tome nota, porque este é um conceito fundamental. Esta quantidade de proteína é o dobro da que os grupos de consultoria do governo recomendam atualmente e equivale a 100g por dia, em média, para mulheres e 150g por dia, em média, para homens. Não só comer mais proteína sustenta sua musculatura, como também há fortes indícios científicos de que esse hábito diminui seu apetite e facilita sua perda de peso. Minhas avaliações de 3.500 pessoas que utilizam equipamentos de musculação me permitiram criar tabelas de estimativas de massa corporal magra, para ajudar a personalizar seu plano de perda de peso, combinando a proteína contida em sua dieta com a proteína de seu corpo. Vou também tornar mais fácil a você atingir seu nível personalizado diário de proteínas, por intermédio da substituição de refeições e porções de alimentos fáceis de lembrar que incluam carnes magras saudáveis e peixe.

Vou planejar a dieta ideal para você, começando pelo café-da-manhã perfeito, que eu chamo de *Shake Controlador*. Ele fornece entre 25 e 30g de proteína, carboidratos saudáveis, fibras, vitaminas e sais minerais. Francamente, é o melhor café da manhã que você pode tomar. Como prova, dê uma olhada na seção de Apêndices, onde comparo a nutrição proporcionada pelo *Shake Controlador* com os cereais consumidos por milhões de americanos toda manhã.

Recomendo uma arrancada na primeira semana, tomando dois *shakes* de proteína por dia e uma refeição saudável, para começar bem seu emagrecimento e manter-se magro pelo resto da vida. Com os *Shakes Controladores* que recomendo, você não só terá energia de sobra, como será capaz de controlar sua fome como jamais conseguiu.

O restante de sua dieta ideal constará de frutas e verduras coloridas sobre as quais escrevi em meu último livro *Qual a cor da sua dieta?* As cores de frutas e verduras não são escolhidas ao acaso. Cada uma das sete cores que recomendo representa uma família de fitoquímicos que pode afetar de diversas maneiras a função das células do seu corpo. As cores amarelo e verde encontradas no espinafre e nos abacates representam a família da luteína, que se concentra em uma parte da retina do seu olho onde a luz se focaliza. Ali ela protege o olho da degeneração macular relacionada à idade, causa primária da cegueira. As cores vermelha, vermelha/roxa, laranja, verde, branca/verde e laranja/amarela representam, cada uma, famílias de compostos chamados antocianinas, carotenos, glucosinolatos, alil-sulfetos e flavonóides. Trata-se de antioxidantes que também afetam a função cerebral, a visão, a desintoxicação e podem ajudar a prevenir formas comuns de câncer. Estes alimentos também têm muita fibra, ajudando-o a alcançar as 25g diárias que recomendo.

Também vou esclarecer a grande confusão criada a respeito dos carboidratos, mostrando que nem todos são ruins. Você aprenderá como usar o índice glicêmico e como determinar a carga glicêmica e as calorias por porção para decidir quais carboidratos cabem em sua dieta ideal e quais devem ser evitados, caso os carboidratos sejam um "alimento-gatilho" no seu caso. Falo também sobre os outros "alimentos-gatilho" ou seja, aqueles que muitos pacientes me dizem se sentirem tentados a comer demais.

Nenhuma dieta ideal está completa sem vitaminas e sais minerais. Vou lhe contar quais são os suplementos mais importantes que se podem tomar atualmente e também qual é o novo tipo de vitamina capaz de fornecer os fitoquímicos encontrados normalmente em frutas e verduras, sob a forma concentrada de comprimidos e cápsulas gelatinosas. Elas são acréscimos importantes à dieta, porque frutas e verduras nem sempre fornecem as quantidades ideais destas substâncias importantes e pode ser difícil atingir sempre as sete porções que recomendo.

Perder peso é como uma viagem. Você precisa saber aonde está indo e como vai chegar lá. Além de nutrição, você aprenderá sobre comportamento, exercício, musculação, espiritualidade e visão interior e sobre suplementos da flora medicinal que podem ajudá-lo a ultrapassar alguns obstáculos do caminho. É importante lembrar, contudo, que não há remédios mágicos que permitam que você coma o que quiser e mesmo assim perca peso. Por outro lado, também não é um bicho-de-sete-cabeças. Acredito que posso lhe ensinar a perder peso, como ensinei a outros milhares de pacientes nos últimos vinte anos.

Sou médico e professor de medicina e saúde pública. A palavra "doutor" vem da raiz latina que significa professor, portanto sou duas vezes professor. Também sou duplamente médico: formado em medicina com doutorado em Fisiologia. Atendo a pacientes no meu consultório durante a semana e em alguns sábados e supervisiono um grande grupo de pesquisas formado por sete professores, sete bolsistas e uma equipe de 35 funcionários no Centro para Nutrição Humana da UCLA, que fundei em 1996. Também dirijo um dos programas mais amplos e bem-sucedidos de controle de peso do país, a Clínica do Fator de Risco Obesidade, na UCLA. Este programa já tratou de milhares de pacientes e mudou inúmeras vidas. Uma das minhas maiores recompensas é mudar a vida de meus pacientes, ajudando-os a perder peso e a se manterem magros. Trato todo tipo de pacientes, incluindo líderes industriais, artistas de cinema e outros profissionais do ramo, professores de escolas dedicados, enfermeiras, outros médicos, arquitetos, psicólogos e psiquiatras. O programa deste livro baseia-se tanto em minhas pesquisas como em minha prática diária com os pacientes.

Recentemente tornei-me presidente do Conselho Consultivo Médico e Científico da Herbalife International, que tem mais de um milhão de distribuidores em 59 países. Além de muitos de meus colegas no campo do tratamento da obesidade, o dr. Louis Ignarro, o primeiro ganhador do prêmio Nobel da Faculdade de Medicina da UCLA, também passou a integrar este conselho consultivo. A Herbalife adotou muitos dos princípios deste livro, entre eles a personalização do aconselhamento nutricional com base na composição corporal, e fico extremamente grato a eles por me oferecerem a oportunidade de transmitir minha mensagem a dezenas de milhões de pessoas.

Se você escolher este livro e ele o ajudar, por favor, conte a um amigo. A obesidade é um problema de âmbito mundial que vai exigir soluções de grande escala. Portanto, passe esta solução adiante.

Dr. David Heber, Ph.D.
Los Angeles, Califórnia
Novembro de 2003

Como mudar sua forma

Você sabe quando se sente "em forma" — sua cintura fica mais definida e seus músculos mais firmes. Na verdade, o músculo pesa mais do que a gordura por unidade de volume, portanto é possível perder gordura, mas não peso, se você estiver seguindo um programa de dieta que envolva exercícios.

Para algumas pessoas, perder peso não é o problema mais urgente, embora certamente seja parte dele. Estas pessoas precisam principalmente remodelar seu corpo ganhando músculos e perdendo gordura. Permita que eu lhe relate minha experiência pessoal. Se você tivesse me conhecido há três anos, não teria pensado que eu estava obeso. Naquela época eu pesava 87kg, tinha 1,80m de altura e 91,5cm de cintura. Eu sabia que não estava na minha melhor forma. Ninguém mais sabia que eu estava gordo. Eu estava empurrando com a barriga, mas tinha gordura extra no peito e também em volta do pescoço e no rosto. Eu me lembrava da época de faculdade, quando, de rechonchudo que era, com meus 87kg, caí para 78kg, comendo só queijo *cottage* e hambúrgueres. Na época tinha apenas 18 anos. Há três anos, tinha 54 e aquela gordura, acumulada em diversas partes do corpo, seria mais difícil de perder.

Continuei empurrando com a barriga, com toda aquela gordura extra no meio do corpo, até viajar para Denver, Colorado, para participar de um congresso no The Brown Palace Hotel. Este hotel tem uma ala mais antiga em que, sabe-se lá por quê, ao sair de um quarto para um banheiro apertadinho, é preciso subir um degrau. Eu vi o degrau quando entrei, mas ao sair — azar meu! — torci meu joelho direito e bati contra a parede, a cerca de 30cm da porta do banheiro. Meu joelho me incomodou durante o resto da noite e durante várias semanas depois. Experimentei me tratar com repouso e analgésicos e durante este período engordei 11kg. Minha cintura aumentou para 96,5cm, de modo que fui obrigado a comprar calças novas.

Dois meses mais tarde, depois de um vôo interminável até a Holanda, fui me exercitar na bicicleta ergométrica na sala de ginástica do hotel e senti uma dor aguda no mesmo joelho que havia contundido em Denver. Fiquei tão mal que, mesmo durante o vôo de regresso, apressei-me a ligar para o meu ortopedista para marcar uma consulta para o dia em que chegasse em casa. Ele recomendou cirurgia imediata, mas eu tinha uma viagem em breve para o Japão e queria fazer mais uma tentativa para reabilitar meu joelho. Então comecei o programa para perda de peso que você vai conhecer neste livro, com *shakes* de altas doses de proteína, exercícios diários, frutas e legumes. Minha gordura corporal reduziu-se de 21 para 17%, e minha cintura diminuiu de 96,5cm para 86,3cm. Mas perdi apenas 10,9kg, passando de 92,5 para 81,6kg. O mais importante de tudo foi que minha forma mudou. Eu perdi peso no meio do corpo e ganhei peso muscular nos braços. Sinto-me melhor agora e evitei a cirurgia no joelho.

Não contei essa história apenas para me vangloriar sobre minha perda de peso, até porque a perda não foi tão significativa assim. O mais importante dessa experiência é que perdi gordura no abdome e ganhei peso muscular nos braços e a minha saúde melhorou muito.

Como alguém que instrui tanto médicos como o público em geral sobre obesidade, acredito que a perda de peso venha sendo excessivamente badalada e a gordura corporal não esteja sendo tão enfatizada quanto deveria. Você provavelmente já leu algo sobre o índice de massa corporal, o IMC, que é uma proporção da relação peso-altura. Se o seu IMC for maior que 25, você será considerado acima do peso nos Estados Unidos, e se ele for maior que 30, você será considerado obeso. (Você pode calcular seu IMC usando a tabela apropriada.) Esta proporção vem sendo muito empregada pelos cientistas na literatura sobre epidemia de obesidade neste país e seus efeitos sobre a saúde e a doença. Contudo, quando se trata de você, como indivíduo, ela pode induzir a erro.

Um jogador de futebol pode ser considerado acima do peso, de acordo com a escala IMC, e não estar gordo, se esse peso extra for por causa dos músculos e não da gordura. Uma mulher magra pode ter um IMC normal e estar gorda. Para dizer a verdade, em um estudo realizado com mulheres jovens em nossa clínica na UCLA, descobri muitas mulheres com um IMC de 23 (na faixa saudável) que tinham uma porcentagem de gordura corporal muito elevada: 32%. Portanto, as formas podem enganar, mas pode-se dizer que para a sua forma há um peso ideal, baseado na proporção massa magra-gordura.

Podemos definir duas categorias de formas: a forma que você pode mudar e a que você não pode. Claro que é importante conhecer a diferença e mudar a forma que você pode mudar, ao mesmo tempo em que vai adaptando seu guarda-roupa e seus posicionamentos para viver com a forma que você não pode mudar. Eu me solidarizo com as mulheres que sofrem de excesso de peso, mas não posso lhes pedir para se adaptar a um nível de gordura corporal que não seja saudável para poupar do ridículo estas pacientes com excesso de peso. Em outras palavras, não posso dizer que a gordura seja bonita, mas sim que podemos apreciar todas as formas de pessoas diferentes com um peso corporal saudável e com quantidades saudáveis de gordura corporal.

Recursos para Mudar sua Forma

A maioria dos livros de dieta tem algum "grande" segredo, como cortar quase todos os carboidratos ou gorduras da dieta. A promessa é de que, se fizer apenas isso, você vai perder peso e continuar comendo quase tudo que come agora, sem ter de desistir das comidas de que gosta. Mas se você não gostar da sua forma, um único passe de mágica não poderá mudar as coisas. Sem dúvida, devem existir várias aspectos errados em sua dieta e no seu estilo de vida, simultaneamente.

Você precisa é de um plano personalizado. Uma só dieta não pode servir para todas as pessoas que estão acima do peso: as pessoas têm formas e tamanhos diferentes. E enquanto você não souber descrever sua forma com precisão, não poderá criar seu plano individual para perder peso e manter o corpo esbelto. Então, qual a sua forma? Você tem a forma de maçã ou de pêra? Você tem porte grande ou pequeno? É gorda(o) ou magra(o)?

Como Descobrir a Silhueta da sua Forma

Observe as figuras abaixo e escolha a forma mais próxima da forma do seu corpo.

Feminina Maçã

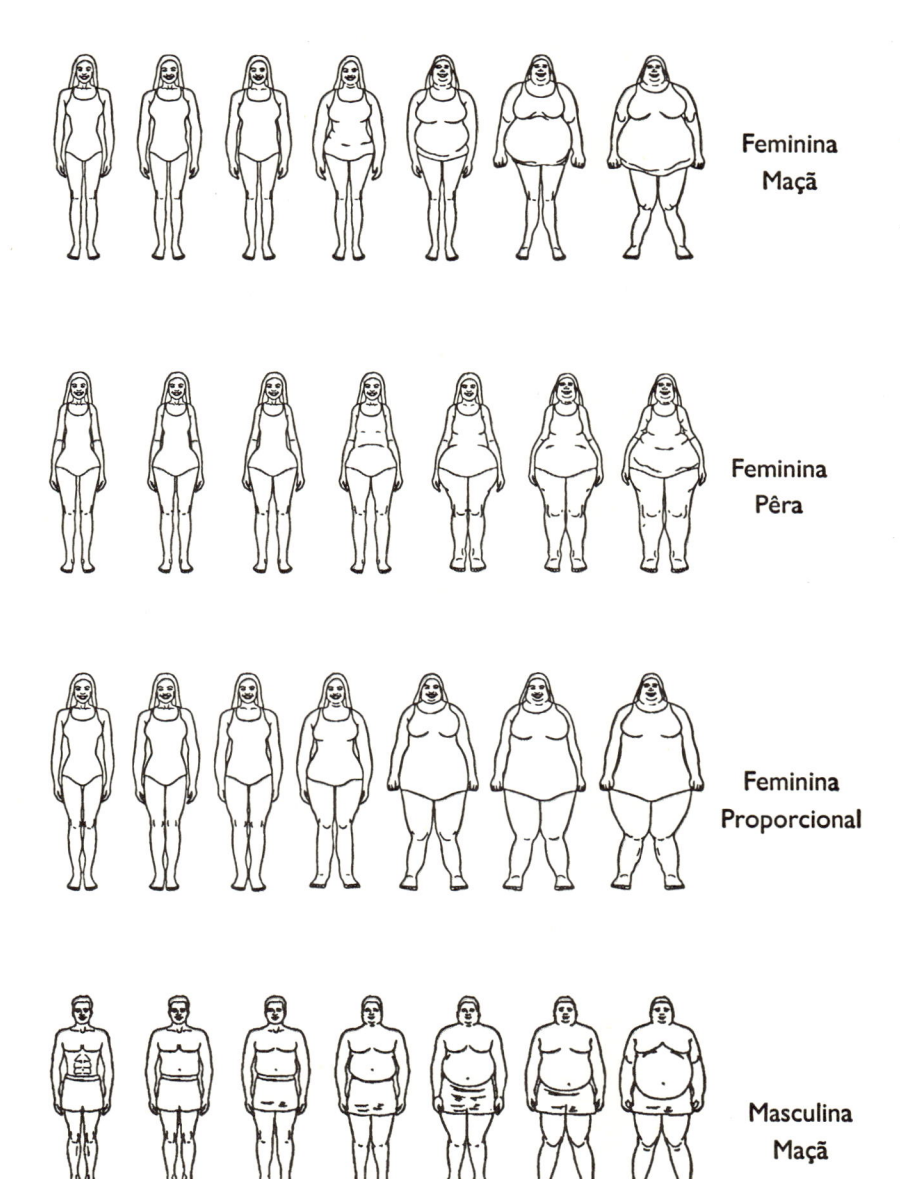

Feminina Pêra

Feminina Proporcional

Masculina Maçã

Por Que a Forma Faz Diferença

Pessoas que têm a forma de maçã acumulam gordura na parte superior do corpo. As células adiposas na parte de cima do corpo, incluindo rosto, pescoço, seios e cintura, comportam-se de modo diferente das células adiposas situadas nas coxas e nos quadris. As células adiposas na parte de cima do corpo estão ali para ajudar tanto homens como mulheres a suportarem períodos de fome extrema — que aconteciam com muita freqüência antigamente. As células adiposas na parte inferior do corpo ajudam as mulheres a armazenar gordura durante a gravidez para que tenham calorias suficientes, de modo a proporcionar, em média, 500 calorias por dia, através do leite materno, para seu filho recém-nascido. Até bem pouco tempo, as mulheres passavam a maior parte de suas vidas gestando e alimentando filhos, então esta gordura lhes dava uma vantagem bastante concreta, junto com a gordura na parte de cima do corpo.

A gordura na parte superior do corpo, que se localiza na barriga e que é vista de fora como um aumento na medida da cintura (e por dentro, por meio de um raio X especial chamado tomografia computadorizada), é ainda mais diferenciada. Este tecido gorduroso envia ácidos graxos para o fígado e provoca mudanças nos seus níveis de insulina, que afetam a quantidade de gordura que você armazena em contraste com a quantidade de gordura que queima. Quando há muita gordura desse tipo no corpo, ela também pode causar inflamação em vários tecidos, inclusive no coração. A eliminação da gordura em torno do pescoço, no rosto, no peito e na cintura geralmente acontece simultaneamente à perda de gordura interna. Então, à medida que você começa a ter aparência melhor, também pode melhorar muito sua saúde.

Só que não se consegue perder estas células de gordura especiais apenas fazendo dieta, que pode causar perda tanto de músculo como de gordura. Você deve mudar seu estilo de vida e se exercitar para desenvolver músculos magros, que passarão então a reequilibrar as porcentagens de gordura e de massa magra do corpo.

Mulheres que têm corpo em formato de pêra têm gordura na parte inferior do corpo, localizada nos quadris e nas coxas. Os homens podem ser mais magros ou mais pesados em volta dos quadris e coxas, mas só acumulam este tipo de gordura quando estão muito velhos ou têm baixos índices de hormônios masculinos devido a alguma doença ou medicação. Esta gordura não apresenta risco médico, mas desde que Twiggy desembarcou da Inglaterra em nossas terras, deixou as mulheres com uma inveja terrível. Estas células adiposas localizadas na parte inferior do corpo são resistentes ao exercício e à dieta; se as mulheres tiverem um metabolismo lento, não conseguirão perder peso, nem diminuindo o consumo de calorias. É preciso tomar algumas medidas especiais para obter proteínas suficientes para controlar picos de fome e manter ou desenvolver músculos para chegar à forma desejada.

Portanto, perder peso será mais difícil se você tiver mais gordura na parte inferior do corpo, mas os benefícios médicos de perder gordura na parte superior do corpo são maiores. Felizmente, ao perder gordura na parte superior do corpo, também se perde uma parte da gordura na parte inferior.

Vou lhe ensinar como atingir seu peso-alvo e seu nível de gordura corporal pessoais, e então você poderá avaliar como se sente com sua nova forma. Ao saber que atingiu a sua forma certa, você poderá finalmente evitar o efeito-sanfona das dietas convencionais e sentir-se bem pelo resto da vida.

Seis Passos para o Sucesso

Meu intuito é ensinar a você, por intermédio deste livro, como mudar sua forma, ao mesmo tempo motivando-o e inspirando-o a fazê-lo. Isto significa que você precisa participar da solução. Juntos, vamos desenvolver um planejamento para mudar sua forma. Vou lhe mostrar quais são os seis passos, mas é preciso que você os dê.

Primeiro, vou lhe ensinar como vencer a primeira semana de mudança com um plano simples de substituição de refeições que já utilizei com milhares de pacientes. Duas vezes por dia você vai tomar dois *shakes* com alto teor de proteínas, feitos com frutas, em liquidificador. Eu chamo essa vitamina de *Shake Controlador*, porque tem um sabor melhor do que qualquer bebida enlatada e vai lhe fornecer a quantidade de proteínas adequada às necessidades do seu corpo. Ele vai satisfazer sua fome e ajudá-lo a assumir o controle da escolha de alimentos durante o dia. Esta semana de arrancada vai lhe dar resultados tão bons que vai animá-lo a continuar. Você vai perder peso e água e se sentirá imediatamente melhor. Sei que este sistema funciona, mas a escolha é sua. Se não quiser passar por essa fase de arrancada, pode adotar o plano de duas semanas, no qual você toma um *shake* por dia e tem uma perda de peso mais gradativa. Se conseguir tomar dois *shakes* por dia e mantiver este ritmo até atingir sua meta, deve tentar, porque os resultados serão mais rápidos.

Em segundo lugar, vou personalizar seu programa, ensinando-lhe defesas para usar na hora do lanche, com o objetivo de evitar os "alimentos-gatilho", em particular. Você também vai aprender qual a sua meta de peso, para que não só atinja seu peso certo, como também a proporção adequada de gordura e massa magra. Vai personalizar também seu consumo de proteínas, que lhe permitirá controlar sua fome e sua vontade de comer os alimentos errados. Uma vez que tenha todas essas informações, você poderá montar seu plano de dieta personalizado.

Em terceiro lugar, vai aprender soluções para empregar na hora de fazer compras, jantar fora, viajar e comer durante as férias. Aprenderá a reorganizar sua despensa, mudando seu ambiente alimentar doméstico. Também vou lhe ensinar receitas simples e fáceis e algumas um pouco mais sofisticadas, mas, ainda assim, saudáveis, para ocasiões especiais.

O quarto passo é aprender como evitar recaídas (relapsia) e saber quais as causas envolvidas nos padrões de comportamento negativos que podem sabotar seus esforços para perder peso. Você vai aprender como conversar consigo mesmo, como escrever um diário emocional eficaz e como mudar padrões de comportamento, reconhecendo-os exatamente como eles são. Finalmente, aprenderá como evitar a armadilha do comportamento autodestrutivo, quando eu lhe ensinar a arte de não estragar seu próprio prazer.

Quinto passo: vou inspirá-lo a aumentar sua confiança de que vai ser bem-sucedido. Vou lhe contar várias histórias de sucesso extraídas de minha própria experiência, que vão lhe permitir visualizar seu sucesso. E vou sugerir maneiras de você se recompensar de forma eficaz, para não perder o pique.

No sexto passo, você vai se entregar ao que chamo de "o único vício saudável", trazendo para sua vida o hábito do exercício. Vou ensiná-lo como criar espaço em sua casa e em sua vida para o exercício de que você precisa para corrigir um estilo de vida sedentário. Se não for corrigido, o modo de vida sedentário é uma doença que dissolve lentamente seus músculos e seus ossos de maneira imperceptível, ao longo de décadas, fazendo você envelhecer prematuramente.

E pronto. Você vai mudar sua forma em seis passos fáceis. Há informações no Apêndice sobre as vitaminas, sais minerais e alguns suplementos da flora medicinal adequados, que já foram estudados e considerados de eficácia comprovada para a perda de peso. Vou lhe dar minha melhor avaliação sobre estes suplementos e recomendar que você os use junto com uma dieta e um programa de estilo de vida para aumentar o índice de sua perda de peso. Sou contra a idéia de remédios mágicos ou ervas milagrosas. Fundamentei cientificamente grande parte do que este livro contém, inclusive no Apêndice, incluindo capítulos que falam dos conceitos científicos por trás da forma e da gordura corporal, da substituição de refeições, da análise de impedância bioelétrica, proteínas, gorduras boas e ruins, cereais *versus shakes*, exercícios e desenvolvimento dos músculos, além de vitaminas e sais minerais. Estas seções destinam-se àqueles que querem saber mais sobre os conhecimentos científicos que fundamentam os seis facílimos passos para mudar sua forma.

PRIMEIRO PASSO

Arrancada da primeira semana

O início de toda grande aventura é um momento importante. Antes de você começar a mudar sua forma, precisa estar pronto para fazer uma mudança em sua vida. Pense cuidadosamente e avalie se é mesmo o momento adequado para fazer uma mudança. Se for, estou pronto a lhe dar as informações e recursos de que vai precisar para começar com o pé direito. Nesta primeira semana, dispensaremos todo tipo de cálculo mirabolante e seguiremos apenas um programa bem simples. Dessa forma será bem mais fácil para você começar o programa. (Se você for uma daquelas pessoas que gosta de fazer as coisas com precisão, pode pular esta parte e calcular logo suas necessidades exatas de proteína para a primeira semana).

Neste capítulo, vou lhe ensinar a controlar sua fome, mostrando como usar a proteína para adquirir controle sobre tudo o que você come diariamente. Depois, vou lhe perguntar qual a sua opção. Você pode começar seu plano para perder peso usando substitutos de refeições, cientificamente criados para tornar mais fácil o controle de calorias, ou então simplesmente tentar comer os alimentos em porções controladas, procurando atingir a mesma meta.

Devo avisá-lo de que esta segunda abordagem pode lhe parecer mais atraente, mas é difícil apenas reduzir as quantidades de seus alimentos prediletos e ainda assim obter proteínas, vitaminas e sais minerais em quantidade adequada durante a dieta. Nas pesquisas desenvolvidas, ficou claro que tentar simplesmente comer porções menores dos seus alimentos prediletos é a menos eficaz dentre todas as abordagens para perder peso.

O Mecanismo da Perda de Peso

Se ingerir o mesmo número de calorias que queima, seu peso permanece o mesmo:

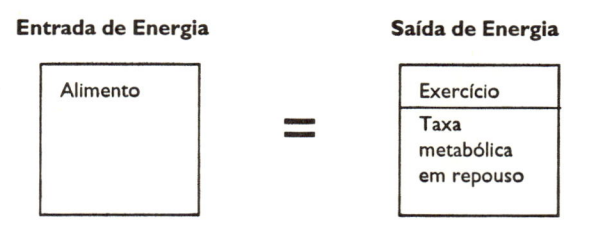

Entrada de Energia		Saída de Energia
Alimento	=	Exercício / Taxa metabólica em repouso

Se ingerir menos calorias do que queima, você perde peso e para cada 500 calorias ingeridas a menos, perde cerca de 0,5kg por semana:

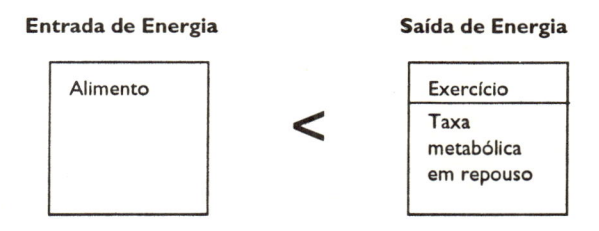

Entrada de Energia		Saída de Energia
Alimento	<	Exercício / Taxa metabólica em repouso

A quantidade de alimentos ingerida é menor que as calorias que queima, mas a energia tem de vir de algum lugar. Seu corpo a extrai de onde você armazenou calorias de gordura, de modo que, sempre que consumir 500 calorias a menos por dia do que seu corpo precisa, você vai emagrecer 250g por semana e se comer 1.000 calorias a menos por dia, perderá 1kg por semana e assim por diante. A chave para perder peso de modo saudável é ter certeza de que a quantidade menor de calorias ingeridas fornece os nutrientes necessários. E a chave para administrar o peso de modo eficaz é ter certeza de que os alimentos que fornecem estas calorias reduzidas são gostosos e satisfatórios.

Arrancada da primeira semana

O Segredo dos Sinais Cerebrais de Alto Teor de Proteína

Os alimentos com elevado teor de proteína enviam sinais para o cérebro que o impedem de sentir fome durante horas — sinais mais fortes que os enviados tanto por carboidratos como por gorduras. Quando a proteína contida no seu alimento passa pelo aparelho digestivo, é decomposta em blocos individualizados de proteína, chamados "aminoácidos". Alguns destes penetram no cérebro, onde podem afetar o equilíbrio entre os sinais que monitoram seu estado de fome ou satisfação. Nossos cafés-da-manhã típicos, com cereais de grãos refinados, costumam não conter proteínas suficientes para enviar o tipo de sinal de saciedade que dure até o almoço. O segredo do *Shake Controlador* é que ele o fará sentir-se saciado — *contanto que você ponha nele a quantidade certa de proteína*. Como verá, é uma quantidade maior do que você pensa e muito provavelmente maior do que a que você está consumindo atualmente.

A Sua Proteína de Cada Dia

Se ingerir proteína de menos, pode prejudicar gravemente seu coração e músculos. Este era o problema de algumas das dietas de fome dos anos 1970. A geração seguinte de substituição de refeições fornecia proteína suficiente para contornar esses problemas. Quando usados conforme as recomendações, os planos de substituição de refeições da década de 1980 empregavam dois *shakes* e uma refeição normal e forneciam de 50 a 70g de proteína em um dia. Mas muita gente reclamava de ficar com fome algumas horas depois de beber esses *shakes*, cujo teor de proteínas era menor do que o proposto aqui. Depois, na década de 1990, a maré virou e o mercado passou a favorecer as dietas de baixo teor de carboidratos e alto teor de gorduras e *shakes* de alto teor de proteínas. Esses satisfaziam muito mais; porém, como você verá mais adiante, o baixo teor de carboidratos dessas dietas não é saudável, e a verdade é que você não precisa de tanta gordura assim para se sentir satisfeito.

O *Shake Controlador* satisfaz, por ter proteína suficiente para satisfazer às necessidades do organismo. Faz sentido um homem de 113kg precisar de mais proteína que uma mulher de 55kg para se sentir satisfeito. Vou lhes mostrar como fazer um *Shake Controlador* contendo sua prescrição personalizada de proteínas, mas primeiro quero lhe dar uma idéia de alguns planos típicos para consumo de proteína.

Para uma mulher típica, eu recomendaria cerca de 100g de proteína por dia. Isso corresponde a 25 a 30g de proteína no café-da-manhã e no almoço sob forma de *shake*, um lanche de 25g de proteína no fim da tarde e no jantar, uma salada feita com até 4 xícaras de alface com vinagre de vinho ou arroz, 142g de frango ou peixe e 3 xícaras de legumes no vapor, com uma fruta de sobremesa. Para um homem típico, recomendo 150g de proteína por dia, 30 a 40g no café e no almoço, 20 a 30g no lanche da tarde e 50 a 75g no jantar.

Como Personalizar sua Ingestão de Proteínas

Como você personaliza todos esses níveis diferentes de proteínas quando fizer seu *shake*? Faço isso combinando um *shake* de proteína de soja com leite de soja ou leite isento de gordura comum. Meu *shake* que substitui uma refeição tem cerca de 10g de proteína por porção, e o leite de soja ou isento de gordura acrescenta mais 10g de proteína. Então acrescento um suplemento de proteína em pó com mais 5g, para completar um desjejum de 25g ou mais 10g (ou seja, duas medidas), para um café-da-manhã de 30g.

Nesta primeira semana desejo manter tudo bem descomplicado. Comece seguindo as recomendações acima, o máximo que puder. Se descobrir que está com fome algumas horas depois de tomar um *shake* de 25g de proteína, para seu próximo *shake* acrescente mais uma ou duas medidas de suplemento proteico em pó, com cerca de 5g de proteína por medida. Eu acrescento duas medidas ao meu *shake*, perfazendo um de teor de proteína total acima de 35g. Dois *shakes* de 35g por dia lhe darão 70g de proteína. No jantar, porém, se você comer uma porção de 170g de frango, carnes magras, peru ou substituto de carne feito de soja, acrescente mais 50g, perfazendo um total de 120g para esse dia. Isso é mais do que o consumo de proteína recomendado para a mulher média (100g) e fica abaixo do recomendado para o homem (150g), mas podemos compensar isso depois, acrescentando mais proteína no decorrer da semana, ou na segunda semana, estimando suas necessidades de consumo de proteína.

Qualquer pessoa que esteja seguindo uma dieta deve consumir pelo menos 50g de proteína por dia, para ter segurança. Este é o plano de substituição de refeições seguro, porém de fome, da década de 1980. Você jamais deve ingerir menos do que essa quantidade. Pode conseguir essas 50g de proteína com dois *shakes* de 12g substituindo refeições, sem acrescentar o suplemento proteico em pó e um jantar de uma porção de carne de 85g. Existem vários *shakes* de substituição de refeições no mercado que correspondem a esse critério, mas creio que, com essa quantidade de proteínas, você vai sentir fome e ser tentado a trapacear. As substituições de refeição podem render isso quando usadas apropriadamente e existem vários estudos, inclusive alguns dos meus laboratórios da UCLA, que mostram a eficácia dos substitutos de refeições no sentido de simplificar o controle de calorias.

Dê uma Arrancada no seu Plano

Durante os últimos vinte anos, estive envolvido em pesquisas que provaram a segurança e eficácia dos *shakes* substitutos de refeições para dar aquela arrancada logo no início do plano de emagrecimento, de modo a fazer os resultados durarem pelo resto da vida. A chave para a perda de peso é criar uma diferença entre o que você come todos os dias e o que precisa queimar para manter seu corpo enquanto está em repouso ou em exercício. Se conseguir ao menos reduzir o consumo de calorias em 500 unidades por dia, abaixo do que queima, vai perder 0,5kg por semana. A menos que você queime mais de 3.000 calorias por dia, isso é mais ou menos tudo que pode esperar perder, uma vez passada a primeira semana — 0,5 a 1kg por semana. Parando para pensar, isso é de 22 a 45kg por ano. Perder mais do que 1kg por semana faz mal à saúde, e perder 10kg em uma ou duas semanas é simplesmente impraticável.

Na primeira semana, você provavelmente perderá cerca de 2kg devido à perda do excesso de sal e água do seu corpo. A insulina, que é conhecida como o hormônio da alimentação, faz seu corpo reter sal extra e água quando você está gordo. Nesta primeira semana, quando seus níveis de insulina caírem em decorrência da diminuição do número de calorias consumidas, você perde mais de um litro de água a mais do que toma. Como cada litro pesa mais ou menos 1kg, você pode estimar que essa metade dos primeiros 2,2kg perdidos nessa primeira semana vem da perda de sal e água. Mas você vai definitivamente se sentir mais leve e ter a satisfação de ver os números caírem no mostrador da balança. Mas se pular a cerca e começar a consumir mais calorias, esse peso voltará bem depressa sob a forma de sal e água. É só voltar a seguir o plano. Ninguém engorda 1,3 a 2,2kg de gordura em um dia só, e este sal e esta água serão eliminados com tanta facilidade quanto entraram em você em apenas alguns dias.

Para atingir essa economia de 500 calorias por dia com o objetivo de perder 0,5kg por semana, você precisa de uma forma de controlar calorias. Mas é quase impossível contá-las, por causa da gordura, do açúcar e do amido ocultos nos alimentos processados e nos pratos dos restaurantes, bem como devido às porções maiores que são servidas hoje em dia. Os rótulos dos alimentos são confusos e é difícil saber como combinar alimentos individuais em uma dieta saudável, com base nas informações encontradas nos rótulos. Os *shakes* de alto teor de proteína não só lhe darão energia e o ajudarão a controlar sua fome, como também lhe possibilitarão saber com certeza quantas calorias está ingerindo, de forma que possa organizar seu plano de dieta ideal.

O *Shake Controlador*

Fazer seu próprio *shake* de alto teor de proteína lhe proporciona controle sobre sua ingestão de proteínas, seu nível de fome e, por conseguinte, sua perda de peso. O *Shake Controlador* é o substituto de refeições do século XXI, com frutas, proteína de soja e cálcio, tudo em um único e saboroso pacote.

Recomendo usar um substituto de refeições feito com cerca de 10g de isolato de proteína de soja, contendo quantidades especificadas de isoflavonas de soja, carboidratos saudáveis, fibra, vitaminas e sais minerais e um pó incrementador de proteína que ofereça 5g de proteína por colher de sopa. Esse incrementador de proteína lhe permite individualizar as quantidades de proteína em seu *Shake Controlador*. Eu, por exemplo, uso duas medidas do incrementador, para aumentar a quantidade total de proteína no meu *Shake Controlador* para 29g.

Siga esses passos simples para arrumar o espaço de preparação de *shakes* na sua cozinha.

Compre um bom liquidificador e mantenha-o sempre limpo. Os liquidificadores costumam ser relativamente baratos — de 60 a 100 reais, se você encontrar uma oferta especial ou comprar em liquidação. Mas compre um de que goste, porque vai usá-lo todos os dias de manhã.

Mantenha seu substituto de refeição em pó e/ou proteína em pó em um armário perto do liquidificador e procure deixar à mão sua colher ou medida. Saiba qual a quantidade de cada ingrediente em pó você planeja acrescentar a seu liquidificador para atingir sua meta de nível de proteínas.

Sempre tenha leite isento de gordura ou de soja disponível. Gosto de comprar leite de soja em caixinhas (os chamados recipientes tetra-pak), que não precisam ser postos na geladeira antes de abertos.

Compre frutas frescas para acrescentar ao seu *shake*. Eu costumo acrescentar 1 xícara de mirtilos, mas podem-se usar bananas, mangas, pedaços de abacaxi ou morangos.

Agora que já está com tudo preparado, eis a ordem exata na qual você deve misturar os ingredientes para fazer este delicioso *shake*:

1. Coloque mais ou menos 240ml de leite isento de gordura no liquidificador (para 10g de proteína, para começar).

2. Acrescente a quantidade desejada de pó substituto de refeição.

3. Acrescente a quantidade de proteína em pó que, em combinação com seu substituto de refeição, lhe possibilite atingir sua meta de proteínas diária (ver "Como Personalizar sua Ingestão de Proteínas").

4. Acrescente 1 xícara de frutas frescas (mirtilos, morangos ou bananas) e de 2 a 4 cubos de gelo, ou 1 xícara de frutas congeladas (o gelo é opcional).

5. Alguns liquidificadores já têm na programação um botão que aciona uma combinação de velocidades para preparar vitaminas. Se não tiver um desses, comece devagar para misturar tudo, depois aumente aos poucos, usando o botão de pulsar, para ter certeza de que a fruta congelada ou o gelo será picado até atingir a consistência de uma vitamina de frutas sem leite. Se usar frutas frescas, vai ter uma consistência mais rala. Acrescentando cubos de gelo ou frutas congeladas, pode chegar a uma consistência de sorvete ou *milk shake*, dependendo da quantidade de gelo acrescentada.

6. Beba, ou melhor, 'coma' seu *shake*, com uma colher, em dez a quinze minutos. Comer ou beber devagar permite que seu organismo digira seu *shake* e

você pratique a arte de comer lentamente para empregar em outras refeições que fizer durante o dia.

7. Lave seu copo e o liquidificador com bastante água morna imediatamente depois e não terá problemas em mantê-los sempre limpos.

Não há maneira melhor de se fazer um *shake*. Os *shakes* prontos para beber, em latas ou pacotes, são limitados pela sua capacidade de dissolução de proteínas, que se deposita no fundo se não houver gordura suficiente para que ela fique em suspensão. Se você olhar a maioria dos *shakes* de alta proteína, vai ver muita gordura — às vezes 8 ou 9g. Os *shakes* de alto teor de proteínas prontos podem ser um lanche conveniente para a hora do almoço ou o fim da tarde, acompanhados de uma fruta ou legume, quando você está com pressa. Mas não se esqueça de ler o rótulo com todo o cuidado e tentar comprar um *shake* que tenha 5g ou menos de gordura e 10 a 15g de proteína.

Semana de Arrancada da Dieta, ou *Shake-Shake*-Refeição!

Você tem o poder de se modificar. Pode não ser capaz de mudar seu emprego, o trânsito, o tempo, nem seus parentes, mas pode mudar a si mesmo. Só vai necessitar de um plano. E eu só preciso de uma semana para colocá-lo no caminho certo de um plano de gerenciamento de peso para o resto da sua vida. Escolha um dia para começar, compre os ingredientes e vá fundo.

Recomendo que use dois substitutos de refeição por dia para acelerar sua perda de peso na primeira semana, mas pode usar um *shake* para o café e comer um almoço com porções controladas para perder peso mais lentamente, se isso parecer demais assim logo de início. Cada *Shake Controlador* substituto de refeição está customizado para fornecer suas necessidades de proteínas, mediante o acréscimo de 2 colheres de sopa de pura proteína em pó ao seu pó substituto de refeições e leite isento de gordura ou de soja para atingir sua meta de proteínas diária.

Ao planejar sua terceira refeição (ou, em alguns casos, tanto o almoço quanto o jantar), deve procurar simplificar ao máximo. Basicamente, esta refeição vai consistir de 85 a 160g de frango, peixe ou peru, 2 xícaras de legumes no vapor, 4 xícaras de salada com vinagre de vinho ou arroz e 1 fruta na sobremesa. No Segundo Passo, vou lhe dar mais idéias para preparar refeições deliciosas.

Seus Primeiros Sete Dias

A seguir, você encontrará o plano para os primeiros sete dias do esquema *shake-shake*-refeição. Há uma infinidade de sugestões diferentes de sabores para os *shakes*, mas não é preciso experimentar todas. Se encontrar uma de que goste, pode usar esse sabor a semana inteira, mas saiba que as pessoas costumam perder a ambição de seguir regimes alimentares de emagrecimento quando começam a se entediar, portanto, procure variar um pouco os sabores, para poder continuar interessado no plano.

Pode usar temperos nos seus legumes e frutas. Fazer uma maçã assada com canela pode lhe dar a impressão de que está comendo uma fatia de torta e ela só tem 100 calorias, se a compararmos com a torta, que tem pouco mais de 400. Recentes pesquisas revelam que a canela pode ser excelente para perder peso. No caso das hortaliças, o tempero as torna mais apetitosas. Pode também usar molho picante ou molho de tomate comum, e o melhor é que a maioria dos temperos não apresenta um teor calórico significativo, portanto você pode usar sal e pimenta ou até pimenta vermelha em pó tanto quanto quiser. A pimenta vermelha (tipo chili, da família da malagueta) também vem sendo alvo de pesquisas por sua capacidade de auxiliar na perda de peso.

Primeiro Dia:
Café-da-manhã: *Shake de abóbora-moranga com banana
Almoço: *Shake de chocolate com framboesa
Lanche: 28g de feijões de soja torrados — mais ou menos 1/8 de xícara
Jantar: *Sopa de frango rápida
Salada mista de verduras com molho da dieta de Los Angeles*

Segundo Dia:
Café-da-manhã: *Shake de Morango com Kiwi
Almoço: *Shake de chá condimentado com baunilha e leite (chai)
Lanche: Metade de uma barra de proteína (para fornecer mais ou menos 125 calorias e 10g de proteína)
Jantar: *Coquetel de frutos do mar à moda baja
Salada mista de verduras com molho da dieta de Los Angeles

Terceiro Dia:
Café-da-manhã: *Shake de banana com nozes
Almoço: *Shake de coco com abacaxi
Lanche: 1/2 xícara de queijo *cottage* com 1/2 xícara de frutas frescas
Jantar: Espetinho de frango grelhado, peru, camarão ou peixe, com duas colheres de molho americano para churrasco
Salada de legumes picadinhos.

Quarto Dia:
Café-da-manhã: *Shake de frutinhas vermelhas
Almoço: *Shake de laranja com manga
Lanche: 56g de peito de peru assado com 1/2 xícara de cenourinhas tipo *baby*.
Jantar: *Peixe frito no forno
Brócolis e cenouras cozidos no vapor
Salada mista com molho da dieta de Los Angeles

Quinto Dia:
Café-da-manhã: *Shake de morango com chocolate
Almoço: *Shake Orange Julius (personagem do filme *Velozes e Furiosos*)
Lanche: 3/4 de iogurte sem sabor com 1/2 xícara de fruta
Jantar: *Alface recheada à oriental
Legumes mistos no vapor

Sexto Dia:
Café-da-manhã: *Shake sabor piña colada
Almoço: *Shake de pêssego com amêndoas

Arrancada da primeira semana

Lanche:	1/2 barra de alto teor de proteínas com uma maçã
Jantar:	*Peito de peru assado suculento
	Abobrinha no vapor
	*Salada saudável de repolho

Sétimo Dia:
Café-da-manhã:	*Shake de café moca
Almoço:	*Shake de mirtilo com oxicoco (também conhecido como uva-do-monte)
Lanche:	1 lata de atum de 85g com 1 xícara de suco de tomate ou suco de legumes mistos
Jantar:	*Frango jamaicano condimentado
	Cenouras no vapor com limão e endro
	Tomates fatiados com manjericão.

*Veja as receitas destes shakes e pratos no Capítulo "Ativação do seu Plano Individual".

É Importante Beber Água

Um dos aspectos mais importantes durante um regime de emagrecimento é beber água suficiente. Deve-se beber normalmente de três a quatro copos de 240ml por dia. Você descobrirá que sua fadiga do fim de tarde costuma se dever à desidratação, e ela vai melhorar se você prestar atenção à quantidade de água que toma. Se estiver se exercitando, ou o tempo estiver quente, beber água torna-se ainda mais importante. Se beber cerca de 2L (oito copos de 240ml) de água por dia, pode literalmente ficar empapado de água e vai notar inchaço nas mãos e nos pés. Algumas dietas recomendam essa quantidade de água todos os dias como uma espécie de engana-estômago. Isso não adianta nada e, em algumas pessoas, pode causar problemas. É raro, mas acontece. Já vi pacientes beberem água direto do gargalo de garrafas de um litro. É um hábito nervoso, mas naturalmente tem um nome em medicina: polidipsia psicogênica.

Beber chá à tarde, principalmente chá verde, pode elevar de forma acentuada seu nível de energia. Há estudos que provam que o chá verde é capaz de estimular o metabolismo a consumir cerca de 80 calorias quando se bebe de 4 a 6 xícaras diárias ou se toma um suplemento da flora medicinal contendo chá verde (ver Sétimo Passo). A cafeína, presente tanto no café como no chá, age sobre os rins, aumentando o fluxo urinário. Portanto, o chá e o café não contam na sua ingestão de líquido, porque fazem seus rins eliminarem mais água do que eles contêm.

Como Obter Vitaminas e Sais Minerais Durante a Dieta

Muitos substitutos de refeição em pó contêm algumas vitaminas e sais minerais, em geral uma fração da Recomendação de Doses Alimentares (Recommended Dietary Allowance, ou RDA) de que você necessita diariamente. As frutas, legumes e verduras coloridos também nos fornecem muitas vitaminas e sais minerais, mas você não deve esquecer-se de tomar um suplemento multivitamínico/multimineral sempre que estiver seguindo uma dieta menos variada. É bom e vai garantir um nível de ácido fólico adequado. Não só o ácido fólico se inclui na maioria dos suplementos na dose de 400mcg/dia, como também é melhor absorvido das vitaminas do que de fontes alimentares. As doses diárias de multivitaminas também fornecem quantidade adequada de muitas outras vitaminas e sais minerais fundamentais. As mulheres e homens abaixo dos 50 anos devem consumir 1.000mg de cálcio por dia, proveniente da dieta e suplementos, ao passo que as mulheres acima dos 50 devem consumir um total de 1.500mg de cálcio. Observe o teor de cálcio dos seus alimentos e do seu *shake* de soja e procure somar todos os teores, para ver qual a quantidade de cálcio da sua dieta. Provavelmente não precisará de um suplemento de cálcio, mas depende de quantos *shakes* por dia está usando e quanto cálcio eles contêm. Se precisar de um suplemento de cálcio, tome um que contenha vitamina D.

Soluções para as Reclamações mais Freqüentes

"SINTO-ME FRACO E CANSADO"
Para algumas pessoas, comer demais estimula o sistema nervoso como uma xícara de café forte, causando suores e acelerando-lhes o pulso. Depois de algum tempo, isso simplesmente parece normal para algumas pessoas acima

Arrancada da primeira semana

do peso. Assim que elas começam a fazer dieta, seu sistema nervoso volta ao normal e elas se queixam de não se sentirem tão alertas nem tão cheias de energia quanto antes. Quando deparo com um problema desses, simplesmente digo aos meus pacientes que eles agora têm níveis normais de energia e precisam de repouso e sono suficientes quando se sentirem cansados. Depois de um período de adaptação, eles vão se sentir mais bem dispostos outra vez.

Você também pode sentir-se fraco e cansado se não consumir seus *shakes* substitutos de refeição sempre às mesmas horas. Está se esquecendo acidentalmente de almoçar, ou está pulando as refeições para ver se perde peso mais depressa? Não faça isso, porque vai sempre ganhar mais peso ao comer mais para tentar se recuperar da fadiga do que o peso que vai perder pulando uma refeição ou *shake*.

"NÃO CONSIGO SEGUIR O HORÁRIO CORRETAMENTE"

Sempre que você altera seus hábitos alimentares, seu aparelho digestivo pode mudar. Você pode não ter vontade de ir ao banheiro, ou estar produzindo mais gases. Vai se sentir melhor se consumir 25g de fibra por dia. O modo mais fácil de conseguir essa quantidade de fibra é comer frutas e hortaliças. Se não conseguir os 25g comendo frutas e hortaliças, existem suplementos de fibra disponíveis com uma mistura de fibras solúveis e insolúveis que podem ajudar no sentido de regular seus intestinos. Algumas das fibras mais recentes podem ser misturadas com líquidos, sem darem a impressão de que tem areia na sua bebida, além de lhe fornecerem 5g de fibra por colher de sopa.

"VIVO COM FOME O TEMPO TODO"

Em geral há duas causas distintas para a verdadeira fome. A primeira é que você pode estar se esquecendo de algumas refeições ou deixando passar tempo demais entre elas. Veja se consegue seguir um horário fixo — tal como 7, 11, 16 e 19 horas — para consumir seu substituto de refeição, lanches e refeições completas. A segunda causa mais comum é ingestão inadequada de proteínas. Verifique seu substituto de refeição e veja se contém tanta proteína por porção quanto você está pensando. Além disso, veja se está fisicamente faminto e não só sentindo falta dos seus pratos ou doces prediletos. Vou debater os "alimentos-gatilho" e as formas de superar esses desejos aparentemente irreprimíveis no Quarto Passo.

"SINTO DOR DE CABEÇA"

Prisão de ventre, estresse e refeições esquecidas são as causas mais comuns de dor de cabeça quando se está na primeira semana de dieta. Se estiver com o intestino preso, experimente uma das sugestões anteriores. As dores de cabeça provenientes do estresse começam com espasmos musculares nos ombros e se espalham para o couro cabeludo, onde os espasmos interrompem o fluxo de sangue para o couro cabeludo, causando dor de cabeça. Consulte o Quinto Passo para conhecer algumas das medidas contra o estresse. E, conforme já mencionei, é muito importante não pular refeições.

Tem gente que sente dor de cabeça porque deixa de tomar café, mas não é preciso eliminá-lo. O café, na quantidade de 1 a 2 xícaras por dia, não precisa ser eliminado da dieta e pode, aliás, até ajudar na perda de peso.

"SINTO FRIO"

Sua temperatura corporal até se eleva quando você come demais. Muitos pacientes meus chegam suando ao meu consultório, antes de começarem uma dieta e uma semana depois estão se sentindo muitíssimo bem. Exercícios, chá quente e café e roupas quentes no frio são todas boas soluções para essa queixa bastante comum. Embora seja incomum, o frio pode ser sintoma de hipotiroidismo. Portanto, se o frio continuar, fale com seu médico.

Você não vai, necessariamente, ter um dos problemas que acabei de comentar. Não caia naquela velha síndrome do estudioso de medicina, que, depois de ler sobre uma doença, a contrai. A maioria dos meus pacientes não se queixa de nada disso e me diz que essa dieta não envolve muita fome e sofrimento, como é o caso de algumas outras. Porém, se sentir que precisa de um suplemento para ajudar a controlar seu apetite, estimular seu metabolismo ou ajudar suas células de gordura a liberarem a gordura com mais facilidade, leia o Sexto Passo, onde dou algumas sugestões.

Agora que você já deu a sua arrancada dos primeiros sete dias, o Segundo Passo o guiará nos próximos sete, com cardápios e receitas que você pode continuar usando para perder o excesso de peso para sempre.

SEGUNDO PASSO

Personalização do seu programa

A maioria das dietas lhe dá um ganho, mas lhe toma uma contrapartida. É a mesma tática que se usa para tirar um brinquedo perigoso de um cachorro. Quando tira o brinquedo, você dá ao cachorro alguma coisa gostosa para compensá-lo.

As dietas de baixo teor de gorduras, como a Pritikin, tiram a gordura e lhe dão montes de grãos, feijões, frutas e hortaliças, limitando a proteína. A falta de proteína leva algumas pessoas a ficarem famintas e a exceder-se no consumo de alimentos contendo amido. Para alguns, o fato de uma xícara de feijão, arroz ou batata conter 250 calorias é uma total novidade. Uma única tigela de lentilhas pode conter 500 calorias. Limitar a gordura e permitir o consumo de carboidratos com amido e refinados é muito saudável, contanto que você queime as calorias excedentes. Como plano de emagrecimento, não funciona muito bem.

No outro extremo, a dieta Atkins tira os carboidratos e lhe dá as carnes e queijos gordurosos que eram restringidos nas dietas de baixo teor de gordura. Na dieta Atkins, em sua versão original, havia uma verdadeira obsessão no sentido de cortar todos os carboidratos, inclusive os saudáveis, encontrados em frutas, hortaliças e grãos genuinamente integrais. Ao mesmo tempo, a Atkins lhe proporcionava a possibilidade de ingerir quantidades ilimitadas de *bacon* (o toucinho ou torresmo brasileiro) e outras gostosuras de dar água na boca. Como uma criança em uma confeitaria, comer todo *bacon* e queijo que você quiser parece maravilhoso — durante algum tempo. Mas minha experiência é que muita gente acabou sentindo falta dos carboidratos. No fim, suas papilas gustativas não mudam e você volta a ganhar todo o peso que perdeu. Lá para o fim da vida, o dr. Atkins ampliou as opções alimentares de sua dieta, de modo a incluir algumas hortaliças, e a maioria das pessoas que segue o que acha ser a dieta Atkins está, na realidade, seguindo uma dieta Atkins modificada, na qual se comem algumas hortaliças e frutas.

Pode-se aprender com essas duas opções diametralmente opostas. Os estudos científicos resumidos no Apêndice deste livro mostram que a proteína satisfaz ainda mais do que a gordura a curto prazo. Acho que é a proteína da dieta Atkins a responsável por seu êxito. Atkins somou um pouco de verdade (a proteína ajuda a controlar a fome) à licença para comer todas as coisas "proibidas", inclusive alimentos de alto teor de gordura. O problema é que as calorias da gordura se encontram ocultas em muitos alimentos e podem se insinuar no seu corpo sem satisfazer seu apetite. Portanto, é necessário cortar a gordura a um nível razoável, no qual você use apenas o suficiente para manter o sabor agradável e o calor das comidas que prepara. Isso dá mais ou menos 20% das calorias provenientes da gordura.

A fórmula Atkins foi demonstrada duas vezes: a primeira nos anos 1960 e mais tarde nos anos 1990, depois que a Dieta da Zona lhe deu permissão para comer 30% de gordura, em meados da década de 1990. A dieta da Zona foi publicada em 1995. A dieta Atkins aconselha uma percentagem considerável (59%) de calorias provenientes da gordura, acompanhada por 36% de proteína. A dieta quase não deixa espaço para carboidratos saudáveis, que chegam a apenas 5% das calorias totais. Os carboidratos saudáveis, como as frutas e legumes coloridos, são ricos em fibras, vitaminas, sais minerais e fitonutrientes e não devem ser eliminados apenas por serem carboidratos. Nada é novo sob o sol e a dieta original de alto teor de gordura e proteínas foi sugerida há mais de duzentos anos, por um agente funerário a um rei inglês obeso. Aqueles que lucram com as vendas de alimentos de alto teor de gordura ficaram encantados com a dieta Atkins, e um colunista do *New York Times* acusou a comunidade científica de mentir para o público durante uma década, convencendo-o de que as dietas com alto teor de gordura levam ao aumento de peso. Não mentimos — a gordura continua a engordar você. Só que o tema é mais complexo, e os cientistas já começaram a colocar ênfase no impacto da quantidade de proteína da dieta. Também já começamos a levar em consideração os efeitos nos níveis de glicose sangüínea e níveis de insulina do açúcar e do amido em comparação com os dos grãos genuinamente integrais (conhecidos também como índice glicêmico e carga glicêmica), que analisarei em breve.

Quem entrou recentemente na disputa pela melhor dieta popular foi o "dr. Phil" McGraw, um psicólogo com doutorado em Psicologia Clínica e ex-consultor jurídico, cujo plano consiste em uma dieta antiquada combinada com pacotes de suplementos à parte para indivíduos com forma de pêra ou maçã (e pouca justificativa para a diferença nos suplementos). A abordagem do dr. Phil baseia-se em psicologia antiquada, com tônica na responsabilidade individual. Não me entendam mal. Acho que a responsabilidade individual e a força de vontade são importantes, mas é preciso saber como chegar lá. Há estudos que demonstraram que para fazer alguém deixar de fumar, pode-se dizer à pessoa para parar e conseguir um certo nível de êxito. Mas não se pode apenas dizer a alguém que perca peso — é preciso mostrar como. Basicamente, depois de lhe dizer porque sua gordura é culpa sua, o dr. Phil simplesmente ordena: "Trate de se livrar dela!"

Se você já experimentou alguma dessas dietas, ou decidiu que não são eficazes no seu caso, prepare-se para uma dieta simples e terra-a-terra, que funciona de verdade. Não dá para basear toda a dieta em só um aspecto. Eliminar açúcares e frutas, deixar de comer bifes de carne bovina imensos, ou cortar toda a gordura não só é impossível como também desnecessário. *A dieta de Los Angeles* lhe permite customizar seu plano, de acordo com suas necessidades de consumo de proteína e calorias e suas preferências e "fracos" alimentares. Permite-lhe escolher o que vai mudar em sua dieta e em seu estilo de vida.

Seus Alimentos-Gatilho e Lanches-Defesa

Você precisa identificar os alimentos incorretos que está comendo. Alguns desses alimentos simplesmente o controlam e você não consegue evitar consumi-los. Já aconteceu alguma vez de você só comer um biscoito de chocolate, quando um saco inteiro estava aberto e disponível na sua frente — e você nem sequer estava sentindo tanta fome assim? É um luxo que os seres humanos desenvolveram apenas neste último século. A indústria alimentícia chama a esse comportamento de "fazer lanche" e já desenvolveu milhares de lanches para nos incentivar a abusar. Não há nada errado em comer cinco ou seis vezes ao dia, se estivermos famintos. O importante é comer os alimentos certos. O tipo de comportamento a que me refiro é movido por uma necessidade ou desejo irreprimível, sem que haja fome genuína. Como você não está com fome, os alimentos precisam apelar para suas papilas gustativas, caso contrário você não vai gastar seu dinheiro neles. Há no mercado norte-americano, por exemplo, batatas fritas em óleos vegetais hidrogenados aos quais se adiciona o sabor de carne bovina — o cheiro delas atrai você. A maior margem de lucro, porém, não está nas fritas nem nos hambúrgueres, mas nos refrigerantes, que costumam render 13.000%. Um refrigerante à base de cola de 240ml contém 150 calorias, portanto, ao consumir 946ml (copo tamanho grande), você está ingerindo 600 calorias. Se essas calorias não são suficientes, pode-se consumir mais 800 calorias por apenas mais alguns centavos de dólar, nos Estados Unidos, pedindo para sua refeição ser "aumentada". Como o diretor-presidente de uma empresa da indústria alimentícia me disse certa vez: "As pessoas não vêm consumir nossos produtos porque querem ser sadias." Nem precisava dizer!

Na lista a seguir você vai encontrar algumas opções de lanches e refeições que classifiquei como "alimentos-gatilho". Pense na freqüência em que você come esses alimentos quando não sente fome de verdade. No Quarto Passo você aprenderá como eliminar os desejos irreprimíveis de consumir esses alimentos, mudando seu comportamento.

Os alimentos-gatilho são aqueles pelos quais as pessoas têm "verdadeira paixão", mas que na verdade geram uma relação ambígua doentia, de amor e ódio simultâneos. Esses alimentos fazem você se sentir bem quando os come e depois você sente culpa, sabendo que eles vão lhe engordar. Você pode dar todos os tipos de desculpa para se justificar, dizendo que tem direito de não prestar atenção ao que come só dessa vez, ou pode ser que nem mesmo tenha consciência de tudo que comeu. Não quero tirar os seus sonhos de você, mas que você mesmo renuncie a eles. Se alguma vez já começou a beliscar na base da batata frita, amendoins ou pão e depois viu que não sobrou mais nada, sabe do que estou falando.

Meus pacientes têm uma de três reações comuns ao examinarem a lista de alimentos-gatilho. A maioria das pessoas reconhece quais as comidas que são problemáticas e passa a evitá-las. Algumas só me dizem que acabei de descrever o cardápio diário delas; essas precisam tomar sérias providências. Outras me dizem que não comem nada disso e mesmo assim não conseguem perder peso. Esses indivíduos têm metabolismo lento, devido à falta de massa magra, algo que vou explicar mais adiante, neste mesmo capítulo. Por enquanto, verifique e marque na lista a seguir os seus alimentos-gatilho. Embora estes sejam os mais comuns, pode ser que você consuma outros que não estão na lista.

Personalização do seu programa

> **Alimentos-gatilho**
> - NOZES E AMENDOIM
> - QUEIJO E PIZZA
> - MOLHOS DE SALADA COM GORDURA INTEGRAL
> - MAIONESE, MARGARINA E MANTEIGA
> - CARNES VERMELHAS GORDUROSAS E PEIXE GORDUROSO
> - FEIJÃO, ARROZ, BATATAS, MASSAS, BOLACHAS SALGADAS, BATATAS DE SAQUINHO E OUTROS SALGADINHOS E PÃES
> - IOGURTE CONGELADO, SORVETE, BOLOS E DOCES
> - REFRIGERANTES À BASE DE COLA E SUCOS
> - BEBIDAS ALCOÓLICAS, DRINQUES E CERVEJA

Alimentos-Gatilho

Você pode ser preparar para mudar seus hábitos alimentares para sempre, controlando seus hábitos de consumo de alimentos-gatilho e os alimentos que contêm calorias ocultas e podem estar sabotando seu esforço para perder peso. Escolha aqueles que se apliquem a você e comece a efetuar essas mudanças na sua dieta imediatamente e durante toda a vida. Mantenha essa listinha presa na porta da sua geladeira, em um lugar bem visível, para poder consultá-la ao vir procurar o que comer na cozinha.

NOZES E AMENDOIM
Os amendoins e nozes, para realçar o sabor em um prato, não têm contra-indicação, mas evite comê-los aos punhados. Não há como parar, principalmente se o seu time de beisebol (ou futebol, no caso do Brasil) estiver perdendo. Comer nozes como lanche é um problema em matéria de controle de porções e calorias, uma vez que uma xícara contém mais de 800 calorias.

QUEIJO E PIZZA
Você gosta de queijo? Uma fatia de queijo integral tem 140 calorias, e até mesmo o queijo isento de gordura possui 80 calorias por fatia. O queijo duro tem até 80% de gordura. Isso pode se acumular com facilidade se você queimar só 1.200 calorias por dia. A pizza, por si só, já se constitui em um grupo

alimentar à parte. A maioria das pizzas contém óleo na massa de farinha refinada, queijo, lingüiça e salame, que contêm um alto número de calorias. Algumas, inclusive, até vêm com massa recheada de queijo, aumentado sobremaneira o acúmulo de calorias. Experimente comer abobrinha, abóbora espaguete (depois de cozida, a polpa dessa abóbora se solta sob forma de fios semelhantes ao macarrão), ou uma massa de trigo integral de alto teor de fibras com molho de tomate, em vez da pizza.

MOLHO DE SALADA
Tanto os molhos para saladas cremosos quanto os à base de óleo contêm, em média, 150 calorias e 10 a 20g de gordura por cada 30g de peso, sem mencionar o açúcar que entra na sua composição. Portanto, evite todos os molhos, inclusive as variedades de baixo teor calórico. O azeite de oliva é uma gordura saudável, mas contém a mesma quantidade de calorias por colher de sopa que a manteiga ou a margarina, portanto, pegue leve.

Procure temperar suas saladas apenas com vinagre balsâmico, vinagre de arroz ou vinagre de vinho, em vez de usar os molhos de salada no Terceiro Passo. Faça uma salada bem gostosa com espinafre e outras verduras de cor verde escura, tomates, brotos de alfafa, pimentão verde e outros legumes e verduras, de forma que não dependa do molho para deixá-la saborosa.

MAIONESE, MARGARINA E MANTEIGA
Na chamada margarina isenta de gordura, 100% das calorias vêm da gordura, uma vez que ela é igualzinha à margarina comum — só que diluída. O USDA (Ministério da Agricultura americano) já decretou que, se uma porção de margarina tiver menos de 0,5g de gordura, ela pode ser considerada isenta de gordura. Esse é o único caso em matemática em que se pode arredondar 0,5 para zero. No Apêndice, comparo as boas gorduras com as ruins, mas todas têm 120 calorias por colher de sopa, inclusive a maionese, a margarina e a manteiga.

Experimente comer pão de alto teor de fibras com uma camada finíssima de geléia de frutas ou, se for comer um sanduíche, use mostarda ou catchup em vez de maionese.

CARNES VERMELHAS GORDUROSAS E PEIXES GORDUROSOS

Um dos pontos mais fáceis por onde começar a cortar um monte de calorias é nas carnes vermelhas gordurosas e peixes gordurosos. Os cortes gordurosos de carne vermelha incluem a vitela, a carne de boi, o porco e o carneiro. Um pedaço de costela de primeira (*prime rib*) contém 1.500 calorias e 50g de gordura saturada, todas as calorias e mais gordura que a maioria das mulheres de 1,50m precisam para um dia inteiro. E sinto muito ter que lhe dizer isso, mas o porco não é só um outro tipo de carne branca! É melhor preferir os cortes magros de carne vermelha — inclusive o filé-mignon, a alcatra ou fraldinha — apenas uma vez por semana, ou evitá-los de vez; a escolha é sua. Tenha cuidado com as porções de carne vermelha, especialmente nos restaurantes. Experimente comer de 85 a 170g de carne vermelha magra. O peso de 85g corresponde a mais ou menos o tamanho da palma da sua mão. Substitua-a por carne de frango sem pele ou carne de peito de peru. *Tenha cuidado: carne escura de ave tem mais gordura do que a branca e pode ter tanta gordura quanto alguns cortes de carne vermelha.*

O salmão, a truta e o bagre criados em fazenda têm mais calorias e gordura que os peixes pescados no oceano, tais como atum e hipoglosso, porque os peixes de fazenda não se exercitam muito e não se alimentam de peixes e algas saudáveis como os peixes do oceano. Embora o teor de gordura boa (ver no Apêndice a explicação completa) seja semelhante no salmão de fazenda e no pescado no oceano, a variedade criada em fazenda tem duas vezes mais "gordura ruim" além da "gordura boa". O salmão de fazenda é o bife "marmorizado" do mundo marítimo, com mais de 800 calorias em uma porção de 226g. *Substitua esses peixes de fazenda por hipoglosso, bacalhau, linguado, atum branco enlatado em água,* hoplostetus *(olho-de-vidro, ou relógio), vermelho ou cação. O camarão, a vieira, a lagosta e o caranguejo ou siri também têm pouca gordura. Evite camarões miúdos da Flórida, peixe-espada e corégono de lago Lake Superior, cujo teor de mercúrio é maior do que o de outros crustáceos ou peixes.*

FEIJÕES, ARROZ, BATATAS, MASSA, BOLACHAS SALGADAS, SALGADINHOS E PÃO

Embora você possa pensar que alguns desses alimentos são saudáveis, precisa saber que 1 xícara de arroz, feijão, massa ou batatas tem 250 calorias, ao contrário de apenas 40 calorias ou menos de 1 xícara da maioria das hortaliças. *Peça porção dupla de legumes no restaurante e não coma purê nem arroz no jan-*

tar. É uma maneira fácil de cortar mais de 200 calorias. Peça ao seu garçom para não trazer salgadinhos nem pão para a mesa antes da refeição. É possível consumir facilmente 550 calorias de uma cesta de salgadinhos ou 320 calorias de um bagel ou várias fatias de pão. Coma apenas uma fatia de pão de alto teor de fibras, que possui de 3 a 5g de fibra e cerca de 70 calorias, e se sentirá logo saciado — ou então não coma pão nenhum. Você precisa de apenas três porções por dia de alimentos de alto teor de fibra e grãos integrais. Leia cuidadosamente os rótulos: não há padronização para a definição de "grão integral".

As batatas *chips*, as batatas fritas, as bolachas salgadas e os *pretzels* são muito bons quando vistos de um ponto de vista abstrato. Mas quando se olha como são consumidos pela maioria dos americanos, estamos falando de centenas de calorias extras. Apenas 20 batatas *chips* podem conter 150 calorias. Isso significa que 40 batatas têm 300 calorias e daí por diante — até totais de calorias ainda mais apavorantes. É fácil consumir 500 calorias a mais por dia — levando a um ganho de 0,5kg por semana — num piscar de olhos. Um lanche substituto saudável seria a soja torrada, que fornece cerca de 100 calorias por porção de 28g e ajuda a conter o desejo de comer coisas salgadas.

IOGURTE CONGELADO, SORVETE, BOLOS E DOCES

Essas guloseimas acrescentam montes de calorias extras oriundas da gordura e do açúcar. Até mesmo as versões isentas de gordura contêm muitas calorias extras, porque estão saturadas de açúcar e podem conter uma boa porção de calorias. *Em vez disso, coma um pedaço de fruta, ou pingue um pouquinho de calda de chocolate em morangos, banana, abacaxi ou outras frutas frescas, para matar a vontade de comer coisas doces. Ou então experimente os novos iogurtes "light" para dieta, com mais proteína, ou um* sorbet *de frutas* (só que é preciso ficar de olho no açúcar).

REFRIGERANTES E SUCOS

Como já mencionei, 240ml (menos de uma lata) de refrigerante têm 150 calorias, e 946ml têm mais de 600! *Embora os refrigerantes de cola diet e os outros refrigerantes possam ser consumidos sem perigo, são negativos no sentido de que a pessoa não perde o hábito de consumir refrigerantes, portanto não se está exatamente rompendo com um mau costume. Beba água com ou sem gás, com uma fatia de limão taiti ou amarelo.*

Personalização do seu programa

Os sucos de fruta parecem saudáveis, mas se tomarmos uma garrafa de 473ml, cujo rótulo informa 130 calorias, estamos na verdade consumindo 260 — uma porção de 130 calorias é de apenas 240ml, ou metade do que está no rótulo. O Ministério da Agricultura norte-americano afirma que qualquer valor acima de 354g corresponde a duas porções, portanto os fabricantes podem colocar um número menor de calorias no rótulo, presumindo (às vezes corretamente) que você não vai olhar o tamanho da porção. Praticamente precisamos ser catedráticos em nutrição para descobrir essas tapeações. Coma um pedaço de fruta, em vez de tomar suco de frutas (vai estar também consumindo fibra) ou dê sabor à água com pequenas quantidades de suco 100% puro.

BEBIDAS ALCÓOLICAS, DRINQUES E CERVEJA

Um copo de cerveja contém 220 calorias e provém de um grão refinado (o malte, o grão da cevada), assim como as bebidas alcoólicas, inclusive o *scotch*, o gim e o uísque. Entre os drinques, a *margarita* é o que tem mais calorias, com 350 por porção, em média. Uma boa alternativa em uma ocasião social é beber água carbonatada com limão, em vez de um drinque, ou um copo pequeno de vinho tinto, que contém o resveratrol, uma substância saudável e apenas 80 calorias. Se precisar tomar uma cerveja, tome uma *light* ou *ultralight* (contendo 70 a 110 calorias).

Pense no que vai lhe custar, em termos de calorias, o seu hábito de consumir alimentos-gatilho, tendo como base o quadro a seguir. Quantas calorias você não poderia deixar de consumir, comendo um legume ou fruta em vez desse determinado alimento? Lembre-se de que a mulher precisa, em média, de apenas 1.500 calorias por dia e o homem de porte mediano de 2.100.

Portanto, por que é tão difícil controlar os alimentos-gatilho? Ora, os seres humanos são criaturas de hábitos. O que é um alimento-gatilho para você, pode não ser para outra pessoa. Levará tempo e demandará paciência modificar isso. Você pode ter conseguido parar de fumar, mas não há nada mais difícil do que parar de comer o que não se deve. Vou tentar facilitar as coisas lhe pedindo para fazer mudanças simples sempre que possível.

Você pode resolver não parar de comer alimentos-gatilho, mas pelo menos farei você pensar antes de comer e escolher quanto deseja comer. Você vai definir seus limites — só depende de você.

Alguns alimentos-gatilho têm gosto bom porque a gordura acrescentada a eles acentua sua doçura. Então, você pode considerar uma barra de chocolate um doce, mas na realidade é uma combinação de doce com gordura, adicionando centenas de calorias extras. E o gosto não é a única forma de atrair você. A propaganda dos alimentos aplica a psicologia para fazer você desejar esses alimentos para ser ou se sentir de alguma forma. O bife de carne de boi torna você forte. O sorvete faz você feliz. O chocolate... é melhor nem falar nele. Não dá para comer só uma batata frita. Um refrigerante com corante caramelo adoçado com xarope de milho pode ser *a bebida de uma nova geração*. Mensagens como essa não são acidentais. Pelo contrário, são cuidadosamente elaboradas mediante pesquisas de marketing, com a finalidade de atingir o subconsciente das pessoas e conquistá-las como consumidoras. Grupos de foco analisados e degustadores permitem os fabricantes de refrigerantes à base de cola descobrirem a quantidade perfeita de adoçante que atrai a maioria das pessoas (cerca de 10,5% de açúcar por peso). Aí os cientistas descobrem como lhe proporcionar todo esse sabor usando um xarope de milho de alto teor de frutose, óleo vegetal, cores e sabores artificiais para manter os custos baixos e os lucros lá em cima. Estão vendendo cada vez mais alimentos (se é que podem ser assim classificados) contendo mais calorias para pessoas como você e eu, que estamos só tentando nos tornar mais saudáveis ou perder uns quilinhos para cabermos nas nossas roupas outra vez.

Seu Peso-Alvo, Sua Forma-Alvo e sua Gordura Corporal

Encontrar seu peso-alvo e sua forma é fundamental. Muitos estudos demonstraram que os indivíduos tendem a querer pesar muito menos do que seria desejável do ponto de vista médico, com base na percentagem de gordura corporal. Os homens devem ter entre 15 a 20% de gordura corporal, enquanto as mulheres precisam de 22 a 28%. As jovens atléticas até a idade de 20 anos devem ter 15 a 20% de gordura corporal e certas atletas, como as do basquete universitário, ou corredoras com massa muscular muito alta podem ter até apenas 5% de gordura corporal (e tipicamente têm de 8 a 10% de gordura corporal). Os praticantes de luta romana que tentam perder peso agressiva-

CALORIAS E GORDURAS EM ALIMENTOS-GATILHO TÍPICOS

Alimento	Porção	Calorias	Gramas de gordura e colheres de chá de e gordura
Refrigerante	garrafa de 591ml	250	0
Amendoins	1 xícara	835	71g/14 colheres de chá
Batatas fritas sabor churrasco	saco de 198g	970	64g/13 colheres de chá
Salgadinhos de milho	saco de 198g	1.065	66g/13 colheres de chá
Batatas fritas	40 unidades	630	33g/7 colheres de chá
Bolachinhas com Queijo	56g de queijo + 12 bolachinhas	410	28g/6 colheres de chá
Pizza com massa recheada	2 fatias	1.020	52g/10 colheres de chá
Bolo de cenoura com cobertura	1 fatia média	485	29g/6 colheres de chá
Biscoitos com gotas de chocolate	6, pequenos	350	16g/3 colheres de chá
Torta de maçã	1 fatia média	410	19g/4 colheres de chá
Pretzels	25 unidades	570	5g/1 colher de chá
Bolachas com pasta de amendoim	9 sanduíches	300	15g/3 colheres de chá
Bagel com requeijão	*Bagel* médio + 2 colheres de requeijão integral	400	10g/2 colheres de chá
Muffin de mirtilo	1 grande	410	10g/2 colheres de chá
Barra de chocolate recheada	barra de 85g	465	32g/6,5 colheres de chá
Sorvete	1 xícara	350	24g/5 colheres de chá
Barra de granola	2	325	18g/3,5 colheres de chá
Rosquinha (*donut*) ou sonho recheado de creme	1	310	21g/4 colheres de chá

mente para chegar a uma categoria de peso inferior estão limitados a ter pelo menos 5% de gordura corporal para que lhes seja permitido lutar e isso, em geral, é visto como um mínimo absoluto por questões de segurança. O importante para você, porém, não é chegar ao limite mínimo, mas procurar atingir uma meta razoável.

Como Descobrir seu Peso-Alvo Razoável e sua Melhor Forma

Com um peso-alvo razoável, você vai ter proteína suficiente em seus músculos e coração para ser saudável. Também vai ter uma forma saudável, que lhe seja perfeita. Se tentar perder peso abaixo de um peso-alvo estimado por uma percentagem de gordura considerada ideal, vai perder proteína dos músculos e do coração. Então sua forma não vai parecer tão maravilhosa, uma vez que seus braços e pernas perderão massa muscular e ficarão flácidos.

Uma fotógrafa famosa que recebeu a incumbência de fazer a edição de roupas de banho da *Sports Illustrated*, em um determinado ano, assumiu uma posição radical, segundo a qual escolheu as moças que seriam selecionadas para essa edição. Ao contrário de outros fotógrafos de moda, ela se recusou a fotografar modelos magérrimas tipo Twiggy, magras demais e com pouca musculatura. Em vez disso, insistiu que suas modelos tivessem músculos bem delineados, ao lado das curvas e que parecessem estar saudáveis e em boa forma física. Sua posição sobre o assunto foi um dos primeiros passos no sentido de tornar mais realista uma forma feminina desejável. Hoje, há muitas mulheres bem-sucedidas no mundo dos negócios e do entretenimento que têm todo tipo de formas corporais, desde quadris curvilíneos e coxas musculosas até músculos mais desenvolvidos nos ombros. Enquanto algumas mulheres ambicionam ser miúdas, os homens querem ser grandalhões, com montanhas de músculos salientes. A forma não é a obsessão dos homens, mas eles também precisam considerar sua melhor forma corporal potencial. Não há forma melhor do que aquela que conseguimos atingir — e você pode atingi-la, seja qual for o seu ponto de partida. O negócio é estar satisfeito com quem você é e aceitar com amor a sua nova aparência.

Suas Necessidades Calóricas e Velocidade de Perda de Peso Prevista

Posso estimar suas necessidades calóricas de várias maneiras. A mais simples é medir quanta gordura e massa magra você tem. Os tecidos magros queimam em repouso cerca de 30 calorias por quilo de peso por dia (14 por libra). Portanto, uma mulher com 45kg (100 libras) de massa magra queima 1.400 calorias por dia, em repouso, enquanto, na mesma condição, seu marido, com 68kg de massa magra queima 2.400 calorias por dia. Isso significa que se comerem os mesmos alimentos, ela vai ganhar 75 libras (34kg) em um ano, ao passo que ele vai ficar com o mesmo peso. Ou seja, se ambos entrarem em uma dieta de 1.200 calorias por dia, ele vai perder cerca de 2,7kg por mês e ela, aproximadamente, apenas 1 kg, presumindo-se que seus níveis de atividade e exercício queimem o mesmo número de calorias.

O número de calorias que você queima a qualquer momento do dia depende da atividade que está desempenhando: se está dormindo, trabalhando ao computador ou se exercitando. O metabolismo em repouso é o termo científico para o número de calorias que você queima deitado na cama pouco antes de se levantar pela manhã. Isso se aproxima da média do dia inteiro e responde por 75% de todas as calorias que você queima por dia. Você queima menos calorias no meio da noite e até 25% mais calorias por intermédio do exercício físico, mas eu descobri que o número de calorias que se pode queimar quando o corpo está em repouso (o metabolismo em repouso) é o melhor indicador de quanto peso você perderá em uma dieta.

Não é fácil mudar seu metabolismo, mas a forma mais eficaz de elevar a velocidade dele é desenvolver a musculatura. Desenvolva 5kg de músculo a mais e você passará a queimar 140 calorias extras por dia. Exercite-se por meia hora sobre uma esteira e pode ser que queime 200 calorias. Após comer aquele hambúrguer, com fritas e um *shake*, saiba que acabou de consumir 1.300 calorias. No Apêndice, incluí uma parte sobre as descobertas científicas mais recentes sobre a forma de desenvolver a musculatura de maneira mais eficaz.

Portanto, como pode percber, a matemática da perda de peso simplesmente é injusta — ou não? Nossos corpos foram feitos de maneira a não perder peso. Durante os últimos 50.000 anos de história humana, era disso exatamente que precisávamos. Mas nosso genoma não foi capaz de adaptar nosso metabolismo para queimar as calorias extras da pizza entregue em domicílio ou dos sonhos de recheio de creme. Não dá para esperar a evolução acontecer, pois isso levaria alguns milhões de anos; então o que dá para fazer agora, neste momento?

Como Personalizar suas Necessidades de Consumo de Proteínas — Os 29% Mágicos

Sua massa corporal magra determina de quanta proteína você vai precisar a cada dia e corresponde mais ou menos ao dobro do que foi recomendado pelos grupos de consultores do governo norte-americano até recentemente, quando o Instituto de Medicina ampliou os valores para qualquer nível de proteína entre 10 e 35%. Isso foi feito em grande parte para reconhecer as novas dietas de teor mais alto de proteína, incluindo ao mesmo tempo as de baixo teor de proteína e de baixo teor de gordura, como a dieta Pritikin, com 15% de calorias provenientes de proteínas.

A Dieta da Zona e a Atkins recomendam que 30 a 35% das calorias venham de proteínas, com 30 ou 59% da gordura. Minha recomendação é 29% de calorias totais provenientes da proteína, o que, estranhamente, não difere do que a dieta da Zona e a Atkins recomendam. Cheguei a esse nível de 29% por um motivo totalmente diferente, e o plano de emagrecimento de *A dieta de Los Angeles* tem menos gordura e mais frutas e legumes, bem como muitas outras diferenças em relação às dietas anteriores.

Vinte e nove por cento é um número bem abstrato quando se trata de decidir a quantidade de proteína que é necessário consumir a cada dia. O mais importante é tomar o cálculo como base da sua dieta. A forma mais precisa de se determinar esse número é chegar à sua massa corporal magra, que inclui tudo no seu corpo que não seja gordura, tal como músculos, ossos, órgãos e pele. Esse valor em libras (correspondendo cada libra a 0,453kg) é mais ou menos o número de gramas de proteína do qual você precisa a cada dia.

À medida que aumenta sua massa magra, o número de calorias que queima a cada dia em repouso vai aumentando também. Cada libra de massa magra corporal queima 14 calorias por dia em repouso. Por exemplo, uma mulher que queime 1.400 calorias (com 100 libras, ou seja, 45kg de massa corporal magra) precisa de 100g de proteína.

100 libras de massa corporal magra x 14 calorias por libra =
1.400 calorias por dia

Um homem que queime 2.100 calorias por dia em repouso (com 150 libras de massa corporal magra, ou seja, 68kg) precisa de 150g de proteína.

150 libras de massa corporal magra x 14 calorias por libra =
2.100 calorias por dia

Em cada um desses casos, as calorias provenientes da proteína, a quatro calorias por grama, atendem a 29% das necessidades de calorias do corpo em repouso. Por exemplo, 100 libras (45kg) de massa magra se traduzem em 1.400 calorias por dia em repouso. Cem gramas de proteína correspondem a 400 calorias. Se você dividir 400 calorias por 1.400 calorias, obtém 29%. Se dividir 600 calorias de 150g de proteína da dieta por 2.100 calorias vai obter o mesmo número. Essa regra funciona para qualquer número de calorias queimadas e, portanto, se torna a percentagem mágica de 29%.

A forma mais precisa e prática de determinar sua massa corporal magra é com um medidor de impedância bioelétrica, que mede tanto a massa magra quanto a gordura. Se você não tiver acesso a um medidor desses por intermédio do seu médico ou nutricionista, as duas tabelas seguintes vão ajudá-lo a estimar sua quantidade-alvo de proteínas diárias sem procedimentos especializado como a impedância bioelétrica. Para obter mais informações sobre métodos de análise da composição do corpo e de análise de impedância bioelétrica, veja o Apêndice.

Primeiro, use seu peso e altura para encontrar seu índice de massa corporal (IMC) na tabela seguinte.

Em seguida, usando seu IMC e sua altura, encontre sua estimativa de quantidade de proteína-alvo nas tabelas das páginas 48 e 49. Arredonde para a próxima unidade de 25g de proteína. Portanto, se sua quantidade de proteína-alvo é de 112g, arredonde para 125 — e consuma 125g de proteína por dia. Se o alvo estimado de consumo de proteínas é 145, consuma 150g. E daí por diante.

TABELA DE ÍNDICE DE MASSA CORPORAL SEGUNDO O PESO E A ALTURA

IMC kg/m² Altura (m)	19	20	21	22	23	24	25	26	27	28	29	30	31	32	33	34	35	36	37	38	39	40
1,47	41.2	43.5	45.3	47.6	49.8	52.1	53.9	56.2	58.4	60.7	62.5	64.8	67	69.3	71.6	73.4	75.7	77.9	80.2	82	84.3	86.5
1,49	42.6	44.8	47.1	49.4	51.6	53.9	56.2	58	60.2	62.5	64.8	67	69.3	71.6	73.8	76.1	78.4	80.6	82.9	85.2	87.4	89.7
1,52	43.9	46.2	48.5	50.7	53.5	55.7	58	60.2	62.5	64.8	67	69.3	71.6	73.8	76.1	78.8	81.1	83.4	85.6	87.9	90.1	92.4
1,54	45.3	48	50.3	52.5	55.3	57.5	59.8	62.1	64.8	67	69.3	71.6	74.3	76.6	78.8	81.5	83.8	86.1	88.3	91.1	93.3	95.6
1,57	47.1	49.4	52.1	54.4	57.1	59.3	61.6	64.3	66.6	69.3	71.6	74.3	76.6	79.3	81.5	84.3	86.5	88.8	91.5	93.8	96.5	98.8
1,60	48.5	51.2	53.5	56.2	58.9	61.2	63.9	66.1	68.9	71.6	73.8	76.6	79.3	81.5	84.3	86.5	89.2	92	94.2	96.9	99.7	101.9
1,62	49.8	52.5	55.3	58	60.7	63.4	65.7	68.4	71.1	73.8	76.6	78.8	81.5	84.3	87	89.2	92.4	94.7	97.4	100.1	102.8	105.1
1,65	51.6	54.4	57.1	59.8	62.5	65.2	68	70.7	73.8	76.1	78.8	81.5	84.3	87	89.7	92.4	95.1	97.8	100.6	103.3	106	108.7
1,67	53.5	56.2	58.9	61.6	64.3	67	70.2	72.9	75.7	78.4	81.1	84.3	87	89.7	92.4	95.1	97.8	101	103.7	106.5	109.2	111.9
1,70	54.8	57.5	60.7	63.4	66.1	69.3	72	75.2	77.9	80.6	83.8	86.5	89.7	92.4	95.6	98.3	101	104.2	106.9	109.6	112.8	115.5
1,72	56.6	59.3	62.5	65.2	68.4	71.6	74.3	77.5	80.2	83.4	86.1	89.2	92	95.1	97.8	101	104.2	106.9	110.1	112.8	116	118.7
1,75	58	61.2	64.3	67.5	70.2	73.4	76.6	79.7	82.4	85.6	88.8	92	94.7	97.8	101	104.2	106.9	110	113.3	116.4	119.1	122.3
1,77	59.8	63	66.1	69.3	72.5	75.7	78.8	82	85.2	88.3	91.5	93.8	97.8	100.6	103.7	106.9	110.1	113.3	116.4	119.6	122.8	125.9
1,80	61.6	64.8	68	71.1	74.7	77.9	81.1	84.3	87.4	90.6	94.2	97.4	100.6	103.7	106.9	110.1	113.3	116.4	120	123.2	126.4	129.6
1,83	63.4	66.6	69.8	73.4	76.6	80.2	83.4	86.5	90.1	93.3	96.5	100.1	103.3	106.5	109.6	113.3	116.4	120.5	123.2	126.4	130	133.2
1,85	65.2	68.4	72	75.2	78.8	82.4	85.6	89.2	92.4	96	99.2	102.8	120	109.6	113.3	116.4	120	123.2	126.8	130	133.6	136.8
1,88	67	70.2	73.8	77.5	81.1	84.3	87.9	91.5	95.1	98.8	101.9	105.5	109.2	112.8	116	119.6	123.2	126.8	130	133.6	137.3	140.9
1,90	68.9	72.5	76.1	79.7	83.4	87	90.6	94.2	97.8	101.5	105.1	108.7	112.3	116	119.6	123.2	126.4	130	133.6	137.3	140.9	144.5
1,93	70.7	74.3	77.9	81.5	85.6	89.2	92.9	96.5	100.1	104.2	107.8	111.4	115.1	119.1	122.8	126.4	130	134.1	137.7	141.3	145	148.6

Fonte: Instituto Nacional do Coração, do Pulmão e do Sangue — EUA

A tabela acima já inclui os resultados dos cálculos para determinar o IMC. Para usá-la, é só encontrar sua altura em metros, na coluna da esquerda. Depois, procure, na linha correspondente, o seu peso. O número acima do seu peso, no alto da coluna, será o IMC para seu peso e altura (IMC = peso/altura elevada ao quadrado).

ESTIMATIVA DE META DE INGESTÃO DE PROTEÍNAS PARA MULHERES (GRAMAS POR DIA)

	Índice de Massa Corporal (IMC)												
Altura (m)	19	20	21	22	23	24	25	26	27	28	29	30	31
1,45 a 1,52	79	81	81	84	86	86	87	88	91	91	92	94	96
1,55 a 1,62	91	95	97	98	99	101	102	103	106	107	109	109	112
1,65 a 1,72	105	107	110	110	113	114	117	119	122	122	123	127	131
1,75 a 1,82	118	120	122	125	127	129	131	133	135	138	140	142	144

	Índice de Massa Corporal (IMC)									
Altura (m)	32	33	34	35	36	37	38	39	40
1,45 a 1,52	97	99	99	101	102	105	105	107	108
1,55 a 1,62	114	116	118	120	121	122	124	127	128
1,65 a 1,72	130	131	134	135	138	140	142	143	145
1,75 a 1,82	146	149	151	153	154	156	158	161	163

ESTIMATIVA DE META DE INGESTÃO DE PROTEÍNAS PARA HOMENS (GRAMAS POR DIA)

Altura (m)	Índice de Massa Corporal (IMC)												
	19	20	21	22	23	24	25	26	27	28	29	30	31
1,55 a 1,62	107	109	111	112	114	117	117	118	120	122	123	124	127
1,65 a 1,72	122	123	124	127	129	131	132	135	136	139	140	143	144
1,75 a 1,82	135	138	140	143	144	147	150	152	154	156	157	160	162
1,85 a 1,92	151	155	157	158	162	165	166	168	172	174	176	179	182

Altura (m)	Índice de Massa Corporal (IMC)								
	32	33	34	35	36	37	38	39	40
1,55 a 1,62	129	130	132	134	135	136	139	141	142
1,65 a 1,72	145	147	150	152	156	156	157	160	161
1,75 a 1,82	164	166	168	171	173	175	177	178	180
1,85 a 1,92	184	187	187	190	194	196	198	201	202

Agora que você já sabe qual a quantidade de proteína a consumir, selecione os alimentos de alto teor proteico e baixo teor de gordura que preferir da tabela seguinte, incluindo carne magra, frango, peixe, frutos do mar, claras de ovo, laticínios isentos de gorduras e substitutos de carne feitos de soja. Todas essas proteínas são de alta qualidade, ou seja, contêm a mistura apropriada de blocos construtores de aminoácidos de que seu corpo necessita para ter boa saúde. Você pode escolher uma dieta vegetariana usando proteína de soja, que é proteína de alta qualidade, ou pode selecionar proteínas animais de alta qualidade, como claras de ovo, queijo *cottage* e carnes magras. Se quiser comer ambos os tipos, costumo recomendar que metade das unidades venha de fontes animais e metade de alimentos vegetarianos, para obter melhores resultados em termos de saúde. Isso com base em alguns estudos científicos realizados em animais, que destacam os diferentes aminoácidos encontrados nas proteínas animais e vegetais.

ALIMENTOS CONTENDO PROTEÍNA EM UNIDADES DE CERCA DE 25g CADA

Alimento	Uma unidade	Calorias	Proteína (g)
Desjejum			
Claras de ovo	7 claras	115	25
Queijo *cottage* isento de gordura	1 xícara	140	28
Proteína de soja flavorizada para substituir refeições com leite isento de gordura	1 porção de proteína de soja flavorizada e 1 xícara de leite isento de gordura	180-200 (varia)	19-25 (varia)
Para Vegetarianos			
Bacon canadense de soja	4 fatias	80	21 (varia)
Proteína em pó comum	28g	110	20-25
Cereal de grãos de soja	1/2 xícara	140	25 (varia)

Proteína de soja flavorizada para substituir refeições com leite de soja	1 porção de proteína de soja flavorizada e 1 xícara de leite de soja	180-200 (varia)	19-25 (varia)
Almoço e Jantar			
Peito de peru	85g, depois de cozido	135	25
Peito de frango	85g, depois de cozido	140	25
Carne vermelha magra	85g, depois de cozida	145-160	25
Peixe de oceano (salmão, atum)	113g, depois de cozido	130-170	22-24
Camarão, siri, caranguejo, lagosta	113g, depois de cozido	120	22-24
Atum	113g, em água	145	27
Vieiras	113g, depois de cozidas	135	25
Claras de ovo	7 claras	115	25
Queijo *cottage* isento de gordura	1 xícara	140	28
Para Vegetarianos			
Proteína de soja em pó simples	28g	110	20-25
Salsicha de soja	2 unidades	110	22 (varia)
"Carne moída" de soja	3/4 de xícara	120	24 (varia)
Hambúrguer de soja	2 hambúrgueres	160	26 (varia)
Tofu tipo firme	1/2 xícara	180	20 (varia)

O Restante da Dieta

As plantas produzem açúcares, proteínas e gorduras de que necessitam como combustível e nós comemos esses alimentos para obter calorias. Os vegetais também produzem milhares de fitoquímicos que possuem outras funções, como regular o crescimento da planta, atrair bactérias úteis ou combater as pragas. Embora esses fitoquímicos tenham sido desenvolvidos pelos vegetais para seu próprio uso, eles exercem profundos efeitos em nosso organismo, agindo como antioxidantes nas células e possuindo efeitos específicos sobre a saúde.

A medicina moderna purificou e concentrou fitoquímicos para fazer remédios à base de plantas. Aliás, dois terços de todos os remédios vêm de plantas. Um exemplo recente e sucesso de vendas, foi o Taxol, derivado da casca do teixo, que se tornou um medicamento anticâncer muito eficaz para prevenir a maioria das doenças mais comuns associadas ao envelhecimento, inclusive o câncer. Os fitoquímicos são encontrados sob a forma de famílias de substâncias químicas relacionadas entre si, em vez dos cristais purificados encontrados nos remédios, desenvolvidos pela indústria farmacêutica.

As cores das frutas e hortaliças correspondem às famílias de fitoquímicos que elas contêm. A cor vermelha dos tomates vem de uma família de compostos incluindo o licopeno (o mais conhecido), o fitoeno, o fitoflueno, a vitamina E e a vitamina C. O licopeno concentra-se na próstata dos homens, onde, segundo os indícios cada vez mais fortes descobertos nas pesquisas, desempenha um papel fundamental na prevenção do câncer. A cor laranja das cenouras, abóboras-morangas e da abóbora-manteiga vem do betacaroteno, que se converte em vitamina A para manter a visão sadia e para prevenir o câncer. Substância verde-amarelada, a luteína, que ocorre juntamente com a zeaxantina em muitas plantas, tal como o espinafre e outras folhagens verdes, fixa-se no fundo do olho, onde fica a retina, o ponto onde a luz se concentra mais. Há provas de que a luteína pode ajudar a evitar a degeneração da mácula, a causa mais comum de cegueira associada à idade. A cor roxa dos mirtilos representa famílias de substâncias químicas que podem evitar a perda de memória relacionada à idade. A tabela da página 72 contém uma lista das cores das frutas e hortaliças, juntamente com os fitoquímicos que contêm; vai ficar claro por que eu recomendo comer sete porções por dia. Há suplementos que podem lhe fornecer esses fitoquímicos em tabletes ou cápsulas, se você não conseguir consumir essas sete porções todos os dias.

As frutas e hortaliças coloridas possuem carboidratos saudáveis que não vão fazer você engordar, ao contrário do que afirmam esses livros que andam por aí, informando que cenouras e bananas engordam. Nenhuma fruta ou hortaliça engorda, a não ser as que contêm amido, tais como feijões e batatas — e eles não estão nas listas de frutas e hortaliças recomendadas.

Pode ser que você tenha certa dificuldade para entender o que é uma porção. A definição oficial de uma porção é 1/2 xícara de hortaliças ou frutas cozidas, mas 1 xícara inteira de hortaliças cruas. Simplificamos a maioria das tabelas para indicar 1 xícara como tamanho de porção, de modo a esclarecer um pouco a questão. O jantar do restaurante natural que comparei a um jantar nada saudável na página 95 vai lhe fornecer cinco porções de frutas e hortaliças só nessa refeição. Não surpreende, portanto, que a ingestão média de frutas e hortaliças seja de 0,5kg (ou cerca de sete porções) em países onde as pessoas realmente consomem um cardápio saudável. Se você quiser encher a barriga no jantar e comer mais para pesar menos, concentre-se nas hortaliças, como o espinafre, em vez de frutas. Eu gosto de comer 1 xícara de espinafre cozido (duas porções) com molho de tomate por cima (1/2 xícara ou uma porção) para obter um total de 90 calorias (40 do espinafre e 50 do molho) — e isso significa que como dois grupos de cores diferentes ao mesmo tempo. Como sobremesa, que tal uns mirtilos congelados ou frescos? Meia xícara deles lhe dá os benefícios adicionais dos fitoquímicos roxos (chamados antocianinas), encontrados nessa fruta sensacional. São roxos porque sua estrutura química lhes permite absorver a luz visível, com exceção da faixa roxa do arco-íris. A maioria dos restaurantes pode lhe servir uma tigela de salada de frutas, como morangos, framboesas ou melões, dependendo da estação.

Frutas e legumes também são excelentes fontes de fibra. Sua meta para cada dia é 25g de fibra, que podem vir de cinco porções de frutas ou hortaliças com 5g de fibra por porção. A seguir, estão as frutas e hortaliças que contêm 5g ou mais de fibra por porção. É melhor para você selecionar até cinco porções que forneçam 5g ou mais de fibra que você possa comer constantemente, de forma que possa ter certeza de que vai obter suas 5g de fibra. Se puder comer apenas três porções, precisa de 10g de fibra sob forma de suplemento em cápsulas ou pó. As últimas versões destes suplementos contêm fructooligossacarídeos, goma guar e outras fibras solúveis. Você pode misturar o suplemento em seu café ou colocar a fibra no *shake* de proteína de manhã, sem modificar-lhe o sabor. Os cereais de alto teor de fibras são mais uma forma de introduzir fibra na sua dieta, mas tenha cuidado. No Apêndice você vai encontrar uma lista do teor de fibra, proteína e açúcar nos cereais mais comuns. É preciso escolher com cautela a inclusão de cereais em sua dieta. Acho que o *Shake Controlador* toda manhã é uma forma excelente de chegar à sua melhor forma e conservá-la. Mas se quiser comer cereal de vez em quando, é só ler a lista com atenção.

Cor	Frutas e Hortaliças	Principais Fitonutrientes e seus efeitos benéficos
Vermelha	Tomates, sopa de tomate, sucos ou molhos e toranja vermelha ou melancia	O **Licopeno** é um dos mais poderosos destruidores de radicais livres da natureza. Pode reduzir o risco de se contrair doenças cardíacas e pulmonares, bem como câncer da próstata.
Vermelho/roxo	Uvas rubi, mirtilos, amoras pretas, cerejas, ameixas secas, ameixas frescas, framboesas, morangos e maçãs vermelhas[1]	As **Antocianinas** são antioxidantes potentes que aumentam a resistência da pele e de outros tecidos, tendões e ligamentos. Consta também que podem auxiliar no combate à degeneração das funções mentais resultantes do envelhecimento.
Laranja	Damascos, abóbora-japonesa e abóbora-menina, abóbora-manteiga e amarela, cenouras, mangas, melão-cantalupe ou meloa, abóbora-moranga e batatas-doces	O **Alfa e o Betacarotenos** são carotenóides e antioxidantes muito eficazes. Protegem contra o câncer, evitando lesões oxidativas, e promovem a boa visão, convertendo-se em vitamina A
Laranja/amarelo	Tangerina *murcott*, tangerinas-poncãs, laranjas e suco de laranja, pêssegos, abacaxis e suco de abacaxi, nectarinas, papaias, tangerinas, tangelos (híbridos de tangerina com toranja ou pomelo)	As cascas das frutas cítricas contêm limoneno e outras substâncias que possuem propriedades anticancerígenas. A vitamina C e os flavonóides se encontram incluídos em uma rica matriz nas frutas inteiras.
Amarelo/Verde	Espinafre, abacate, alfaces verde-escuras, pimentões verdes e amarelos, vagens de feijão, couve-galega, folhas de mostarda, ervilhas verdes, melão, milho amarelo	A **Luteína e a Zeaxantina** são pigmentos que se concentram na retina, onde ajudam a reduzir o risco de cataratas e degeneração macular devido ao envelhecimento.
Verde	Brócolis e brotos de brócolis, repolho chinês Bok Choy, couve-de-Bruxelas, couve-chinesa, couve-manteiga	**Sulforafano, isotiocianato e indóis**, que combatem inúmeras doenças, estimulando a formação de enzimas que podem eliminar fármacos tóxicos e carcinógenos do organismo.
Branco/Verde	Aspargos, aipo, cebolinha-francesa, chicória, alho, alho-poró, cogumelos, cebolas brancas rainhas para conserva, peras, chalotas (cebolas pequenas de casca avermelhada)	Os **alil-sulfetos** são os compostos que dão ao alho e às cebolas seu odor, mas também podem promover a saúde dos vasos sangüíneos. **Quercetina** é também um flavonóide com potencial anticancerígeno.

[1] No Brasil o açaí roxo e a acerola também são ricos em antocianina, especialmente o açaí; e a acerola é mais rica em vitamina C . (*N. do T.*)

GRUPOS DE CORES DE FRUTAS E HORTALIÇAS

(Mulheres e homens: Escolham ao menos um alimento de cada grupo de cor a cada dia)

VERMELHO

Alimento	Porção	Calorias	Fibra (gramas)
Suco de Tomate	1 xícara	40	1
Molho/Purê de Tomate	**1 xícara**	**100**	**5**
Sopa de Tomate, feita com água	1 xícara	85	0
Suco vegetal de tomate	1 xícara	45	2
Tomates cozidos	1 xícara	70	3
Tomates crus	1 grande	40	2
Melancia	1 xícara de bolinhas ou cubos	50	1

VERMELHO/ROXO

Alimento	Porção	Calorias	Fibra (gramas)
Beterraba cozida	1 xícara	75	3
Amoras-pretas	**1 xícara**	**75**	**8**
Mirtilos	**1 xícara**	**110**	**5**
Beringela cozida	**2 xícaras**	**60**	**5**
Romãs	1 média	120	1
Ameixas frescas	3 pequenas	100	3
Framboesas	**1 xícara**	**100**	**8**
Maçã vermelha	1 média	100	4
Repolho roxo, cozido	**2 xícaras**	**60**	**6**
Pimentão vermelho	1 grande	45	3
Vinho tinto	copo de 120ml	80	0
Morangos	**1,5 xícara, fatiados**	**75**	**6**

LARANJA

Alimento	Porção	Calorias	Fibra (gramas)
Abóbora japonesa, assada	**1 xícara**	**85**	**6**
Damasco	5 inteiros	85	4
Melão-cantalupe ou meloa	metade de um médio	80	2

Cenouras cozidas	1 xícara	70	5
Cenouras cruas	3 médias	75	6
Manga	meia, grande	80	3
Abóbora-moranga, cozida	1 xícara	50	3
Abóbora-menina, assada	1 xícara	70	7

LARANJA/AMARELO

Alimento	Porção	Calorias	Fibra (gramas)
Nectarina	1 grande	70	2
Laranja	2 grandes	85	4
Papaia	meio, grande	75	3
Pêssego	1 grande	70	3
Abacaxi	1 xícara de cubos	75	2
Tangerina	2 médias	85	5
Toranja amarela	1 fruta	75	2

AMARELO/VERDE

Alimento	Porção	Calorias	Fibra (gramas)
Abacate	1/4 de fruta média	80	2
Banana	1 média	90	2
Couve-manteiga, cozida	2 xícaras	100	10
Pepino	1 médio	40	2
Vagens de feijão, cozidas	2 xícaras	85	8
Pimentão verde	1 grande	45	3
Melão doce	1/4 de melão grande	100	2
Kiwi	1 grande	55	3
Folhas de mostarda, cozidas	2 xícaras	40	6
Alface romana	4 xícaras	30	4
Espinafre cozido	2 xícaras	80	8
Espinafre cru	4 xícaras	30	4
Folhas de nabo, cozidas	2 xícaras	60	10
Pimentão amarelo	1 grande	50	2
Abobrinha verde com casca, Cozida	2 xícaras	60	5

VERDE

Alimento	Porção	Calorias	Fibra (gramas)
Brócolis, cozido	2 xícaras	85	9
Couve-de-Bruxelas	1 xícara	60	4

Repolho, cozido	2 xícaras	70	8
Repolho, cru	2 xícaras	40	4
Couve-flor, Cozida	2 xícaras	55	6
Couve chinesa, cozida	2 xícaras	40	5
Couve-tronchuda, cozida	2 xícaras	70	5
Acelga suíça	2 xícaras	70	7

BRANCO/VERDE

Alimento	Porção	Calorias	Fibra (gramas)
Alcachofra	1 média	60	6
Aspargos	18 caules	60	4
Aipo	2 talos grandes	30	3
Cebolinha-francesa	2 colheres de chá	2	0
Chicória, crua	1/2 cabeça	45	8
Alho	1 dente	5	0
Alho-poró, cozido	1 médio	40	1
Cogumelos, cozidos	1 xícara	40	3
Cebola	1 grande	60	3

Qual a quantidade de fibra que você poderia obter de frutas e hortaliças em um só dia? Use as tabelas anteriores para planejar seus dias típicos. Elas também servem para ajudar a completar seu diário alimentar, que se encontra no Apêndice.

1. _____
2. _____
3. _____
4. _____
5. _____
6. _____
7. _____
Total _____

Personalização do seu programa

Amidos e Grãos

A fibra se encontra tanto nas frutas quanto nas hortaliças constantes das listas anteriores e nos grãos que analisamos nesta parte. Se não estiver obtendo os 25g de fibra diários recomendados de suas frutas e hortaliças, o restante pode vir de grãos integrais ou um suplemento alimentar. Também é preciso procurar controlar o total de calorias, até mesmo com os grãos integrais. Coma carboidratos em grãos integrais em quantidades muito limitadas. Uma fatia de pão integral pode conter 100 calorias. Os feijões, lentilhas e outras hortaliças que contêm amido podem ter de 200 a 250 calorias por xícara, comparados a 40 por xícara de espinafre ou de brócolis. O milho e as ervilhas estão incluídos, embora tenham de 140 a 150 calorias por xícara. Têm menos calorias por xícara que os feijões, porém mais do que as hortaliças. Por essa razão devem ser comidos em porções pequenas, motivo pelo qual indico o tamanho de porção de 1/2 xícara na tabela seguinte, mesmo que o tamanho de porção do Ministério da Agricultura seja 1 xícara. Todas as porções foram planejadas de forma a ficar na mesma faixa de número de calorias. Porém, não se iluda. Será que é mesmo 1/2 xícara de feijão que você está comendo, ou 1 xícara inteira ou 2, ingerindo neste caso 250 a 500 calorias? Se não conseguir controlar suas porções desses alimentos, é melhor não comê-los.

Vamos aproveitar que estamos falando nisso para revisar a diferença entre carboidratos bons e carboidratos ruins. Como eu já disse antes, eliminar os carboidratos ao comer é impossível. Em vez disso, sugiro que coma carboidratos "bons", como os de frutas inteiras e hortaliças, em vez de *pretzels*, batatas fritas, barras de chocolate recheado e outras guloseimas e tira-gostos. As frutas e hortaliças têm um mínimo de calorias e têm outras propriedades benéficas para a saúde. Depois de dizer como é fácil uma dieta "sem carboidratos" à primeira vista, os pacientes voltam um ano depois ao meu consultório dizendo que simplesmente não deu para eliminá-los, validando minha experiência clínica e o que a literatura científica já divulgou.

Mas é preciso olhar para o seu prato com muita atenção e cortar os grãos, como arroz branco e massas, limitando as batatas e feijões sempre que possível. Até mesmo os grãos integrais têm centenas de calorias por garfada; não coma mais que uma a três porções deles por dia. Cortar os grãos não o prejudica enquanto você está perdendo peso e é uma forma magnífica de evitar o acúmulo de calorias. Se descobrir que está tendo dificuldade em manter seu peso depois de perdê-lo (este é o tipo do problema que poucos dos meus pacientes tiveram, mas que gostariam de ter), então os grãos integrais são uma boa maneira de evitar que seu peso caia mais ainda. Os homens com altas necessidades de calorias vão precisar de grãos integrais para manter o peso e o nível de energia estáveis.

Unidades de amido/grãos (1 unidade situa-se entre 60 e 140 calorias, escolha com cuidado)	Tamanho da porção	Calorias	Fibra (gramas)	Proteína (gramas)
Feijões cozidos	1/2 xícara	115-140	5-7	7
Arroz integral	1/2 xícara, cozido	110	2	3
Lentilhas	1/2 xícara, cozida	115	8	9
Ervilhas	1/2 xícara	70	4	4
Milho	1/2 xícara de grãos ou 1 espiga	75	3	2
Batata-doce	1/2 xícara, purê	100	3	2
Pão, grão integral*	1 fatia	60-100	2-3	3-5

*Leia os rótulos dos alimentos de cada marca de produto que comprar, uma vez que não há padronização para os grãos integrais. É provável que você encontre pães que atendam a esses critérios no seu supermercado local. Se não, peça a eles que encomendem pães de trigo integral e enquanto eles não chegam, compre-os em uma loja de produtos naturais.

Os Podres Engordativos das Dietas "Sem Carboidratos"

Por trás do uso da proteína para satisfazer a fome, as dietas "sem carboidratos" têm muita gordura. Aliás, a dieta Atkins recomenda uma ingestão de 58% de calorias de gordura e apenas 5% de carboidratos. Então, o que se obtém quando se junta o alto teor de gordura com um alto teor de proteína? A dieta original Atkins. Mas as pessoas que a seguiam não comiam tanta gordura assim. Elas me dizem que optaram por um plano modificado, ou pelo novo plano Atkins, organizado nos poucos meses anteriores à trágica morte do Dr. Atkins, de uma queda no gelo, em Nova York.

Como os adeptos da dieta Atkins não conseguem comer toda essa gordura, que eles sabem que não é saudável, em vez de nenhuma gordura eles costumam desenvolver uma obsessão pela eliminação total dos carboidratos. Aliás, eles não percebem que as hortaliças e saladas na dieta modificada Atkins contêm carboidratos e ficam insistindo em saber quantas gramas de carboidratos estão presentes nas barras de proteína. Isso desencadeou uma verdadeira guerra entre os fabricantes de barras protéicas para conseguir produzir barras com zero carboidratos, o que é impossível. Em vez disso, eles substituíram os carboidratos por álcoois edulcorantes, ou polióis (como o sorbitol), que seu corpo decompõe até virar açúcar do mesmo jeito. O álcool adoçante não é reconhecido pelo órgão americano regulador de alimentos e medicamentos, o FDA, como parte necessária do rótulo nutricional, onde todos os carboidratos encontram-se explicitados.

Como chegar a zero carboidratos é quase impossível, costuma ser um esforço inútil, quando você pode perfeitamente seguir uma dieta saudável sob todos os outros aspectos. Mas como a maioria das teorias, há um pouco de verdade nela. Os desejos irresistíveis de comer carboidratos são gatilhos para você, portanto elimine-os de sua dieta. No Terceiro Passo, informo mais detalhes sobre os carboidratos refinados que são mais propensos a estimular o consumo irrefreado. São aqueles que elevam a glicose sangüínea e a insulina mais rápido do que outros alimentos. Porém, o número total de gramas de carboidratos e o número total de calorias nos alimentos também contam.

Explicação Científica da Vontade Irrefreável de Comer Carboidratos

Nas décadas de 1970 e 1980, o Dr. Richard Wurtman e sua esposa, Judith, desenvolveram um conceito comportamental denominado "gana de comer carboidratos", que você provavelmente experimenta quando sente que "é impossível comer um só." Alguns carboidratos, tais como os açúcares refinados e amidos, têm um efeito potente de formar hábitos mediante a elevação dos níveis de insulina sangüínea depois que você come.

Um aumento da insulina faz muitos aminoácidos, os blocos construtores da proteína, penetrarem nos músculos, com exceção do triptofano. Como a concentração de triptofano se eleva comparada à dos outros aminoácidos, ele atravessa a barreira hemato-encefálica (entre o sangue e o cérebro) e interage com uma proteína na parte do cérebro que estimula o prazer. O hormônio do prazer (ou neuroquímico) é a serotonina, que pode ser produzida a partir do triptofano. Uma vez que você experimente esse prazer, vai querer repetir o comportamento outra vez. Com tão pouco prazer na vida de algumas pessoas, elas apelam para os carboidratos, neles buscando compensar as frustrações do dia-a-dia.

Índice Glicêmico, Carga Glicêmica e Calorias

Há alguns anos, simplesmente falávamos em carboidratos refinados e complexos. Refinados eram os considerados ruins por causarem uma elevação rápida da glicose sangüínea, que podia desencadear um consumo desenfreado de guloseimas e massas, pelos efeitos exercidos na química encefálica. Então, na década de 1980, o Dr. David Jenkins, da Universidade de Toronto, desenvolveu o índice glicêmico (IG). Para determiná-lo, calcula-se a elevação da glicose sangüínea quando se ingere repetidamente certo alimento e compara-se esse resultado à elevação na glicose sangüínea causada por uma dose fixa de açúcar de milho puro (ou dextrose). Na prática, faz-se uma tabela com os valores da glicose à medida que ela vai se elevando em função do tempo e os pontos são interligados, gerando uma curva. Calcula-se, então, a área abaixo da curva da glicose, depois da administração de um número fixo de calorias do alimento que está sendo testado e compara-se esta à área depois da administração do mesmo número de calorias de glicose nessa pessoa, que recebe uma marcação arbitrária de 100. Quanto mais alto for esse número, maior a reação da glicose e maior o impacto emocional resultante em termos de desejo irrefreável de comer. Portanto, um alimento com baixo IG vai causar uma elevação pequena do nível de glicose, ao passo que um de alto IG vai desencadear uma elevação vertiginosa da glicose sangüínea. Há uma lista dos alimentos com seus respectivos valores glicêmicos na página 65. Um IG de 55 ou mais é considerado alto e um IG de 55 ou menos é considerado baixo.

Um problema do índice glicêmico é que ele detecta apenas a qualidade dos carboidratos, não a quantidade. Um valor de IG só lhe diz a velocidade com que um carboidrato se transforma em glicose. Não lhe diz qual a quantidade desse carboidrato que existe em uma porção de determinado alimento.

Você precisa saber ambas as coisas para entender o efeito de um alimento na glicose sangüínea. O exemplo mais famoso disso é a cenoura. A forma de açúcar presente na cenoura tem índice glicêmico alto, mas seu teor total de carboidratos é baixo, portanto não acrescenta muitas calorias. O termo para descrever esse fenômeno é a carga glicêmica (CG), que se calcula tomando-se o IG, dividindo-se esse índice por 100 e multiplicando-se o resultado por seu teor de carboidratos disponíveis (ou seja, carboidrato menos fibra), em gramas. Uma CG baixa é menor que 16.

Constatou-se que a carga glicêmica é a variável mais importante nos estudos de populações e seu risco para contrair doenças crônicas. Portanto, populações que consumam uma dieta com alta carga glicêmica, tais como a dieta americana de grãos processados e poucas frutas e hortaliças, correm maior risco de contrair diabetes e doenças cardíacas do que a população de alguns países asiáticos, onde se consomem frutas e hortaliças em abundância e poucos produtos industrializados. Isso já foi documentado, tanto em estudos populacionais, tais como os realizados pela Faculdade de Saúde Pública de Harvard, como em estudos de perda de peso em crianças, realizados no Children's Hospital, em Boston, onde uma dieta com baixa carga glicêmica foi mais eficaz em promover perda de peso do que uma dieta com alta carga glicêmica.

Você não vai conseguir comer todos os alimentos com baixa carga glicêmica, mas é importante saber tanto a carga glicêmica quanto as calorias fornecidas pelos alimentos. Um dos problemas da carga glicêmica é que alguns alimentos gordurosos que possuem calorias a rodo podem ainda assim ter um índice glicêmico baixo. A seguir se encontram listas que orientam você na hora de escolher ou limitar alimentos que contenham carboidratos e alguns outros que falsamente se alardeia terem baixo índice e carga glicêmica.

Também é verdade que todos os alimentos têm tanto um lado bioquímico quanto um lado comportamental. Nestas tabelas, assinalei com um asterisco os alimentos que têm maior probabilidade de se tornarem gatilho, embora qualquer um deles possa ser um alimento-gatilho. (Ainda que uma hortaliça, como o pepino, tenha baixo índice glicêmico, baixa carga glicêmica e poucas calorias, é possível ganhar peso comendo quantidades imensas de pepinos. Houve até um paciente meu com o qual aconteceu isso).

Se você quiser perder peso, é melhor comer os alimentos de baixas calorias nas categorias Baixo IG com Baixa CG ou Alto IG com Baixa CG. Vai precisar evitar os do grupo de alto IG e alta CG e muitos deles são — não admira nem um pouco — também alimentos-gatilho. Porém, não pode parar por aí. Até mesmo os alimentos gordurosos com baixo índice glicêmico e carga glicêmica podem ter um monte de calorias. As nozes contêm óleos saudáveis, mas sugiro que as use para acrescentar sabor a um prato, ou que se comam oito delas depois de uma sessão de ginástica. Comer punhados de nozes com sal vai acrescentar centenas de calorias ao seu organismo num piscar de olhos.

Índice Glicêmico, Carga Glicêmica e Calorias

O índice glicêmico, a carga glicêmica e o número total de calorias de vários alimentos se encontram relacionados na tabela a seguir. A maioria dos valores de IG que aqui se encontram baseiam-se em 120 estudos na literatura profissional, aos quais se faz referência no *American Journal of Clinical Nutrition*, de julho de 2002. Os alimentos com asterisco estão incluídos na lista de alimentos-gatilho neste livro.

ALIMENTOS DE BAIXO IG (<55) E BAIXA CG (<16)
Calorias mínimas (110 calorias por porção ou menos)

	IG	CG	Tamanho da porção	Calorias
A maioria das hortaliças	< 20	< 5	1 xícara, cozida	40
Maçã	40	6	1 média	75
Banana	52	12	1 média	90
Cerejas*	22	3	15 cerejas	85
Toranja	25	5	1 média	75
Kiwi	53	6	1 média	45
Manga	51	14	1 pequena	110
Laranja	48	5	1 média	65
Pêssego	42	7	1 médio	70
Ameixas frescas	39	5	2 médias	70
Morangos	40	1	1 xícara	50
Suco de tomate	38	4	1 xícara	40

ALIMENTOS DE ALTO IG (>55), MAS BAIXA CG (<16)
Todos de baixas calorias (110 ou menos)

	IG	CG	Tamanho da porção	Calorias
Damascos	57	6	4 médios	70
Suco de Laranja*	57	15	1 xícara	110
Papaia	60	9	1 xícara de cubos	55
Abacaxi	59	7	1 xícara de cubos	75
Abóbora	75	3	1 xícara, sob forma de purê	85
Trigo moído	75	15	1 xícara	110
Melancia	72	7	1 xícara de cubos	50

CALORIAS MODERADAS, BAIXO IG E BAIXA CG
(110 a 135 calorias por porção ou menos)

	IG	CG	Tamanho da porção	Calorias
Suco de maçã*	40	12	1 xícara	135
Suco de toranja*	48	9	1 xícara	115
Pêra	33	10	1 média	125
Ervilhas	48	3	1 xícara	135
Suco de abacaxi*	46	15	1 xícara	130
Pão de trigo integral	51	14	1 fatia	80-120

ALTAS CALORIAS, BAIXO IG, BAIXA CG
(160 a 300 calorias por porção)

	IG	CG	Tamanho da porção	Calorias
Cevada	25	11	1 xícara, cozida	190
Feijão preto	20	8	1 xícara, cozido	235
Grão-de-bico	28	13	1 xícara, cozido	285
Uvas*	46	13	40 uvas	160
Feijão Roxinho	23	10	1 xícara, cozido	210
Lentilhas	29	7	1 xícara, cozida	230
Feijão de soja	18	1	1 xícara, cozido	300
Batata-doce	37	13	1 xícara, cozida	160

ALIMENTOS DE BAIXO IG E BAIXA CG, MAS ALTO TEOR DE GORDURA E ALTAS CALORIAS

	IG	CG	Tamanho da porção	Calorias
Castanhas de caju*[2]	22	4	1/2 xícara	395
Sorvete premium*	38	10	1 xícara	360
Sorvete de baixo teor de gordura*	37-50	13	1 xícara	220
Amendoins*	14	1	1/2 xícara	330
Pipoca (gordura integral)	72	16	2 xícaras	110
Batata *chips**	54	15	56g	345
Leite integral	27	3	1 xícara	150
Pudim de baunilha*	44	16	1 xícara	250
Iogurte de frutas*	31	9	1 xícara	200+
Iogurte de soja	50	13	1 xícara	200+

ALTO IG ≥ 55 E ALTA CG ≥ 16
Muitos Alimentos-Gatilho, muitos de Alta Caloria

	IG	CG	Tamanho da porção	Calorias
Batata assada	85	34	1 pequena	220
Arroz integral	50	16	1 xícara	215
Refrigerante tipo cola*	63	33	garrafa de 473 ml	200
Milho	60	20	1 espiga, 1 xícara de grãos	130
Salgadinho de milho tipo *chips**	63	21	56g	350
Sucrilhos	92	24	1 xícara	100
Mingau de trigo	74	22	1 xícara	130
*Croissant**	67	17	1 médio	275
Batatas fritas*	75	25	1 porção grande	515
Macarrão com molho de queijo*	64	46	1 xícara	285+
*Pizza**	60	20	1 fatia grande	300
*Pretzels**	83	33	28g	115

[2] O autor se refere à castanha, não à fruta caju, que não é comercializada nos Estados Unidos. (*N. do T.*)

Cereal de farelo de trigo com passas	61	29	1 xícara	185
Passas	66	42	1/2 xícara	250
Bolachas tipo Salclic*	74	18	12 bolachinhas	155
Waffles	76	18	1 médio	150
Pão branco*	73	20	2 fatias pequenas	160
Arroz branco*	64	23	1 xícara, cozido	210

Não é pela Boca que o Peixe Morre, é pelo Aquário

Em vez de culpar quem faz a dieta, eu gostaria de dizer: "Não é pela boca que o peixe morre, é por causa do aquário." Como é que a pessoa pode emagrecer, quando está cercada pelos gatilhos e os alimentos errados? Neste capítulo, você aprendeu a montar sua dieta ideal de modo a atingir sua melhor forma. Este plano não é "tamanho único", como pode ver, mas subentende a compreensão mais avançada dos alimentos que a ciência nos proporciona no momento. Contudo, os alimentos não são tudo. Você vai precisar aprender a transformar sua vida de forma a eliminar tanto quanto possível o constante estresse, inatividade e abusos alimentares que o deixam marcando passo, e constituir uma vida que seja gratificante e saudável, balanceando suas atividades físicas e novos hábitos alimentares e reservando tempo para relaxar e refletir.

Uma coisa que ajudou meus pacientes a reavaliarem seus hábitos alimentares foi manter um diário de alimentação (há uma amostra no Apêndice). Em primeiro lugar, você precisa estabelecer suas metas diárias e depois transferi-las para seu diário ou calendário. Use a seguinte lista de verificação para planejar o que vai registrar no seu diário. Recomendo planejar uma semana de cada vez, para que você possa observar seus padrões alimentares. Depois, volte a este capítulo e veja se há algo mais que possa fazer para atingir suas metas. Agora que sabe o que fazer, eis sua Lista de Verificação, para que monte sua dieta personalizada:

> Lista de Verificação da Dieta / Metas Diárias
>
> Data:
> Proteína: Meta total _____ gramas = _____ unidades de 25g
>   Desjejum _____
>   Almoço _____
>   Lanche da tarde _____
>   Jantar _____
>
> Frutas e Hortaliças: Meta Total = 7 porções (uma de cada cor)
>   Desjejum _____
>   Almoço _____
>   Lanche da tarde _____
>   Jantar _____
>
> Fibra: Meta total 25g = 5 unidades de 5g ou mais
>   Desjejum _____
>   Almoço _____
>   Lanche da tarde _____
>   Jantar _____
> Porções de Grãos 1-3 porções: fibra _____ calorias _____

Não se esqueça de somar os totais de cada categoria da lista acima e verificar se alcançou sua meta de gramas de proteína, sete porções de frutas e legumes e 25g de fibra diariamente, em um dia típico. Obviamente, não vai comer sempre do mesmo jeito todos os dias, mas este exercício pode ser repetido e vai servir como base concreta para que você verifique se está perto de atingir suas metas. Pode usar um computador ou PDA para registrar sua ingestão de alimentos. Na prática, muita gente não quer se dar ao trabalho de registrar o que come todos os dias, mas é bom fazer isso pelo menos alguns dias, para ver se está atingindo sua meta.

O Próximo Passo

Agora que já estabeleceu suas metas, o Terceiro Passo vai lhe mostrar como ativar seu plano individual, com cardápios, listas de compras, receitas simples, dicas para viagens e planos alimentares para os feriados.

Personalização do seu programa

TERCEIRO PASSO

Ativação do seu plano individual

Passada a primeira semana de perda de peso do plano, você atingiu um marco importante. Aprendeu que é capaz de emagrecer e deu aquele importantíssimo primeiro passo para mudar totalmente o seu estilo de vida.

Durante a semana seguinte, aprenderá como mudar sua dieta de formas simples, que o ajudarão a administrar seu peso para o resto da vida. Depois de passar pela primeira semana tomando *shakes* substitutos de refeição duas vezes por dia, você pode e deve pensar em continuar usando substitutos de refeições pelo mesmo período para acelerar sua perda de peso, até que atinja sua meta. Um substituto de refeição por dia manterá você progressivamente reduzindo seu peso em direção ao peso-meta, mas a uma velocidade mais reduzida.

Porém, este livro não é apenas sobre perda de peso, mas antes sobre como manter seu peso dentro dos limites saudáveis, uma vez que tenha atingido sua meta. Pode começar praticando com uma refeição por dia enquanto continua perdendo peso e evitando, reduzindo ou controlando seus alimentos-gatilho. Este processo continua durante bastante tempo ainda e não só por 12 semanas, como alguns livros prometem. As pesquisas de meus colegas demonstram que a substituição de refeições é uma estratégia que melhora sua capacidade de continuar mantendo uma dieta saudável a longo prazo.

Eis o que você vai aprender:

- Como planejar seu cardápio diário e organizar suas compras.
- Como substituir alimentos que tenham óleos vegetais ocultos e açúcar refinado a mais por alimentos de excelente sabor com alto teor de fibras e satisfazer sua fome com proteína e fibra.
- Como controlar o ambiente nos restaurantes quando você come fora, para poder obter em cada refeição a quantidade de proteína adequada para sustentar seus músculos.
- Como não ficar com fome, sem ter que fazer uma dieta de alto teor de gordura e alto teor de proteína, que não é nada saudável.
- Como se preparar para continuar comendo de acordo com o plano ao viajar.

- Como reorganizar sua despensa, porque não se pode comer alimentos que forem comprados nem trazidos para dentro de casa.
- Receitas simples e rápidas para colocar seu plano individual em ação.
- Receitas fenomenais para ocasiões especiais.
- Como sobreviver à comilança dos feriados sem perder o controle sobre seu plano.
- Como evitar alguns dos mitos mais comuns sobre alimentos e dieta que existem por aí e podem fazê-lo desistir do seu plano.

Como Planejar seu Cardápio e suas Compras

Se você morasse na selva, o seu problema se resolveria através da caça, pesca ou coleta de alimentos suficientes para o seu consumo. Ainda hoje, populações que se sustentam por meio de caça e coleta de frutos conhecem muito bem as plantas da sua região. Sabem quais são boas de se comer e quais precisam ser cozinhadas primeiro para se tornarem inofensivas para o consumo. Aprenderam como cultivar algumas plantas de maneira rudimentar para manter um suprimento de alimentos mais indispensáveis, em geral amidos. Eles entendem que é necessário ter variedade, porque as doenças atacam quando a dieta depende apenas desses alimentos cultivados.

O que isso tem a ver com os Estados Unidos de hoje em dia? O fato é que a maioria dos americanos não está obtendo a nutrição de que necessita de seus alimentos. Costuma aderir a dietas monótonas, com alimentos marrons e bege demais e não consomem frutas ou hortaliças suficientes. Hoje em dia nossa escolha de alimentos é determinada pelo gosto, preço e conveniência, em vez de pela seleção cuidadosa que os seres humanos desenvolveram durante milhões de anos nas florestas. Portanto, você precisa de um plano para ajudá-lo a escolher uma dieta saudável.

Quando entrar no supermercado, comece pelas hortaliças e frutas, não pela gôndola de produtos embalados. Há alguns alimentos saudáveis nas partes onde ficam esses produtos, os laticínios e a carne, mas você deve primeiro escolher as frutas e hortaliças, que têm o número mais baixo de calorias por garfada. Todos sabemos que as frutas e hortaliças são saudáveis, mas você precisa limitar estritamente ou evitar sucos de frutas, frutas secas, nozes e a maioria das hortaliças contendo amido, tais como feijão e batata. É preciso mais que duas laranjas para se fazer um copo de suco de laranja. Eu prefiro que você coma a laranja inteira.

Procure as melhores fontes de proteína, inclusive carnes magras, frango e peixe, ou os novos substitutos de carne feitos de soja. Embora os feijões e o arroz e as nozes sejam grandes fontes de proteína em muitos países subdesenvolvidos ao redor do mundo, o arroz e os feijões têm cerca de 250 calorias por xícara e 1 xícara de nozes pode ter até 800 calorias. Porém, as populações em países subdesenvolvidos costumam ser muito mais ativas do que somos e precisam das calorias desses alimentos para manter seus altos níveis de atividade física. Quando os indivíduos emigram desses países para os Estados Unidos e continuam a comer arroz com feijão, acrescentando ao mesmo tempo carnes de alta caloria à sua dieta, começam a engordar rapidamente. Isso também está acontecendo nas áreas urbanas desses países em desenvolvimento e contribui para a epidemia mundial de obesidade. Portanto, você aprenderá a cortar os feijões, o arroz, as massas, as batatas e as bolachas salgadas.

Não tenho pejo nenhum de mudar minha mensagem quando mudarem os conceitos científicos. Há apenas dez anos, eu teria dito a você que uma dieta rica em massa é saudável porque tem pouca gordura. Agora sabemos que, em termos de ganho de peso, comer açúcares refinados e amidos pode fazer você perder o controle de sua dieta, principalmente se for do tipo que tem uma queda desenfreada pelos carboidratos.

Segunda Semana: Cardápios para Mudar sua Forma

Antes que você comece a fazer compras, precisa saber o que planeja consumir. Aqui vai uma lista de cardápios para a semana inteira, tanto para homens quanto para mulheres, seguida de uma lista de compras que fornece não só os ingredientes de que você precisa para preparar as receitas, como também uma lista de alimentos que deve ter sempre em sua despensa.

Depois que sua despensa e geladeira estiverem cheias de alimentos saudáveis e você remover delas os itens de alto teor calórico, não vai ser um bicho-de-sete-cabeças preparar uma refeição rápida e saudável. Se você estiver no plano de substituição de refeições, é só usar uma de duas das sugestões de refeição por dia e fazer suas compras adequadamente.

Experimente introduzir sete ou mais porções de frutas e hortaliças de cores diferentes na sua dieta todos os dias, que você vai estar fazendo muito mais do que 80% dos americanos em termos de ingestão de alimentos. Continuará a perder peso, uma vez que a maioria das frutas e hortaliças contém poucas calorias por garfada, de forma que você pode comer mais e pesar menos.

O Instituto Nacional do Câncer recomenda cinco a nove porções por dia, sendo nove para os homens e cinco para as crianças. As mulheres e adolescentes devem consumir sete. Países com menores taxas de incidência de câncer e doenças cardíacas que os Estados Unidos consomem mais de meio quilo de frutas e hortaliças por dia, o que equivale de sete a nove porções. Vai notar que, nos cardápios planejados, inclui-se o grupo de cor das frutas e hortaliças, conforme expliquei no capítulo anterior, para seu uso, no intuito de lhe proporcionar a possibilidade de variar suas opções.

Cardápios de Uma Semana — Mulheres

Você pode personalizar as quantidades de proteína de acordo com sua massa corporal magra, sendo que alguns homens precisam de 35g e algumas mulheres de apenas 20g. Seja qual for seu nível de proteína, vai descobrir que sua fome desaparecerá como nunca antes.

Primeiro Dia
Desjejum: *Shake* de proteína de soja com mirtilos ou morangos e proteína adicional para atingir sua prescrição diária de proteínas.
Colocar no liquidificador:
   Proteína de soja em pó
   Proteína em pó conforme necessário para atingir sua meta diária
   Com 1 xícara de leite de soja ou 1 xícara de leite isento de gordura.

   + 1 xícara de mirtilos ou morangos frescos ou congelados (vermelho/roxo)
   + Alguns cubos de gelo

Almoço: (Observação: Beba mais um *shake* de proteína de soja no plano de substituição de duas refeições, ou coma este almoço e um substituto de refeição no jantar, ou almoce e jante normalmente para perder peso mais lentamente. A escolha é sua, mas procure não se afastar da opção que fez para esta semana. Mais tarde você pode aderir a qualquer plano que quiser, a qualquer dia).

Salada de frutos do mar feita de:
Atum aos pedaços enlatado em água
Kani (carne imitando caranguejo)
Tomates (vermelho)
Aipo, salsa e cebolinha (branco/verde)
Tudo sobre uma camada de alface romana (amarelo/vede)
Molho Deusa Verde da dieta de Los Angeles (amarelo/verde)

Lanche: Uma banana de 16 a 22cm de comprimento ou uma laranja inteira, fatiada (amarelo/laranja)

Jantar: *Bolo de carne de frango e peru
Brócolis cozido ao vapor (verde) com cenouras (laranja)
Maçã assada com canela (vermelho e roxo)

Segundo Dia:

Desjejum: *Shake* de soja como o do primeiro dia (ou qualquer receita de *shake* da primeira semana), ou:
Cereal de soja com frutas
1/2 xícara de cereal de bolinhas de soja (ver Apêndice)
1 xícara de leite isento de gordura
1 xícara de frutinhas frescas (vermelho/roxo)

Almoço: Qualquer *shake* de soja, ou:
Salada de frango com frutas, feita com:
Peito de frango assado e desfiado
Aipo cortado em cubinhos (branco/verde)
Pepino (branco/verde)

	Cenoura (laranja)
	Camada de alface romana (amarelo/verde)
	Misturar com *molho vinagrete da dieta de Los Angeles (laranja)

Lanche: 1 laranja inteira (laranja/amarelo)

Jantar: *Sopa fria de tomate (Gazpacho)
Peixe fresco grelhado: vermelho, linguado ou hipoglosso
Espinafre sauté (amarelo/verde) com cebolinha (branco/verde)
Frutas frescas

Terceiro Dia:
Desjejum: *Shake* igual ao do primeiro dia (ou qualquer receita de *shake* da primeira semana), ou então:
7 claras de ovo ou 1 xícara de substituto de ovo (Egg Beaters), mexidas com cebola, cebolinha francesa e ervas
frescas (branco/verde)
1 fatia de pão de trigo integral de alto teor de fibra (70 a 100 calorias e 5 a 7g de fibra), torrado
melão-cantalupe ou outro tipo de melão (amarelo/laranja)

Almoço: Qualquer *shake* de soja ou:
Salada de peru e abacate com hortaliças picadas, feita com:
Peito de peru assado
Abacate (amarelo/verde)
Tomate (vermelho)
Brócolis (verde)
Pepino (branco/verde)
Cenoura (laranja)
Pimentão vermelho (vermelho)
Pimentão amarelo (amarelo/laranja)
Misturada com o molho de laranja e gengibre da dieta de Los Angeles (laranja/amarelo)

Lanche: 1 xícara de amoras pretas ou mirtilos (vermelho/roxo)

Jantar: *Molho de carne de soja apimentado
Salada de verduras mistas com molho Deusa Verde da dieta de Los Angeles (amarelo/verde)
1 maçã vermelha fresca (vermelho/roxo)

Quarto Dia:

Desjejum: Shake de soja igual ao do primeiro dia (ou qualquer receita de *shake* da primeira semana), **ou:**
1 xícara de queijo *cottage* isento de gordura, polvilhado com canela
1 fatia de pão de trigo integral de alto teor de fibras e baixas calorias, torrado
3 fatias de *bacon* canadense
1 xícara de abacaxi em cubos (laranja/amarelo)

Almoço: Qualquer *shake* de soja, **ou:**
Salada de hortaliças mista com hambúrguer de soja e frango e qualquer *molho de salada da dieta de Los Angeles.

Lanche: 1 1/2 xícara de morangos frescos (vermelho/roxo)

Jantar: *Salada de berinjela assada (vermelho/roxo; vermelho; branco/verde)
Camarão ou peixe em espetinhos de legumes temperados com limão e orégano
1 laranja inteira (laranja/amarelo)

Quinto Dia:

Desjejum: Shake de soja como o do primeiro dia (ou qualquer *shake* da primeira semana), **ou:**
Burrito para o café da manhã:
    2 tortilhas de milho, recheadas com:
    4 claras de ovo mexidas
    1 fatia grossa de lingüiça de soja, cozida e desmanchada
    1/8 abacate (amarelo/verde)

| | Molho apimentado de tomate (*salsa*) fresco
1 1/2 papaia grande com suco de limão (laranja/amarelo) |

| *Almoço:* | Qualquer *shake* de soja ou:
Terrina de frango com legumes:
Um peito de frango grelhado sobre
brócolis cozidos ao vapor (verde)
Couve chinesa (verde)
cenouras cozidas ao vapor (laranja)
Cobertura de molho *teriyaki* comprado pronto. |

| *Lanche:* | 1 1/2 xícara de frutinhas misturadas (vermelho/roxo) |

| *Jantar:* | *Caril de frango à indiana, com
*Salada de pepino com iogurte (branco/verde)
1 kiwi grande, em cubinhos (amarelo/verde) com um punhado de framboesas (vermelho/roxo) |

Sexto Dia

| *Desjejum:* | *Shake* de soja igual ao do primeiro dia, ou:
Omelete de claras com ervas:
7 claras de ovo, batidas para omelete, recheadas com:
cogumelos frescos (branco/verde)
tomilho, alecrim, ervas de sua escolha
1 fatia de pão de trigo integral
metade de um melão-cantalupe médio (laranja/amarelo) |

| *Almoço:* | Qualquer *shake* de soja, ou:
*Rolinhos rápidos à Califórnia
Salada de tomates cereja com *molho da dieta de
Los Angeles (vermelho). |

| *Lanche:* | 1 banana de 16 a 22 cm |

| *Jantar:* | *Sopa cremosa de abóbora-manteiga (laranja)
*Frango guisado com xerez e cogumelos |

Hortaliças mistas cozidas ao vapor
1 xícara de morangos (vermelho/roxo)

Sétimo dia
Desjejum: *Shake* de soja ou qualquer receita de *shake* da primeira semana
Frutas frescas e sundae de iogurte/soja:
Salada de frutas com frutas vermelhas, pêras e abacaxi (vermelho/roxo; laranja/amarelo) sobre:
1 xícara de iogurte sem sabor misturado com
2 colheres de sopa de proteína de soja em pó (10g)
Salpique canela por cima de tudo, um pouquinho de mel e cereal de soja para ficar crocante.
1 fatia de torrada de trigo integral

Almoço: Qualquer *shake* de soja, ou:
Salada do mestre-cuca:
Alface romana e folhas de espinafre (amarelo/verde)
Cebolinha (branco/verde)
Tomate (vermelho)
Claras de ovo cozidas e peru vegetariano
Misturar com *molho de salada da dieta de Los Angeles

Lanche: Pudim de chocolate bem escuro de proteína de soja:
1 colher de sopa de pó de proteína de soja sabor chocolate (5g de proteína)
1/2 xícara de leite de soja
Misture com 1 colher de sopa de pó de chocolate isento de gordura
Ponha na geladeira vinte minutos e cubra com 1/2 colher de açúcar de confeiteiro

Jantar: *Vieiras à moda tailandesa
Repolho chinês (Bok Choy) em miniatura, sautée, cebolas e alho (verde/branco/verde)
1 laranja inteira (laranja)

Cardápio Uma Semana para Homens

Primeiro Dia

Desjejum: Shake de proteína de soja com mirtilo ou morango (ou qualquer receita de *shake* da primeira semana) e proteína em pó a mais para atingir sua meta de proteínas. Colocar no liquidificador:
  Proteína de soja com 1 xícara de leite de soja ou 1 xícara de leite isento de gordura
  Proteína em pó extra
  + 1 xícara de mirtilos ou morangos frescos ou congelados (vermelho/roxo)
  + Alguns cubos de gelo
  1 xícara de café ou chá preto

Almoço: Qualquer *shake* de soja ou:
Salada de frutos do mar feita de:
Atum aos pedaços enlatado em água
Kani (carne imitando caranguejo)
Tomates (vermelho)
Aipo, salsa e cebolinha (branco/verde)
Tudo sobre uma camada de alface romana (amarelo/vede)
Cobrir com *molho Deusa Verde da dieta de Los Angeles (amarelo/verde)
1 fatia de pão 100% integral

Lanche: Uma barra de alto teor de proteína e uma maçã ou banana

Jantar: *Bolo de carne de frango e peru
Brócolis (verde) e cenouras (laranja) cozidos ao vapor com alho
1/2 xícara de arroz integral
Maçã assada com canela (vermelho e roxo)

Segundo Dia

Desjejum: Shake de soja igual ao do primeiro dia (ou qualquer receita de *shake* da primeira semana), fortificado com proteína em pó

Ativação do seu plano individual

adicional para atingir sua meta de proteínas.
1/2 toranja, ou 1 laranja inteira, não suco (laranja/amarelo)

Almoço: Salada de frango e frutas, feita com:
2 peitos de frango assados (50mg de proteína), desfiados
Aipo cortado em cubinhos (branco/verde)
Pepino (branco/verde)
Maçã vermelha em cubinhos (vermelho/roxo)
Cenoura (laranja)
Misturar com *molho vinagrete da dieta de Los Angeles (laranja)
Sobre uma camada de alface romana (amarelo/verde)
1 fatia de pão 100% trigo integral

Lanche: 56g de feijões de soja torrados e 1 laranja

Jantar: *Sopa fria de tomates (Gazpacho) (vermelho)
Peixe fresco grelhado
Espinafre sauté com cebolinha (amarelo/verde; branco/verde)
1 espiga de milho cozido (amarelo/verde)
1/2 manga ou papaia frescos com suco de limão (laranja)

Terceiro Dia:
Desjejum: *Shake* de soja igual ao do primeiro dia (ou qualquer receita de *shake* da primeira semana), ou então:
7 claras de ovo mexidas com cebola, cebolinha francesa e ervas frescas (branco/verde)
1 xícara de legumes mistos frescos ou congelados ou espinafre, refogado (amarelo/verde)
1 ou 2 fatias de pão de trigo integral de alto teor de fibra, torrado
Café ou chá preto ou verde (opcional)

Almoço: Qualquer *shake* de soja ou:
Salada de peru e abacate com hortaliças picadas, feita com:
170g de peito de peru assado
1/2 abacate fresco (amarelo/verde)
1 tomate em fatias (vermelho)
Brócolis (verde)
Pepino (branco/verde)
Cenoura (laranja)
Pimentão vermelho (vermelho)
Pimentão amarelo (amarelo/laranja)
Misturar com o molho de laranja e gengibre da dieta de
Los Angeles (laranja/amarelo)
1 fatia de pão integral
Melão-cantalupe e melão-doce em pedaços (amarelo/laranja)
chá verde ou café (opcional)

Lanche: Pudim rápido de soja com frutas
Bata no liquidificador:
2 a 3 colheres de sopa de proteína de soja em pó sabor baunilha (15g de proteína)
1/4 de xícara de leite de soja isento de gordura ou leite isento de gordura
1 xícara de frutinhas frescas ou congeladas (vermelho/roxo)
Leve à geladeira ou deixe espessar, como pudim.

Jantar: *Molho de carne de soja apimentado com meia xícara de feijão
Salada de verduras mistas com qualquer *molho da dieta de Los Angeles (amarelo/verde)
1 maçã vermelha fresca.

Quarto Dia:
Desjejum: *Shake* de soja igual ao do primeiro dia (ou qualquer receita de *shake* da primeira semana), ou:
Desjejum com queijo *cottage*, hambúrguer de soja e frutas:
1 xícara de queijo *cottage* isento de gordura (25g de proteína)
1 hambúrguer de soja grelhado
1 xícara de amoras pretas e framboesas (vermelho/roxo)

Almoço:	Qualquer *shake* de soja, ou: Salada mista de hortaliças com hambúrguer de soja sabor frango Qualquer *molho de salada da dieta de Los Angeles 1 fatia de pão de trigo integral Melão ou morangos Café ou chá verde (opcional)
Lanche:	28g de feijões de soja torrados e um pedaço de fruta (maçã ou pêra).
Jantar:	*Salada de berinjela assada (vermelho/roxo; vermelho; branco/verde) Espetinhos de camarão ou peixe com legumes, temperados com limão e orégano 1/2 pão árabe 100% trigo integral 1 laranja inteira (laranja/amarelo)

Quinto Dia:

Desjejum:	*Shake* de soja como o do primeiro dia (ou qualquer *shake* da primeira semana), fortificado com proteína em pó adicional para alcançar sua meta de proteínas.
	Ou:
	    Burrito do sul da fronteira para o café da manhã:
	    2 tortilhas de milho, recheadas com:
	    7 claras de ovo mexidas (25g de proteína)
	    2 lingüiças de soja (25g de proteína)
	    1/2 abacate (amarelo/verde)
	    molho picante de tomate fresco (vermelho)
	    1/2 papaia grande acompanhada de suco de limão (laranja/amarelo)

Almoço:	Qualquer *shake* de soja ou: Terrina de frango com legumes: 2 peitos de frango grelhado (50g de proteína) Brócolis (verde)

| | Couve chinesa (verde)
Cenouras cozidas ao vapor (laranja)
Cobertura de molho *teriyaki* já pronto.
1/2 xícara de arroz integral cozido ao vapor
1/2 melão-cantalupe ou melão-doce
(laranja/amarelo; amarelo/verde) |
|---|---|
| *Lanche:* | 1 barra de proteína (25g de proteína) |
| *Jantar:* | *Caril de frango à indiana, com
*Salada de pepino com iogurte (branco/verde)
1/2 xícara de grãos-de-bico cozidos ou lentilhas, acrescentados ao caril
1 kiwi grande, em cubinhos (amarelo/verde) com
1 xícara de framboesas (vermelho/roxo) |

Sexto Dia

| *Desjejum:* | *Shake* de soja igual ao do primeiro dia (ou qualquer receita de *shake* da primeira semana) fortificado com proteína adicional para atingir sua meta, ou:
Omelete de claras com ervas:
7 claras de ovo (25g de proteína), em omelete, recheadas com:
Cogumelos frescos (branco/verde)
Tomilho, alecrim, ervas de sua escolha, frescas
Bacon canadense de soja (25g)
1 fatia de pão de trigo integral, torrado
1/2 melão-cantalupe médio (laranja/amarelo) |
|---|---|
| *Almoço:* | Qualquer *shake* de soja, ou:
*Rolinhos rápidos à Califórnia
1/2 xícara de arroz integral cozido ao vapor
Salada de tomates cereja com qualquer *molho da dieta de Los Angeles (vermelho). |
| *Lanche:* | 1 xícara de molho de carne apimentado vegetariano |

Ativação do seu plano individual

Jantar: *Sopa cremosa de abóbora-manteiga (laranja)
*Pedaços de frango guisados no vinho com cogumelos
Hortaliças mistas cozidas ao vapor
1 pãozinho tipo "careca" 100% integral
1 xícara de morangos (vermelho/roxo)

Sétimo dia

Desjejum: *Shake* de soja (ou qualquer receita de *shake* da primeira semana), fortificado com proteína em pó adicional para atender à sua meta de proteínas, ou:
Frutas frescas e *sundae* de iogurte com hambúrguer de soja:
Salada de frutas com frutinhas, pêras e abacaxi (vermelho/roxo; laranja/amarelo) sobre:
1 xícara de iogurte sem sabor misturado com
1/4 de xícara de ceral de soja de alta proteína para ficar crocante (5g proteína)
Hambúrguer de soja grelhado (25g)
1 torrada de trigo integral
Café ou chá verde (opcional)

Almoço: Qualquer *shake* de soja, ou:
Salada do mestre-cuca:
170g de peito de peru defumado fatiado (50g de proteína)
Alface romana e folhas de espinafre (amarelo/verde)
Tomate (vermelho)
Misturar com *molho de salada da dieta de Los Angeles
1 fatia de pão de trigo integral de alto teor de fibras

Lanche: Barra de alto teor de proteína e uma fruta

Jantar: *Vieiras à moda tailandesa
Repolho chinês (Bok Choy) em miniatura (baby), sauté, com cebolas e alho (verde/branco/verde)
1/2 xícara de arroz integral cozido ao vapor
1 laranja inteira (laranja/amarelo)

Diretrizes para Fazer Compras

Não é necessário fazer compras todo dia, mas seus alimentos devem ser tão frescos quanto for possível. A maioria dos alimentos listados a seguir resiste alguns dias, com exceção do peixe fresco. Se preferir peixe fresco ao congelado, lembre-se que precisará fazer uma parada especialmente para comprá-lo, uma vez que ele deve ser consumido dentro de 24 horas depois de comprado. Os suprimentos relacionados a seguir são os dos cardápios sugeridos.

LISTA DE COMPRAS

√ *Carne/Peixe/Aves*
    Atum enlatado em água
    Camarão, fresco ou congelado
    Kani (imitação de carne de caranguejo)
    Meio peito de peru para assar
    Peito de frango, fresco ou congelado
    Peito de frango ou peru enlatado em água
    Peixe ou vieiras (mariscos) frescos ou congelados

√ *Proteína de soja*
    Bacon canadense de soja
    Barras de alto teor de proteínas
    Bolinhos de lingüiça de soja
    "carne moída" de soja
    Fatias de peru vegetariano
    Feijões de soja torrados
    Hambúrguer de soja congelado ou hambúrgueres de soja com frango
    Leite de soja comum
    Pó de isolato de proteína de soja, simples e flavorizado
    Tofu macio

√ *Frutas*
    Abacate
    Abacaxi

Bananas
Frutas vermelhas (morangos, mirtilos, framboesas, amoras pretas), frescas ou congeladas
Kiwi
Laranjas
Limões sicilianos e taiti
Maçãs, frescas e fatiadas congeladas
Manga, fresca ou fatias congeladas
Melão-cantalupe
Papaia
Pêssegos, frescos e fatias congeladas
Suco de oxicoco, baixa caloria
Suco de laranja concentrado
Tangerinas enlatadas

√ *Hortaliças*
Abóbora-manteiga, congelada
Abóbora-moranga enlatada
Abobrinha
Aipo
Alface romana
Alho
Beringela
Brócolis
Castanhas-d'água, enlatadas
Cebolinha
Cebolas, vermelhas e amarelas
Cenouras
Cenourinhas tipo "baby" e vagens
Coentro
Cogumelos
Espinafre fresco
Feijões, fradinho ou preto, em lata
Feijões pretos, frescos ou congelados
Gengibre fresco
Grão-de-bico

Hortaliças mistas, congeladas
Milho, fresco ou congelado
Molho de tomate
Pimenta vermelha, verde, enlatada
Pepino
Pimentões, verde, amarelo e vermelho, frescos ou congelados
Repolho, verde, vermelho, chinês e/ou roxo
Salsinha
Suco de tomate
Tomates cereja, inteiros, enlatados
Verduras mistas

√ *Laticínios*
Claras de ovo e substitutos de ovo
Iogurte, simples, isento de gordura
Leite, desnatado ou isento de gordura
Leite em pó, isento de gordura
Queijo *cottage* isento de gordura

√ *Grãos*
Arroz integral
Pão 100% integral
Pão árabe 100% integral
Pãezinhos tipo "careca" 100% integral
Tortilhas de milho

√ *Temperos*
Caldo de galinha em cubos
Chocolate em pó sem açúcar
Ervas e temperos variados e desidratados
Essências, baunilha, laranja, limão, nozes, coco
Mistura de molho de frango com limão
Molho de pimenta tipo Tabasco
Pimenta vermelha ardida em flocos

√ *Diversos*
   Azeite de oliva
   Azeite de oliva em *spray*
   Caldo de frango ou de legumes enlatado
   Catchup
   Chá concentrado, líquido e sem açúcar
   Migalhas de pão
   Molho de churrasco
   Mel
   Molho agridoce
   Molho com sabor de ostra
   Molho de carne
   Molho de soja
   Molho Hoisin
   Molho inglês
   Molho picante de tomate
   Molho tailandês para peixe
   Molho *teriyaki*
   Mostarda, amarela e Dijon
   Saquinhos de chá
   Vinagres, balsâmico, de arroz, de vinho, estragão

No Restaurante

Pode parecer simples, mas olhar para a sua comida antes de começar a comê-la é o primeiro passo para controlar seus hábitos alimentares. Alguns alimentos, tal como o interior de um pão de hambúrguer, costumam ficar ocultos à visão. Sabia que os restaurantes besuntam a parte de dentro do seu pão de trigo refinado com maionese antes de acrescentarem a alface e o catchup ao seu sanduíche de alto teor de gordura? Estou falando sério! Em apenas vinte anos, fomos de um hambúrguer pequeno de 280 calorias com um picles e um pouco de catchup para um cheeseburguer duplo com 1.280 calorias. Abra o pão e olhe bem para aquele queijo derretido, a maionese ou o molho rosê e o hambúrguer em si, feito de carne gordurosa.

Você pode fazer alguma coisa da próxima vez que encarar uma refeição em lanchonete, porque ficou preso no aeroporto. Se eles tiverem um sanduíche de frango grelhado, prefira esse, sem maionese. *Sempre peça para não colocarem maionese.* Maionese é simplesmente um monte de óleo vegetal com ovos inteiros misturados em um liquidificador. Acrescentam-na aos pratos para dar mais sabor. Sabores artificiais feitos de produtos químicos extraídos de couro de boi também são usados no hambúrguer e nas batatas fritas.

Agora vamos a um restaurante melhor. Vão lhe servir o jantar logo, logo. No cardápio tem costela de primeira, frango, hipoglosso e salmão de fazenda. São servidos com risoto ou purê de batata e uma salada com molho rosê ou *ranch*. Sobremesa, ou é bolo de chocolate, sorvete, *sorbet* ou salada de frutas. Já decidiu? Caso tenha escolhido as costelas com purê, acrescente 1.750 calorias ao seu consumo diário. Se decidiu pelo molho *ranch* na salada, acrescente mais 100 calorias. Agora estamos em 1.850. Acrescente mais 350 calorias do sorvete ou do bolo de chocolate e comerá 2.100 calorias em uma só refeição. Até mesmo com exercícios, são 500 calorias a mais do que a maioria das mulheres precisa durante o dia inteiro.

Agora, vamos voltar no tempo e o garçom vai aparecer de novo. Peça o peito de frango sem pele ou o hipoglosso e mande grelhá-los à perfeição. Acrescente uma porção dupla de legumes mistos cozidos ao vapor, incluindo brócolis e cenouras e molho de vinagre balsâmico na salada. De sobremesa, peça a salada de frutas. Parece-me muito bom — e ainda por cima tem 300 calorias no peixe ou no frango, 80 nas hortaliças mistas, 30 na salada e 70 na sobremesa, perfazendo um total de 480 calorias.

Você está no caminho certo — até o garçom demorar um pouquinho e você começar a beliscar o pão da cestinha que está na mesa. Três pedaços de pão vão lhe acrescentar 300 calorias! O máximo em termos de grãos que você precisa consumir por dia são duas ou três fatias de pão de alto teor de fibra e uma tigela de cereal também de alto teor de fibra. Não pretendo puxar o tapete de ninguém, mas sou contra a pessoa deixar as calorias se acumularem assim só porque não presta atenção no que está comendo. Peça ao garçom para lhe trazer legumes cortadinhos para você ir beliscando enquanto espera, ou simplesmente peça para ele lhe trazer logo a salada, com um pouco de água com limão.

Agora, o que fazer com o vinho ou a cerveja? O vinho é melhor. Cerveja é um grão refinado, com 220 calorias em um copo de tamanho normal e mais

Dicas para comer em restaurante

1. Se houver *chips* ou pão em sua mesa quando se sentar, empurre-o para o mais longe possível. Uma porção simples de *tortillas* feitas em óleo tem mais de 500 calorias, aqueles pães maravilhosos podem somar outras centenas delas. Se seu garçom tentar lhe servir *chips* ou pão, peça que ele anote seu pedido e leve embora o *couvert*. Alguns restaurantes oferecem tirinhas de vegetais (*crudités*). Se estiver com muita fome, peça os vegetais em vez de pão, ou beba um copo d'água ou chá gelado, e desfrute uma boa conversa até que a refeição seja servida.

2. Peça uma salada de verduras escuras — nada de alface americana — com vinho, vinagre de arroz ou vinagre balsâmico. Adicione à salada o máximo de ingredientes possíveis que somem sabor sem aumentar o volume de calorias, como pimenta vermelha, pimenta verde, cenouras e brócolis. Você pode montar uma grande salada — mas deixe de lado os complementos calóricos.

3. Peça uma entrada com pouca gordura, como peito de frango, carne de peru, peixe, frutos do mar ou cortes magros de carne vermelha. Use a tabela de proteínas deste livro para checar suas necessidades diárias.

4. Escolha vegetais de pelos menos duas variedades de cor e certifique-se de que a quantidade de vegetais servidos seja no mínimo o dobro da quantidade de proteínas.

5. Para a sobremesa, escolha uma taça de salada de frutas como morango, framboesa e kiwi. Se não encontrar essas opções, peça laranja, maçã ou pêra. Alguns restaurantes oferecem maçã assada ou pêra temperada com canela. Certifique-se de que as frutas não sejam mergulhadas em calda açucarada, e depois aproveite seu prato. Coma sua sobremesa com garfo e faca e o faça devagar, apreciando o sabor como se estivesse comendo uma torta ou um bolo calórico e açucarado.

ou menos 300 naquela caneca gigante de 710 ml. O vinho tem 90 calorias em um copo e os tintos contêm fitoquímicos saudáveis. Portanto, você pode economizar 130 a 210 calorias — e tudo vai se encaixando. O vinho consumido de maneira responsável também alivia o estresse e pode dar até à refeição mais provinciana um gosto especial. Se preferir cerveja, porém, tome uma *light* (110 calorias). E se você for daqueles que não pode beber álcool sem encher a cara, é melhor esquecer o que eu acabei de dizer.

Não caia naquela armadilha do "quanto mais melhor!" Como os preços dos restaurantes são em função do sabor, eles acham que podem fazê-lo voltar servindo-lhe montanhas de comida a baixo preço. Se lhe oferecerem um prato com amido e legumes, peça para removerem o amido e duplicarem as hortaliças. E acrescente uma sopa de hortaliças e uma salada à sua refeição.

A exceção a essa regra é a classe de restaurantes caríssimos onde a apresentação é mais importante do que a quantidade. Esses restaurantes usam molhos multicoloridos para cercar porções minúsculas de carne, peixe ou ave, por sua vez cercadas também por legumes lindamente arranjados, porém, freqüentemente, em pouca quantidade. Contudo, não há problema em se pedir mais legumes cozidos no vapor ou um prato de legumes ou verduras à parte. Os cozinheiros finos conhecem o valor dos pratos multicoloridos.

O jantar em um restaurante deve ser uma experiência agradável que se concentre em muito mais do que apenas na comida. Quando você entrar em um restaurante, visualize-se apreciando uma experiência social refinada. Costumávamos comer fora de casa apenas em ocasiões especiais, tais como aniversários. Hoje, os americanos comem fora pelo menos 50% do tempo.

Costumamos comer fora durante a semana, porque não temos tempo para cozinhar. Talvez seja um evento especial envolvendo seus filhos, uma reunião de pais e mestres, ou um jogo, ou então você simplesmente tem uma reunião de negócios que foi até mais tarde. Quando descobre que está comendo fora durante a semana, não vá se compensar por um dia de trabalho árduo com uma refeição gigantesca, nem pensar que pode enterrar sua ansiedade enchendo a barriga de alimentos de alto teor de gordura, tais como bife e cebola frita empanada. Você não é lenhador e não deve comer como um. Se precisar devorar alguma coisa, comece a refeição com uma salada caprichada, com vinagre de vinho ou limão siciliano, seguida de um prato bem grande de legumes cozidos no vapor ou uma sopa de legumes. Concentrando-se em comer suas frutas, hortaliças e proteínas primeiro, vai estar consumindo mais alimentos com menos calorias que a maioria daqueles que você pode encontrar em um cardápio de restaurante.

Controlar a quantidade de gordura que você consome é mais um obstáculo imenso nos restaurantes, porque as gorduras estão em toda a parte: na mesa (manteiga, margarina, *chips*), na preparação dos alimentos (fritos, nadando em molho) e nos próprios ingredientes (manteiga, queijo). Como não é você que vai preparar a comida, aprenda a fazer as perguntas certas sobre os ingredientes e a preparação para poder comer o que quer.

- Pergunte se dá para assar ou grelhar o peixe em vez de fritá-lo.

- Peça os molhos em separado ou peça para não acrescentar manteiga nem molhos cremosos

- Peça para substituir batatas ou arroz por uma porção dupla de legumes cozidos ao vapor ou refogados.

Os garçons, em alguns restaurantes, são bastante convincentes, recitando ofertas especiais do cardápio que fazem a nossa boca se encher de água. Não se deixe intimidar. Embora você não possa pedir nada que não seja pelo menos remotamente semelhante a qualquer item do cardápio, pode pedir que os pratos sejam modificados — restringindo certos ingredientes, ou os molhos, que podem vir à parte ou ser omitidos.

Familiarize-se com certos termos de culinária: os alimentos com baixo teor de gordura são assados, escaldados, grelhados, torrados ou refogados, mas alimentos crocantes, cremosos, empanados, cozidos com molho ou *au gratin* têm alto teor de gordura. Os molhos de salada ao vinagrete contêm tanto óleo quanto vinagre — peça para serem servidos à parte, não misturados na salada, para você poder controlar a quantidade que vai comer.

Além disso, leia o cardápio inteiro. As hortaliças podem não ser abundantes quando servidas com um prato, mas verifique a possibilidade de pedir uma salada, os acompanhamentos de legumes e os aperitivos do cardápio. Você é quem manda. A indústria de restaurantes é supercompetitiva e eles precisam de você mais do que você precisa deles.

Preparação de Refeições em Casa

Se você jantar em casa, como pode preparar alguma coisa em menos de quinze minutos para não precisar pedir uma pizza pelo telefone? Pode grelhar peitos de frango, filés de peixe ou hambúrgueres de soja. Há muitas grelhas elétricas que drenam o excesso de gordura e lhe proporcionam um sabor de grelhado maravilhoso. Depois pegue um saco grande de legumes congelados jogue tudo em uma tigela e prepare-os ao vapor no microondas. Ponha a carne grelhada por cima e um pouco de molho de churrasco, soja ou *teriyaky* e você economizará dinheiro e tempo. As saladas em pacote já vêm cortadas e lavadas e você ainda pode acrescentar um pouco de vinagre de vinho, de arroz ou um dos molhos de baixo teor de gordura de *A dieta de Los Angeles*. A sobremesa é simplesmente uma fruta. Embora isso não seja difícil, exige algum planejamento.

Infelizmente, o estilo de vida americano moderno nos oferece pouco tempo precioso para reduzir nosso ritmo e apreciar refeições saudáveis. Estocando sua geladeira e despensa, terá acesso fácil a alimentos que sejam benéficos a sua saúde, em vez de simplesmente engrossarem a sua cintura.

Viagens

É possível (mas nem sempre fácil) continuar sua dieta de Los Angeles enquanto você viaja, só que prestar atenção à dieta e aos exercícios enquanto estiver fora de casa torna os inevitáveis deslizes menos catastróficos. Nos aviões, evite álcool, amendoins ou salgadinhos. Em vez deles, peça suco de legumes ou tomate, chá ou água. Em geral tenho sempre uma barra de proteína na mala que levo para a cabine de passageiros, para que quando a refeição surpresa chegar eu não fique sem alternativa. Até mesmo quando a comida do avião é razoável, retiro alguns dos alimentos de alto teor de gordura do prato e os ponho no recipiente plástico que vem com o garfo e a faca. A maioria das refeições das empresas aéreas na classe turística custa cerca de três dólares para a empresa, portanto dá para calcular que a comida não pode ser fresca e de boa qualidade.

Se você chegar ao seu destino muito tarde ou cedo demais, pode encontrar a maioria das lojas fechada. Aquele pedaço de fruta e a barra de proteína que você embalou antes vão tirá-lo desse sufoco. De manhã, a maioria dos hotéis oferece um bufê com frutas para começar seu dia. Prefira os morangos, o melão-doce, a melancia e o melão-cantalupe. Se for ficar em algum hotel na cidade ou na estrada durante vários dias, sem bufê no café da manhã, ponha algumas frutas e legumes no seu frigobar. Cenourinhas tipo "baby", brócolis, tomates-cereja e algumas frutinhas serão suficientes para você se sustentar durante vários dias. Compre algumas latas de suco de legumes à base de tomate, com sabores comum ou picante. Pode também levar para o quarto algumas carnes de baixo teor de gordura ou substitutos de carne feitos de soja.

Quando estiver a trabalho, pode ser que você coma no tipo de restaurante famoso que normalmente não freqüenta quando está em casa. Acostume-se a pedir a especialidade da casa com a intenção de prová-la e dividi-la com todos os que se encontram à mesa. Veja bem se o prato principal, a salada e o acompanhamento de legumes estão de acordo com seu plano segundo *A dieta de Los Angeles*. Embora algumas variações do plano funcionem, a viagem de negócios carregada de costelas de primeira, creme de espinafre e purê de batata, com amendoim salgado e uísque, simplesmente não será nada satisfatória para você. Embora você esteja cheio de boas intenções, pensando que pode compensar depois, ao voltar para casa, a próxima viagem de negócios pode ser mais cedo do que você imagina.

A Comilança dos Feriados

Os feriados costumam nos deixar estressados. Viajar é mais difícil, as ruas estão cheias de gente fazendo compras, o trânsito fica lento e seus parentes menos queridos aparecem para lhe fazer uma visita. Eis algumas dicas para você se conservar no seu plano de *A dieta de Los Angeles* durante os feriados.

FESTINHAS NO TRABALHO

Agüente firme nesses eventos obrigatórios, tomando um copo de água gasosa com limão e gelo. Depois encontre uma pessoa bem tagarela longe do tumulto da festa e fique distante da mesa repleta de bolinhas de queijo e todo tipo de nozes para tentá-lo a jogar seu plano pela janela. Se você bebe álcool, experimente um vinho tinto gostoso em vez de tomar uísque, ou outras bebidas mais pesadas, e coma sempre um pouco de proteína, tal como camarão, peixe ou frango, com o álcool, para proteger seu estômago e equilibrar sua nutrição entre proteína e carboidrato. O álcool pode inibir a capacidade do seu corpo de manter seu nível de glicose equilibrado entre as refeições e eu já vi gente desmaiar com dois drinques com várias horas depois de ter pulado sua última refeição. Se estiver envolvido no planejamento da festa, não se esqueça de oferecer pimentão verde e vermelho em tirinhas (cores de fim de ano, afinal de contas) e outras hortaliças e frutas coloridas durante a festa.

DIA DA PÁTRIA, FINADOS E DIA DO TRABALHO
Aquele cachorro-quente tradicional bem cobertinho por mostarda e picles pode ser substituído por uma salsicha de soja e os hambúrgueres tradicionais pelos de soja. Você ficará surpreso ao perceber como eles lembram os de carne e não precisa se preocupar com seu teor de gordura. Ponha na churrasqueira um camarão grelhado, pedaços de peito de frango ou peixe em espetinhos separados por cebola, pimentão e outras hortaliças. Ponha em cada espeto de dois a quatro pedaços de legume por pedaço de carne, peixe ou crustáceo.

DIA DOS NAMORADOS, DIA DAS MÃES E DIA DOS PAIS
Evite o tumulto dos restaurantes e planeje um piquenique saudável ou uma refeição em casa, usando os talentos que aprendeu. Faça seu dia girar em torno de alguma atividade especial, em vez de ao redor da comida. Use o dinheiro que economizou para ir ao cinema ou ver uma peça, ou compre um livro que instigue a reflexão para o seu ser amado.

É hora de eu lhe dar aquelas receitas — e o próximo capítulo vai ajudá-lo a reforçar seu novo jeito de ser.

Receitas

UMA PALAVRA SOBRE AS RECEITAS DE *SHAKE*
Como existem novas marcas de proteína de soja em pó com quantidades variáveis de sabores e adoçantes, as receitas simplesmente indicam um sabor como baunilha ou chocolate e as palavras "proteína de soja em pó". Pode ser que você precise adaptar essas receitas para elas possam atender às suas necessidades de proteína. Em geral deve procurar um pó para *shake* que lhe forneça pelo menos 9g de proteína antes de acrescentar seu meio de diluição, que

pode ser leite de soja puro ou leite de vaca isento de gordura. A essa mistura você acrescenta então proteína pura em pó (em geral 5g por colher de chá), para atingir sua meta de proteínas para essa refeição. Embora eu prefira leite de soja, esta opção nem sempre está disponível. Algumas pessoas preferem leite isento de gordura — é uma proteína animal de alta qualidade e seu equilíbrio ainda será perfeito de um modo geral. Um *shake* de proteína de soja sabor baunilha com leite isento de gordura ou leite de soja puro constitui uma boa base, porque a combinação realça muito bem os sabores somados. Você notará que muitas receitas começam com esses ingredientes. Alguns pós de soja puros (sem sabor e sem adoçante) têm mais proteína por porção, mas são mais difíceis de flavorizar da forma adequada. O gosto deles é melhor ao serem misturados com sucos de fruta, mas isso pode aumentar demais o teor de calorias. Comece com as receitas a seguir, que usam pó sabor chocolate ou baunilha como base.

VITAMINA DE BANANA COM ABÓBORA
1 porção de proteína de soja em pó sabor baunilha
1 xícara de leite de soja puro ou leite isento de gordura
1/4 de xícara de abóbora enlatada (não use mistura para torta de abóbora em caixa)
1/2 banana média
algumas gotas de extrato de baunilha
1/8 de colher de chá rasa de tempero para torta de abóbora
4 cubos de gelo

Bata todos os ingredientes no liquidificador até os cubos de gelo estarem completamente moídos.

SHAKE DE CHOCOLATE COM FRAMBOESA
1 porção de proteína de soja em pó sabor chocolate
1 xícara de leite de soja comum
1 xícara de framboesas congeladas
1/8 de colher de chá de extrato de laranja
4 cubos de gelo

Bata todos os ingredientes no liquidificador até os cubos de gelo estarem completamente moídos.

SHAKE DE MORANGO COM KIWI

    1 porção de proteína de soja em pó sabor baunilha
    1 xícara de leite isento de gordura
    1/2 xícara de morangos congelados inteiros
    1 kiwi descascado, bem maduro
    1/8 de colher de chá de extrato de limão
    4 cubos de gelo

Bata todos os ingredientes no liquidificador até os cubos de gelo estarem completamente moídos.

VITAMINA DE CHÁ CONDIMENTADO COM BAUNILHA (CHÁ CHAI)

    1 porção de proteína de soja em pó sabor baunilha
    1 xícara de leite de soja comum
    3 colheres de sopa de chá líquido concentrado sem adoçante
    1/2 banana média
    1/8 de colher de chá rasa de canela
    1 ou 2 pitadas de gengibre, de cravo e também de pimenta do reino em pó
    4 a 5 cubos de gelo

Bata todos os ingredientes no liquidificador até os cubos de gelo estarem completamente moídos.

SHAKE DE BANANA COM NOZES

    1 porção de proteína de soja em pó sabor baunilha
    1 xícara de leite de soja comum
    1/2 banana bem madura
    1/8 de colher de chá de extrato de nozes
    Algumas gotas de extrato de baunilha
    1 pitada de canela
    4 cubos de gelo

Bata todos os ingredientes no liquidificador até os cubos de gelo estarem completamente moídos.

SHAKE DE ABACAXI COM LARANJA E COCO

    1 porção de proteína de soja em pó sabor baunilha
    1 xícara de leite de soja comum
    1 xícara de pedaços de abacaxi congelados

Ativação do seu plano individual

1/8 de colher de chá de extrato de coco
1/4 de colher de chá de extrato de laranja
4 cubos de gelo

Bata todos os ingredientes no liquidificador até os cubos de gelo estarem completamente moídos.

SHAKE DE FRUTINHAS

1 porção de proteína de soja em pó sabor baunilha
1/3 de xícara de leite em pó sem gordura
1 xícara de suco de oxicoco (uva-do-monte) de baixa caloria
1 xícara de frutinhas mistas congeladas (morango, framboesa, amoras)
Algumas gotas de extrato de baunilha
4 cubos de gelo

Bata todos os ingredientes no liquidificador até os cubos de gelo estarem completamente moídos.

SHAKE DE TANGERINA COM MANGA

1 porção de proteína de soja em pó sabor baunilha
1 xícara de leite de vaca isento de gordura ou leite de soja comum
1/2 xícara de pedaços de manga congelados
1/2 xícara de tangerinas *murcott* em lata, sem o caldo
4 cubos de gelo

Bata todos os ingredientes no liquidificador até os cubos de gelo estarem completamente moídos.

SHAKE DE CHOCOLATE COM MORANGOS

1 medida de proteína de soja em pó sabor chocolate
1 xícara de leite isento de gordura ou de soja comum
1 xícara de morangos congelados
Algumas gotas de extrato de baunilha
4 cubos de gelo

Bata todos os ingredientes no liquidificador até os cubos de gelo estarem completamente moídos.

SHAKE ORANGE JULIUS
1 porção de proteína de soja em pó sabor baunilha
1 xícara de leite isento de gordura ou de soja comum
3 colheres de sopa de suco concentrado de laranja congelado
1/4 de colher de chá de extrato de baunilha
4 cubos de gelo

Bata todos os ingredientes no liquidificador até os cubos de gelo estarem completamente moídos.

SHAKE TORTA DE MAÇÃ
1 porção de proteína de soja em pó sabor baunilha
1 xícara de leite isento de gordura ou de soja comum
1 xícara de fatias de maçã congeladas
Algumas pitadas de canela, de noz-moscada e de cravo
1/4 de colher de chá de extrato de baunilha
4 cubos de gelo

Bata todos os ingredientes no liquidificador até os cubos de gelo estarem completamente moídos.

SHAKE DE AMÊNDOAS COM PÊSSEGO
1 porção de proteína de soja em pó sabor baunilha
1 xícara de leite isento de gordura ou de soja comum
1 xícara de fatias de pêssego congeladas
Algumas pitadas de gengibre em pó
1/4 de colher de chá de extrato de amêndoa
4 cubos de gelo

Bata todos os ingredientes no liquidificador até os cubos de gelo estarem completamente moídos.

SHAKE DE CAFÉ MOCA
1 porção de proteína de soja em pó sabor chocolate
1 xícara de leite isento de gordura ou de soja comum
2 colheres de chá de café instantâneo
Meia banana média
Uma pitada de canela
4 cubos de gelo

Bata todos os ingredientes no liquidificador até os cubos de gelo estarem completamente moídos.

SHAKE DE MIRTILOS E OXICOCOS
   1 medida de proteína de soja em pó sabor baunilha
   1/3 de xícara de leite em pó isento de gordura
   1 xícara de suco de oxicoco de baixa caloria
   1 xícara de mirtilos congelados
   Algumas gotas de extrato de laranja
   4 cubos de gelo

Bata todos os ingredientes no liquidificador até os cubos de gelo estarem completamente moídos.

SHAKE PIÑA COLADA
   1 medida de proteína de soja em pó sabor baunilha
   1 xícara de leite de soja comum
   1/2 xícara pedaços de abacaxi congelados
   1/4 de banana pequena
   1/4 de colher de chá de extrato de coco
   4 cubos de gelo

Bata todos os ingredientes no liquidificador até os cubos de gelo estarem completamente moídos.

MOLHOS DE SALADA BASEADOS EM FRUTAS E HORTALIÇAS

Estes são molhos isentos de gordura, mas um pouco mais saborosos e consistentes do que vinagre ou limão puros — embora em algumas refeições uma salada com um pouquinho de limão fresco, sal e pimenta satisfaça. Como os molhos contêm frutas e legumes, oferecem uma vantagem do ponto de vista nutricional, em relação aos molhos normais. Não se deixe enganar pelos ingredientes aparentemente tirados de cardápio de neném — os purês de legumes são a base perfeita para dar sabor e engrossam os molhos. Se você gosta de fazer experiências, tente substituir os ingredientes por tipos de vinagre diferentes ou suco de limão e varie as ervas. Pode dobrar ou triplicar essas receitas; elas vão se conservar pelo menos uma semana na geladeira.

Vinagrete de Cenoura da dieta de Los Angeles

RENDE APROXIMADAMENTE 3 PORÇÕES DE 2 COLHERES DE SOPA CADA

450g de *baby carrots*
3 colheres de sopa de vinagre de arroz temperado
1 colher de sopa de flocos de salsa desidratada
1/2 colher de chá de molho inglês
1/4 de colher de chá de manjericão desidratado
1/4 de colher de chá de orégano desidratado
1/8 de colher de chá de pó de alho
1/4 de colher de chá de sal
1/4 de colher de chá de pimenta

Ponha as *baby carrots* em um pote com tampa. Meça o vinagre de arroz e o ponha no pote vazio, cubra, sacuda o outro pote para soltar as cenouras que sobraram nele e despeje o vinagre no segundo pote. Acrescente o resto dos ingredientes, agite bem e ponha na geladeira.

Análise nutricional por porção:
Calorias: 13; Proteínas: 0g; Gordura: 0g; carboidratos: 3g

Molho Deusa Verde da dieta de Los Angeles

RENDE 3 PORÇÕES DE 2 COLHERES DE SOPA CADA

450g de vagens
3 colheres de sopa de vinagre de estragão
1 colher de chá de mel
1/2 colher de chá de endro desidratado
1/2 colher de chá de mostarda tipo Dijon
1 colher de sopa de flocos de salsa desidratados
1 colher de chá de cebolinha francesa desidratada
1/4 de colher de chá de pimenta
1/4 de colher de chá de sal

Despeje as vagens em um recipiente com tampa. Meça o vinagre e ponha dentro de outro recipiente vazio, tampe, sacuda para soltar as vagens que grudaram no fundo e despeje a mistura de vinagre no primeiro pote. Acrescente o resto dos ingredientes, sacuda bem e leve à geladeira.

Análise Nutricional por Porção:
Calorias: 17; Proteínas: 0,5g; Gordura: 0g; Carboidratos: 4g

Molho de Laranja e Gengibre da dieta de Los Angeles

RENDE 3 PORÇÕES DE 2 COLHERES DE SOPA CADA

    1/4 de xícara de vinagre de arroz condimentado
    1 colher de sopa de molho de soja *light*
    2 colheres de chá de mel
    1/4 de colher de chá de gengibre moído
    1/8 de colher de chá de pimenta branca
    1/4 de colher de chá de wasabi (rábano silvestre) em pó
    1 colher de sopa de sementes de gergelim
    1 colher de sopa de cebolinhas francesas desidratadas
    1/4 de xícara de fatias de tangerina *murcott* em lata, sem o caldo

Ponha todos os ingredientes no liquidificador e bata bem até ficar homogêneo. Leve à geladeira durante uma semana.

Análise Nutricional por Porção:
Calorias: 43; Proteínas: 1g; Gordura: 1,5g; Carboidratos: 7g.

Caril de Frango à Indiana com Salada de Iogurte e Pepino

Este prato picante continua bom requentado, se houver sobras. Embora contenha inúmeros ingredientes, a preparação dele é rápida. Trata-se de uma receita básica; você pode experimentar acrescentar outros legumes ao caril. O acompanhamento frio e refrescante de pepinos com iogurte estabelece um contraste excelente com o caril picante.

RENDE 4 PORÇÕES

4 peitos de frango sem osso, sem pele, cortados em cubos de 2,5 cm mais ou menos
Sal e pimenta
Pequena quantidade de farinha para polvilhar
Spray de azeite de oliva para passar na panela
2 colheres de chá de azeite de oliva
1 cebola média, fatiada
2 dentes de alho picados
1 lata de tomates inteiros de 400g
1/2 colher de chá de flocos de pimenta vermelha, ou a gosto
1/2 colher de chá de coentro em pó
1 colher de chá de gengibre em pó
2 colheres de caril em pó
1/2 xícara de folhas de coentro frescas batidas com a faca

1. Polvilhe o frango com sal e pimenta, cubra ligeiramente com farinha e reserve. Passe o *spray* de azeite de oliva no interior de uma caçarola média e ponha sobre fogo entre médio e alto. Acrescente o azeite de oliva.

2. Acrescente os pedaços de frango ao óleo quente e refogue até eles começarem a dourar, em mais ou menos três minutos. Acrescente a cebola e o alho e refogue até as cebolas começarem a amaciar, em cerca de cinco minutos. Adicione os tomates com seu suco, flocos de pimenta vermelha, coentro, gengibre e caril em pó. Mexa, tampe, baixe o fogo e deixe em fervura lenta até o frango ficar totalmente cozido, em mais ou menos quinze minutos.

3. Antes de servir, prove os temperos, adicionando mais se necessário, e acrescente o coentro e o suco de limão.

Análise Nutricional por Porção:
Calorias: 220; Proteínas: 29g; Gordura: 6g; Carboidratos: 12g

Ativação do seu plano individual

Salada de Iogurte com Pepino

RENDE 4 PORÇÕES

    1 1/2 xícara de iogurte sem gordura e sem sabor
    1 pepino médio, descascado, sem sementes e ralado
    1/2 colher de chá de sal
    1/2 colher de chá de cominho moído
    1/2 colher de chá de açúcar
    2 colheres de sopa de folhas de hortelã frescas picadinhas ou 2 colheres de chá de folhas de hortelã desidratadas

Combinar todos os ingredientes em uma terrina média. Leve a gelar antes de servir.

Análise Nutricional por Porção:
Calorias: 40; Proteínas: 4g; Gordura: 0g; Carboidratos: 6g

Alface Recheada à Oriental

Embora muitos restaurantes orientais sirvam alface recheada como aperitivo, elas são, em si, um almoço ou jantar leve muito bom. Colheradas de peito de frango ou peru condimentado, ou de "carne moída" de soja são colocadas em uma folha de alface bem tenra, onde se espalhou um molho Hoisin ligeiramente adocicado, encontrado na maioria dos supermercados na seção de ingredientes para pratos asiáticos. Esta receita é muito flexível, pois você pode acrescentar as hortaliças que quiser. É só picar bem os legumes para eles cozinharem depressa.

RENDE 3 PORÇÕES

    Mistura para o molho
    2 colheres de sopa de molho sabor ostra*
    2 colheres de sopa de molho de soja *light*
    1 colher de açúcar mascavo
    1/4 de colher de chá de pimenta branca em pó
    1/4 de colher de chá de gengibre em pó

---

*Disponíveis na maioria dos supermercados na seção de alimentos importados. (N. do T.)

1/4 de colher de chá de vinagre de arroz ou xerez seco
1/4 de colher de chá de alho em pó

Recheio
Spray de azeite de oliva
500g de peito de frango ou peru, desfiado
1 cenoura média ralada
1/3 de xícara de castanhas-d'água em lata picadas
2 cebolinhas picadas
1 cabeça de alface pequena, romana ou lisa, com as folhas externas removidas e as folhas internas do miolo separadas em mais ou menos 9 "conchas"
Molho Hoisin

1. Misture os ingredientes do molho em uma tigela pequena e reserve.

2. Passe o azeite em *spray* em uma frigideira grande e leve ao fogo alto. Acrescente o frango ou o peru e refogue tudo, desmanchando a carne com uma colher de madeira, até ela perder a cor rosada, de quatro a cinco minutos. Se houver líquido na frigideira, procure ir retirando-o. Reserve a carne cozida, colocando-a em uma outra tigela.

3. Enxugue a frigideira com uma toalha de papel, torne a passar o *spray* de azeite nela e recoloque sobre o fogo alto. Acrescente a cenoura, as castanhas-d'água e as cebolinhas e refogue mexendo tudo até os legumes estarem começando a amaciar levemente, mais ou menos um minuto. Volte a colocar a carne na frigideira, misture bem e despeje na mistura para o molho. Mexa até a carne ficar completamente revestida pelo molho.

4. Para servir, coloque mais ou menos uma colher de chá de molho Hoisin em cada folha de alface, ponha a mistura de carne por cima, enrole a alface e deguste.
Análise Nutricional por Porção:
Calorias: 225; Proteínas: 37g; Gordura: 3g; Carboidratos: 12g.

Sopa de Frango Rápida

A maioria das sopas de frango ou galinha não leva muito frango. Essa sopa rápida serve como uma refeição, porque contém frango suficiente para fornecer proteína de baixo teor de gordura saudável. Os legumes refrescam o caldo e lhe dão um sabor caseiro em muito menos tempo que uma sopa caseira exigiria. Fique à vontade para acrescentar outros legumes de que goste. A abobrinha ralada substitui o macarrão de alta caloria que tipicamente preenche o prato de sopa.

RENDE 4 PORÇÕES GENEROSAS

3 latas de 400g de caldo de galinha com baixo teor de sódio
1 cebola pequena, cortada ao meio e fatiada bem fina
1 cenoura cortada em cubinhos de 0,5cm
1 talo de aipo, cortado em cubinhos de 0,5cm
1 colher de chá de caldo de galinha instantâneo granulado
1 pitada de noz-moscada
Pimenta a gosto
2 latas de 280g de carne de frango, escorrida
e desmanchada com o garfo
2 abobrinhas médias, sem casca e raladas
2 colheres de sopa de salsa fresca ou 1 colher de sopa de salsa desidratada

1. Em uma caçarola média, misture o caldo de galinha, a cebola, a cenoura, o aipo, os grânulos de caldo, a noz-moscada e a pimenta. Ferva em fogo alto, reduza o fogo, cubra e ferva em fogo baixo até os legumes estarem levemente amolecidos, de cinco a seis minutos. Aumente o fogo para médio, acrescente o frango e aqueça, durante dois minutos.

2. Apague o fogo e acrescente a abobrinha e a salsa. Cubra e deixe descansar alguns minutos, até a abobrinha estar bem quente. Prove os temperos e sirva.

Análise Nutricional por Porção:
Calorias: 200; Proteínas: 38g; Gordura: 2g; Carboidratos: 6g.

Peito de Peru Assado Suculento

O peito de peru assado no forno costuma ficar ressecado. Experimente este método de cozimento no fogão, que você jamais vai querer assar peru no forno de novo. A carne fica saborosa e úmida — excelente como prato quente e maravilhoso do dia seguinte, em cubinhos, com uma salada, para uma refeição rápida. Vai precisar de uma caçarola pesada ou um caldeirão com uma tampa que vede bem.

RENDE 6 PORÇÕES GENEROSAS

Spray de azeite de oliva.
1 metade de peito de peru fresco (1 a 1,250kg), lavada e seca com uma toalha
1 colher de chá de azeite de oliva
2 colheres de sopa de vinho branco ou água
1/4 de xícara de caldo de galinha ou legumes com baixo teor de sódio
1 cebola média, cortada ao meio e fatiada
1/4 de colher de chá de sal
Pimenta-do-reino em pó a gosto
1/2 colher de chá de tomilho desidratado ou 2 colheres de chá de folhas de tomilho frescas

1. Veja se sua caçarola pesada ou caldeirão é grande o suficiente para conter o peito de peru. Cubra levemente o peito de peru com uma camada de *spray* de azeite de oliva.

2. Ponha a caçarola em fogo entre médio e alto e acrescente o azeite de oliva. Quando o óleo estiver quente, ponha o peito na caçarola, com o lado da pele para baixo e deixe-o dourar, por mais ou menos cinco minutos. Tire o peru da panela e reserve.

3. Baixe o fogo para entre médio e baixo e acrescente o vinho branco e o caldo para incorporarem o caldo do peru. Mexa com uma colher de pau para soltar qualquer pedaço de carne tostado. Acrescente a cebola, o sal e a pimenta e mexa até as cebolas começarem a amolecer, em mais ou menos três minutos.

4. Ponha o peru com a pele para baixo em cima da cebola. Tampe e vede bem, cozinhando por mais ou menos quarenta e cinco minutos, virando o peru na metade do tempo de cozimento. Deve haver mais ou menos 1/4 de xícara de líquido no fundo da panela. Acrescente algumas colheres de sopa de água cada vez que for necessário.

Ativação do seu plano individual

5. O peru estará pronto quando a temperatura interna atingir 82ºC. Fatie e sirva com o caldo que ficou na panela por cima.

Análise Nutricional por Porção:
Calorias: 230; Proteínas: 43g; Gordura: 4g; Carboidratos: 2g

Salada de Berinjela Assada

Se você gosta de legumes assados, vai adorar esta salada. Assar a berinjela lhe dá um sabor delicioso de alimento defumado e embora esse prato possa ser meio diferente para o paladar do americano, é servido em todo o Mediterrâneo sob diversas formas, como acompanhamento para peixes e aves. Pode servir esta berinjela como entrada, como acompanhamento do seu prato principal, ou pode acrescentar a ela frango assado ou tofu grelhado se só houver um prato na refeição.

RENDE CERCA DE 5 PORÇÕES

Spray de azeite de oliva
2 berinjelas
1 colher de chá de sal
4 colheres de chá de suco de limão amarelo
2 colheres de chá de azeite de oliva
2 tomates médios, em cubinhos
1 dente de alho picadinho
1 colher de sopa de salsa picadinha
Pimenta-do-reino em pó a gosto

1. Pré-aqueça a grelha da parte superior do forno. Cubra uma fôrma com papel de alumínio e passe o *spray* de azeite de leve sobre ele.

2. Corte o talo das berinjelas, depois corte-as ao comprido pela metade e ponha-as com o lado cortado para baixo sobre a fôrma preparada. Ponha sob a grelha do forno, a mais ou menos 8 cm de distância dela e grelhe até a pele da berinjela ficar enegrecida e a polpa ficar muito macia ao espetá-la com um garfo. Isso deve levar cerca de vinte minutos.

3. Remova as berinjelas do forno e deixe-as esfriando até poder pegá-las. Raspe a polpa da berinjela sobre uma saladeira média e descarte a pele. A polpa deve estar bem macia e soltar-se facilmente da casca. Com um garfo grande, bata e amasse a polpa da berinjela até ela ficar relativamente homogênea. Acrescente o resto dos ingredientes e misture bem, provando os temperos, para ver se está ao seu gosto.

4. Você pode servir esta salada à temperatura ambiente, ou colocá-la na geladeira e comê-la fria.

Análise Nutricional por Porção:
Calorias: 40; Proteínas: 1g; Gordura: 2g; Carboidratos: 6g

Coquetel de Frutos do Mar à la Baja

Este coquetel de frutos do mar é um excelente prato principal em uma noite quente de verão. A mistura condimentada de peixe e legumes é leve, porém alimenta. O abacate deve estar bem firme para este prato; se estiver maduro demais, vai se desmanchar e estragar a aparência do coquetel. Prepare este prato no meio do verão, quando os tomates frescos estão no auge e sirva-o com uma salada mista adoçada com tangerinas *murcott* ou pedaços de manga.

RENDE 4 PORÇÕES

500g de camarão cozido congelado
250g de pedaços de carne de caranguejo tipo kani
3 tomates médios, cortados em cubos pequenos
1 pepino, descascado, sem sementes e cortado em cubinhos
2 dentes de alho picadinhos
1/4 de xícara de folhas de coentro picadas
1/3 de xícara de catchup preparado
1/3 de xícara de água
1/2 colher de chá de sal
1 colher de chá de cominho em pó
1/2 colher de chá de molho de pimenta ou a gosto
Suco de 2 limões taiti frescos
1 abacate, cortado em cubinhos

1. Ponha os camarões congelados em uma peneira e deixe escorrer água fria sobre eles alguns minutos, para separá-los e permitir que comecem a descongelar. Ponha o kani na mesma peneira e passe em água fria rapidamente, desfiando os pedaços. Reserve.

2. Ponha em uma tigela grande os tomates, o pepino, o alho, o coentro, o catchup, a água, o sal, o cominho, o molho de pimenta e o suco de limão. Depois de misturar bem esses ingredientes, vá acrescentando aos pouquinhos os frutos do mar e finalmente o abacate picado. O camarão irá continuar a descongelar na salada e tornar o coquetel bem geladinho.

3. Depois que o camarão descongelar totalmente, o coquetel está pronto para ser servido. Caso planeje servi-lo mais tarde, leve-o à geladeira.

Análise Nutricional por Porção:
Calorias: 292; Proteínas: 33g; Gordura: 10g; Carboidratos: 20g.

Frango Condimentado Jamaicano

Um peito de frango assado ou grelhado pode acabar ficando monótono, mas o bom é que pega os temperos de uma marinada muitíssimo bem. Esta receita é semelhante à de frango "jerked", que é um método tradicional de preservar e assar carnes, esfregando nelas tempero seco e vinha-d'alho picante. É conveniente marinar o frango na geladeira durante o dia e fazer a refeição rápida à noite. Experimente este prato com um molho picante de frutas como acompanhamento e uma salada mista. Esse frango delicioso é ótimo também no dia seguinte.

RENDE 4 PORÇÕES

3 colheres de tempero completo
1 colher de chá de canela em pó
1/2 colher de chá de noz-moscada em pó
1 colher de sopa de coentro em pó
2 dentes de alho picadinhos
2 colheres de sopa de suco de laranja concentrado

2 colheres de chá de azeite de oliva
1/2 colher de chá de sal
1/2 colher de chá de pimenta-do-reino
1/4 de colher de chá de flocos de pimenta vermelha
4 peitos de frango grandes, sem osso nem pele

1. Em uma terrina grande o suficiente para conter os peitos de frango, combine o tempero completo, a canela, o coentro, o alho, o suco de laranja concentrado, o azeite, o sal, a pimenta e os flocos de pimenta vermelha. Se a mistura ficar seca demais para espalhar, acrescente algumas colheres de chá de água. Misture bem. Acrescente os peitos de frango e mexa de leve com uma espátula de borracha para cobri-los. Transfira o frango e a marinada para um saco plástico, feche-o hermeticamente e deixe-o na geladeira durante várias horas, ou de um dia para o outro.

2. Vai precisar de uma frigideira com tampa grande o suficiente para conter todos os peitos de frango. Passe o *spray* na frigideira e aqueça-a no fogo entre médio e alto. Quando estiver quente, acrescente o frango e doure de um lado, mais ou menos três minutos. Vire os pedaços de frango, tampe a frigideira e baixe o fogo, cozinhando o frango até ficar no ponto, cerca de dez minutos. Os pedaços de frango também podem ser grelhados até ficarem cozidos, por mais ou menos dez minutos.

Análise Nutricional por Porção:
Calorias: 200; Proteínas: 33g; Gordura: 5g; Carboidratos: 4g.

Gazpacho (Sopa Fria de Tomates)

Esta é uma sopa ótima para o verão, quando os tomates frescos estão no auge, recém-chegados da horta, ou no hortifruti. Pode-se fazer esta sopa com tomates enlatados também — a sopa não fica tão espessa, mas mesmo assim é deliciosa. Esta receita rende muitas porções e é excelente para manter na geladeira, para um lanche rápido de baixa caloria.

RENDE 8 PORÇÕES GENEROSAS

5 tomates inteiros, sem polpa e fatiados
3 dentes de alho
2 colheres de chá de sal
2 colheres de chá de cominho em pó
1/4 de colher de chá de molho de pimenta
1 colher de chá de pimenta
1 colher de sopa de azeite de oliva
1 colher de chá de molho inglês
1/3 de xícara de vinagre de estragão

1 lata de suco de tomate de 1,5L
1/2 xícara de cebolinha picada
1/2 xícara de pimentão verde picado
1/2 xícara de aipo picado
1/2 xícara de pepino picado

1. Ponha os primeiros nove ingredientes no liquidificador e bata até o líquido ficar homogêneo. Despeje a mistura em uma tigela grande e vá misturando nele os outros ingredientes.

2. Leve a gelar e sirva bem frio.

Análise Nutricional por Porção:
Calorias: 67; Proteínas: 2g; Gordura: 2g; Carboidratos: 12g.

Vieiras com Manjericão à Moda Tailandesa

RENDE 2 PORÇÕES

500g de vieiras, frescas ou congeladas (descongele antes)
2 colheres de sopa de molho de peixe tailandês (nam pla)*
1 colher de sopa de molho de soja *light*
1 colher de sopa de açúcar

---

*Em geral disponível na parte de importados nos supermercados. (N. do T.)

Spray de azeite de oliva
2 colheres de chá de azeite de oliva
1 colher de sopa de alho picadinho
1/2 colher de chá de pimenta vermelha em flocos
1 pimentão vermelho médio cortado em tiras
1 cenoura média cortada em palitos
1 xícara de folhas de manjericão frescas

1. Em uma vasilha média, misture as vieiras (ou mariscos), o molho de soja, a água e o açúcar. Reserve.

2. Passe o *spray* de azeite em uma frigideira grande e antiaderente, acrescente o azeite de oliva e aqueça em fogo entre médio e alto. Acrescente o alho e cozinhe, sem parar de mexer, durante um minuto. Acrescente os flocos de pimenta, o pimentão e a cenoura enquanto mexe e cozinhe durante um minuto.

3. Com uma escumadeira, remova os moluscos da vinha-d'alhos e ponha-os na frigideira quente. Cozinhe e mexa até as vieiras estarem quase cozidas, em mais ou menos três minutos. Acrescente a marinada e cozinhe um minuto, mexendo para cobrir as vieiras e os legumes.

4. Tire do fogo e misture o manjericão fresco.

Análise Nutricional por Porção:
Calorias: 300; Proteínas: 40g; Gordura: 6,5g; Carboidratos: 19g.

Frango Refogado com Xerez e Cogumelos

Eis uma receita simples e saudável, semelhante ao frango no molho de vinho, sendo que não produz uma quantidade muito grande de molho. Em vez disso, o frango é dourado e depois coberto com xerez suficiente para ficar atraente e com sua umidade preservada.

RENDE 3 PORÇÕES

Farinha para empanar
500g de peitos de frango
Sal e pimenta
Spray de azeite de oliva
250g de cogumelos frescos fatiados bem finos
1 cebola pequena, cortada ao meio e fatiada bem fina
1 talo de aipo fatiado bem fino na diagonal
2 colheres de sopa de caldo de frango de baixo teor de sódio
3 colheres de sopa de xerez seco
1/2 colher de chá de estragão desidratado

1. Espalhe um punhado de farinha sobre uma superfície de trabalho horizontal. Passe os pedaços de peito de frango na farinha, cobrindo ambos os lados e deixando-os de lado em um prato. Salpique com sal e pimenta.

2. Borrife uma frigideira grande com o *spray* de azeite de oliva e aqueça-a sobre fogo entre médio e alto. Acrescente o frango em uma única camada e doure de um lado, mais ou menos três minutos. Vire os pedaços, derramando mais óleo na panela se necessário, para evitar que a carne adira ao fundo e doure o outro lado, cerca de três minutos. Reserve o frango, colocando-o em um prato.

3. Acrescente os cogumelos, cebola, aipo e caldo e cozinhe raspando qualquer pedaço solto no fundo da frigideira, até os legumes começarem a amolecer, mais ou menos em três minutos. Acrescente o xerez e o estragão e aumente para fogo alto. Cozinhe, mexendo constantemente, até reduzir o molho e engrossá-lo o suficiente para revestir os pedaços de frango, por mais ou menos dois minutos.

4. Devolva o frango à frigideira e mexa de leve para revestir com a cobertura de xerez.

Análise Nutricional por Porção:
Calorias: 230; Proteínas: 38g; Gordura: 2,5g; Carboidratos: 13g

Peixe Frito ao Forno

Há muitas receitas de peixe frito ao forno, mas essa é uma técnica incrível para mantê-lo úmido por dentro e crocante por fora, sem quase adicionar nenhuma gordura. Esta receita é rápida e tira vantagem de uma mistura de molho seca em pacote. Embora a mistura de molho de limão vá naturalmente bem com peixe, sinta-se à vontade para fazer experiências. O tempero de taco sabor frango também produz um peixe mais condimentado, mas igualmente delicioso.

RENDE 2 PORÇÕES

> 500g de bacalhau ou filé de vermelho, lavado em água fria
> e enxuto com pano
> 1/4 de xícara de leite isento de gordura
> 2 claras de ovo
> 1/2 xícara de migalhas de pão seco comum
> 2 colheres de sopa de preparado em pó de molho de limão para frango, em pacote
> Fatias de limão siciliano para guarnição

1. Pré-aqueça o forno a 246º C. Passe o *spray* de azeite em uma travessa grande o bastante para conter os filés em uma única camada.

2. Em uma tigela larga e rasa, misture o leite com as claras de ovo com o auxílio de um garfo até estarem bem batidos. Em uma travessa, junte as migalhas de pão e o pó para molho com os dedos até ficarem bem misturados. Passe os filés primeiro na mistura de leite com clara de ovo e depois na mistura de migalhas com molho em pó, cobrindo bem ambos os lados.

3. Ponha o peixe na fôrma e passe o *spray* de azeite de leve por cima dele. Asse até o peixe se desmanchar facilmente com o garfo, mais ou menos 20 minutos. Servir com acompanhamento de limão siciliano fresco.

Análise Nutricional por Porção:
Calorias: 388; Proteínas: 60g; Gordura: 5g; Carboidratos: 21g

Ativação do seu plano individual

Bolo de Carne de Peru e Frango

Este bolo de carne é suculento e delicioso. Um bolo grande em geral leva pelo menos uma hora e meia para cozinhar em um forno convencional, mas este é pré-cozido no microondas, o que corta o tempo de preparo pela metade. Vai ficar menos corado que o bolo de carne normal, mas o sabor é magnífico — e tem muito menos gordura do que um bolo tradicional. Também tem um gostinho fantástico quando frio — é só fatiá-lo sobre uma salada.

RENDE 8 PORÇÕES

Spray de azeite de oliva
2 claras de ovo
1/4 de xícara de leite isento de gordura
1/2 xícara de migalhas de pão condimentadas
1 colher de sopa de molho de carne engarrafado
2 colheres de sopa de catchup
1/2 cebola média ralada
1 cenoura ralada
1/2 colher de chá de sal
1/2 colher de chá de pimenta-do-reino em pó
1/2 colher de chá de tomilho desidratado
1/2 colher de chá de alho em pó
2 colheres de chá de flocos de salsa desidratados
1,5kg de peito de frango e meio quilo de peito de peru moídos, ou 1kg de peito de peru moído

1. Pré-aqueça o forno a 162ºC. Passe o *spray* de azeite em uma travessa quadrada que possa ir ao forno.

2. Em uma tigela grande o suficiente para conter a carne, bata as claras com o leite. Acrescente as migalhas de pão, o molho de carne e o catchup, e misture bem com um garfo. Deixe descansar por 5 minutos, ou até as migalhas de pão terem absorvido o líquido. Acrescente a cebola, a cenoura, o sal, a pimenta, o tomilho, o alho em pó e a salsa. Depois ponha a carne moída e misture tudo com as mãos bem lavadas.

3. Coloque a mistura na fôrma untada e procure moldá-la em forma de bolo. Passe o *spray* de azeite na superfície. Regule o microondas para potência "alta" (*high*) e asse durante 25 minutos. Depois transfira o bolo para o forno e asse mais 25 minutos.

4. Deixe o bolo de carne descansar fora do forno durante 10 minutos para poder ser fatiado com mais facilidade.

Análise Nutricional por Porção:
Calorias: 175; Proteínas: 28g; Gordura: 2g; Carboidratos: 9g

Sopa Cremosa de Abóbora-Manteiga

A sopa de abóbora-manteiga é de uma cor de laranja lindo, porque é naturalmente rica em beta-caroteno. Você pode encontrar a abóbora já cortada em cubinhos no supermercado, o que faz dessa sopa uma refeição bem rápida de se preparar. Com o tofu, a sopa vai ficar cremosa com pouquíssima gordura, e muito mais rica em proteína.

RENDE 6 PORÇÕES

4 xícaras de caldo de legumes enlatado
2 cebolas grandes cortadas em cubos
1kg de abóbora-manteiga cortada em cubos, sem casca
500g de tofu macio, escorrido e cortado em cubos
1 colher de chá de gengibre em pó
1 colher de sopa de suco de limão amarelo
1/2 colher de chá de tomilho desidratado
1 colher de chá de sal
Pimenta-do-reino moída na hora a gosto
Tomilho fresco ou fatias finas de limão siciliano para guarnição, se desejar.

1. Em uma grande panela em fogo médio, aqueça 1/4 de xícara de caldo de legumes. Acrescente as cebolas e cozinhe até ficarem tenras, por cerca de 3 minutos. Acrescente a abóbora e o resto do caldo de legumes. Ferva em fogo entre médio e alto, reduza depois para baixo e deixe em fervura lenta, sem tampa, até a abóbora ficar bem

Ativação do seu plano individual

macia, por mais ou menos 20 minutos. Acrescente o tofu e o gengibre, o suco de limão amarelo, o tomilho, o sal e a pimenta, e deixe fervendo em fogo baixo até o tofu se aquecer totalmente, cerca de 2 minutos.

2. Em um liquidificador ou processador de alimentos, faça um purê com a sopa aos poucos. Devolva-a à panela e reaqueça até a sopa ficar bem quente, porém sem ferver.

3. Sirva com concha, em pratos de sopa, e guarneça com o tomilho fresco ou casca de limão, se desejar.

Análise Nutricional por Porção:
Calorias: 155; Proteínas: 10g; Gordura: 3g; Carboidratos: 25g

Rolinhos Rápidos à Califórnia

Os rolinhos à Califórnia são populares nos bares de *sushi* porque a carne de caranguejo e o abacate vão muitíssimo bem juntos. O problema é que têm muito arroz branco, carregado de amido, e às vezes até se acrescenta maionese à mistura de carne de caranguejo. Esta versão usa tiras longas e achatadas de pepino para enrolar o recheio de caranguejo e abacate. Elas ficam lindas servidas de lado, para se poder ver a espiral formada pelo recheio.

RENDE 2 PORÇÕES

    2 pepinos grandes
    1/2 abacate médio, sem caroço e sem casca
    1/2 colher de chá de wasabi (rábano) em pó
    1 colher de chá de molho de soja
    1/2 colher de chá de gengibre em pó
    1 colher de chá de suco de limão amarelo
    340g de carne imitação de caranguejo (kani), lavada sob água corrente e desfiada com os dedos
    1 cenoura ralada
    Picles de gengibre e pasta de wasabi como acompanhamento, se desejar.

1. Descasque os pepinos e parta-os no sentido do comprimento, formando fatias tão finas quanto possível, como massa de lasanha. Reserve as fatias de pepino em um prato à parte.

2. Ponha o abacate em uma tigela média e amasse-o com um garfo. Acrescente o pó de wasabi, o molho de soja e o suco de limão amarelo, misturando bem. Acrescente a carne de caranguejo e misture bem.

3. Para montar, passe a mistura de caranguejo e abacate sobre as tiras de pepino, ponha um pouco de cenoura ralada por cima e enrole. Prenda o rolo com um palito. Coloque os rolos de lado na travessa, para que se possa ver o recheio.

Análise Nutricional por Porção:
Calorias: 225; Proteínas: 22g; Gordura: 10g; Carboidratos: 26g.

Salada de Repolho com Molho Saudável

A salada de repolho ao estilo *delicatessen* leva muita maionese, o que é ruim porque mascara o sabor do repolho. Esta versão tem repolho e cenoura, e um molho picante feito com pimenta verde mexicana do tipo Anaheim. O molho é ótimo com saladas de outras verduras também.

RENDE 12 PORÇÕES

    1 cabeça pequena de repolho verde
    2 cenouras grandes raladas
    1/4 de xícara de salsa picada

Molho
    1 pimenta verde Anaheim branda (*mild*)
    1/2 xícara de vinagre de estragão ou de arroz
    1 colher de sopa de suco de limão taiti
    2 colheres de sopa de azeite de oliva
    1 colher de sopa de mostarda Dijon
    1/2 colher de chá de alho em pó

2 colheres de chá de açúcar
1 1/4 de colher de chá de sal
1/2 colher de cominho em pó
1/4 de colher de chá de molho de pimenta
Pimenta-do-reino moída na hora a gosto

1. Remova o miolo do repolho e descarte as folhas externas mais duras. Corte o repolho no meio e pique-o em tiras muito finas. Ponha-o em uma peneira e lave-o sob água bem quente, apertando de leve até ele amolecer ligeiramente, por mais ou menos 2 minutos. Enxágue com água fria. Pegue-o aos punhados grandes, ponha-o sobre um pano de prato e enxugue-o. À medida que for secando cada punhado, vá colocando o repolho em uma tigela bem grande. Acrescente as cenouras e a salsa e misture tudo.

2. Ponha todos os ingredientes do molho no liquidificador e bata até estar bem homogêneo. Acrescente à mistura de repolho e misture completamente.

3. Leve a gelar para permitir que os sabores se misturem antes de servir.

Análise Nutricional por Porção:
Calorias: 53; Proteínas: 1g; Gordura: 2g; Carboidratos: 8g.

Molho Bolonhesa Apimentado de Soja (Chili)

Se ainda não experimentou usar os substitutos de carne feitos com soja, este é um ponto de partida excelente. A soja texturizada, semelhante à carne moída de verdade, é excelente para substituí-la em pratos altamente condimentados como este. Os legumes picados substituem os feijões, que são mais calóricos, e acrescentam valor nutritivo e textura. Se quiser tornar este prato ainda mais fácil de preparar, pode substituir todos os temperos por um pacote de mistura de condimentos para taco. A carne moída apimentada é boa sozinha ou com salada, como a de Repolho com Molho Saudável, ou legumes como acompanhamento. Se você gostar de salada de taco, pode colocar uma concha de molho bolonhesa com pimenta sobre sua salada mista de verduras e comer esse prato sem acompanhamento.

RENDE 6 PORÇÕES

Spray de azeite de oliva
1 cebola média picada
1 cenoura cortada em cubinhos
2 talos de aipo picados
100g de pimentas verdes brandas (*mild*) em cubos
400g de molho de tomate
2 pacotes de substituto de carne feito de soja, mais ou menos 340g cada
1 colher de chá de cominho em pó
1 colher de chá de folhas de orégano secas
2 colheres de chá de pimenta mexicana em pó
1 colher de chá de sal
1/4 de colher de chá de molho de pimenta líquido picante
Folhas de coentro frescas para guarnição, opcional

1. Passe o *spray* de azeite em uma caçarola e ponha-a sobre fogo entre médio e alto. Acrescente a cebola e o aipo, e refogue até os legumes começarem a amolecer, por mais ou menos 5 minutos. Acrescente o tomate, o substituto de carne feito de soja (proteína de soja texturizada) e temperos. Mexa bem e ferva.

2. Tampe, abaixe o fogo para ficar entre médio e baixo, e deixe em fervura lenta até os sabores se misturarem, de 15 a 20 minutos.

3. Sirva acompanhado de coentro fresco, se desejar.

Análise Nutricional por Porção:
Calorias: 180; Proteínas: 22g; Gordura: 2g; Carboidratos: 22g

QUARTO PASSO

Reforço dos novos hábitos

A arte de evitar recaídas

O mais difícil na vida é mudar nossos hábitos já estabelecidos, mesmo quando se sabe que eles estão nos causando problemas. O comportamento humano não é um interruptor que se pode ligar e desligar à vontade. Qualquer hábito desaparece lentamente, e você pode ter certeza de que vai cometer deslizes.

Lapso-Relapsia-Colapso

Um único erro é um lapso, e todos temos direito a cometer lapsos enquanto tentamos aprender um novo hábito. Uma sucessão de lapsos ou a ocorrência contínua e repetida de lapsos é chamada relapsia. Se a relapsia não for contida, ela se transforma em um colapso, ou seja, a total desistência de sua parte no sentido de cumprir a missão de mudar. As pesquisas já demonstraram que o melhor ponto para romper o círculo vicioso lapso-relapsia-colapso é tentar evitar a relapsia. Neste capítulo você vai aprender a evitar a relapsia, ou a recaída, entendendo os comportamentos que não lhe permitem mudar sua rotina atual.

Todos somos criaturas de hábito. Está nos nossos genes. A infância é prolongada nos seres humanos, se comparada à de todos os outros animais, para nos dar a oportunidade de dominar todas as muitas coisas diferentes que precisamos aprender quando formos adultos. Esse aprendizado passa por um processo de repetição. As crianças gostam de repetição; adoram jogos que possam jogar várias vezes, sem se cansar, ou ouvir músicas com versos repetitivos. Quando se repete um velho hábito, seu corpo reage positivamente. Mudar hábitos é difícil e exige esforço.

Exemplos simples tirados da vida cotidiana são fáceis de encontrar. Em uma sala de palestras, as pessoas costumam sentar-se no mesmo lugar após o intervalo — mesmo quando esses lugares não foram marcados de forma nenhuma, e até quando estão assistindo a apenas uma palestra, não a parte de um curso. Da mesma forma, as pessoas abrem uma lata de cerveja assim que chegam em casa, ou comem *pretzels* ou salgadinhos inconscientemente quando estão estressadas.

A indústria de alimentos sabe disso, e por essa razão faz quase qualquer coisa para obrigar as pessoas a formarem o hábito de comprar seus produtos. Depois que esse hábito estiver formado, ela sabe que você não vai parar de uma hora para outra de comprar os produtos. Estamos falando da fidelidade a uma determinada marca. Há grandes exemplos de batalhas nas quais as empresas lutam pela lealdade dos consumidores que compram produtos bastante semelhantes. Um cupom que promete uma oferta do tipo "pague um, leve dois" é apenas uma das muitas formas de lhe permitir experimentar um produto novo (e, por extensão, rejeitar o produto de um concorrente). Depois que você tiver comprado e provado um produto alimentício, já estará praticamente cooptado. O resto do trabalho é sua reação programada a gatilhos no ambiente que é parte do posicionamento do produto anunciado. Portanto, quando abrir o olho, você já está consumindo o produto, não só pelo sabor mas para pertencer a uma geração "irada", ou para imitar seu atleta predileto (consuma ele ou não o produto na vida real!). A cor e a forma da embalagem também colaboram para compor essa imagem. A indústria alimentícia realiza um trabalho enorme para manter a fidelidade do freguês.

Antecedentes, Bobeiras, Conseqüências

Para romper um hábito, você precisa se conscientizar dos gatilhos que o levam a "marcar bobeira" no seu comportamento. Seus hábitos alimentares são muito mais que apenas uma atração por sabores que você considera agradáveis. Eles são desencadeados por certas emoções ou situações da vida.

Um comportamento repetitivo ou hábito pode ser decomposto em um "ABC": antecedentes, bobeiras, conseqüências. Um antecedente é um evento que ocorre antes do comportamento, e está ligado a ele. Por exemplo, em experimentos clássicos, um rato aprende a associar uma luzinha verde (antecedente) com um comportamento (puxar uma alavanca) e receber comida (a conseqüência). Mas se ele vir uma luz vermelha (antecedente) e puxar a alavanca (a conseqüência), vai levar um choque elétrico (conseqüência diferente e desagradável). Depois de um curto período de treinamento, o rato passará a puxar a alavanca verde para conseguir comida. Como o rato, você aprendeu que quando estiver transtornado (antecedente) sente necessidade de tomar sorvete de chocolate ("bobeira" do comportamento) para se sentir melhor (conseqüência). Embora essa conseqüência imediata seja agradável, o resultado depois é engordar, o que, como o choque elétrico para o rato, é desagradável. Portanto, no caso de seus hábitos alimentares, é importante dissociar o estresse da comida e associá-lo com um hábito saudável, como dar uma volta ou parar para fazer uma meditação ou um relaxamento. Aqui a conseqüência pode ser a redução de seu nível de estresse sem o ganho de peso que você teria ao tentar reduzir o estresse comendo. Quais são seus ABCs?

Só examinou seus hábitos alimentares com cuidado, descobrirá que às vezes consome alimentos sem degustá-los ou apreciá-los. Esses eventos não programados costumam sabotar seus esforços para perder peso. Se você beber seus *shakes* de proteína diligentemente, não vai ficar com fome, mas continuará sujeito a ter ataques de desejo irrefreável de consumir alimentos-gatilho sempre que eles aparecerem na sua frente. Há várias formas de mudar esse comportamento.

Antes de mais nada, precisa conscientizar-se das circunstâncias que cercam seus comportamentos de alimentação descontrolada. Evitando esses momentos e lugares, pode evitar comer em excesso e amargar aquela sensação de que perdeu o controle. Essas circunstâncias armam uma arapuca para você marcar a "bobeira" que está procurando evitar, portanto, em vez de sentir-se uma vítima, procure assumir o controle e mude o que esse livro chama de antecedentes. Estes antecedentes se encaixam em uma de duas categorias: atitudes que você pode mudar e atitudes que não pode mudar. Mas mesmo que você não possa mudar alguns antecedentes que o estejam levando a comer demais, pode mudar sua reação a eles. Eis quatro passos, cada qual começando com a letra R, que aprendi com o Dr. John Foreyt, que dirige o programa de nutrição na Universidade de Baylor, no Texas.

REDUZIR O ESTRESSE

Você pode controlar o estresse que conduz ao consumo excessivo de comida reduzindo seu nível de estresse geral. Ler um romance, reservar tempo para fazer exercícios, dormir melhor, e fazer de si mesmo uma prioridade são todas formas de diminuir seu nível de estresse em geral. Dar uma caminhada em vez de assaltar a geladeira pode contribuir mais para reduzir o estresse do que comer uma caixa inteira de biscoitos. Aliás, os estudos mostram que 92% dos que mantêm o peso se exercitam regularmente, ao passo que apenas 34% daqueles que voltam a ganhar peso se exercitam com freqüência. (Veja o Sexto Passo, com conselhos sobre exercícios).

RESTRINGIR OS ESTÍMULOS
Eis um exemplo: você pisa no chão frio ao lado da cama ao acordar de manhã. Para evitar esse problema no futuro, você põe chinelos ao lado da cama antes de se recolher. Na manhã seguinte, acorda e encontra os chinelos. Portanto, o chão frio não o incomoda mais. Traduzindo para a alimentação, procure encher a geladeira de alimentos saudáveis e se livrar dos que não sejam saudáveis, ou então planeje o que vai comer em um certo evento. Costumo aconselhar meus pacientes a beber um *shake* de alto teor de proteína antes de irem a um casamento, por exemplo, e depois comer coisas seletas apenas dos pratos de salada e legumes, provando só um tantinho da tradicional coxinha de frango ou do palitinho de filé com *bacon*, só para não ficar aguando.

RECOMPENSAR-SE PELO SUCESSO
Use um calendário ou um diário para registrar suas tentativas cotidianas de controlar sua alimentação. Depois de cada semana positiva, estipule uma recompensa para dar a si mesmo no futuro.

RECORRER A BOAS COMPANHIAS
Procure evitar as pessoas que o criticam por estar gordo, e tente relacionar-se com gente que o elogie quando você estiver emagrecendo. Muitas pessoas vão querer que você volte a engordar por vários motivos — e elas não conseguem nem admitir por que estão fazendo isso. Algumas podem simplesmente sentir inveja de você; ver você emagrecer as deixa incomodadas por também se acharem gordas. Seu cônjuge pode se sentir ameaçado pela sua perda de peso por temer que você passe a atrair a atenção do sexo oposto. Se tiver um amigo muito chegado que tenha um comportamento bem positivo, pense em trabalhar com ele, no sentido de perder peso. Vai ser mais divertido caminhar com companhia, e você pode seguir os conselhos do livro junto com alguém! Vocês podem se incentivar mutuamente; também é possível recorrer a comunidades na Internet como aquela oferecida no site www.LAShapeDiet.com como forma de obter apoio social.

> **QUATRO PASSOS PARA EVITAR A INFLUÊNCIA DOS ANTECEDENTES**
>
> Antecedentes ⟶ Bobeiras
> Reduzir o Estresse
> Regular os Estímulos
> Recompensar-se pelo Sucesso
> Recorrer a Boas Companhias

Agora vamos tratar do comportamento negativo em si. Você pode mudar a natureza desse comportamento recorrendo a alimentos melhores ou porções menores. Portanto, pode dar-se permissão para comer alimentos não-incluídos em sua dieta — talvez na refeição que faz toda noite de domingo na casa de sua mãe. Porém, pode escolher sabiamente e comer porções menores enquanto estiver lá. Por fim, até se não puder evitar o abuso, pode mudar as conseqüências dessa bobeira, compensando-a com comportamentos saudáveis. Digamos que tenha tido um fim de semana maravilhoso e tenha feito várias refeições pesadas deliciosas. Agora voltou ao trabalho. Por que não usar dois substitutos de refeição de um a quatro dias e ver se consegue compensar as calorias extras consumidas no fim de semana? Depois volte a substituir apenas uma refeição por dia. Não há culpa nem raiva quando se exerce a opção de corrigir seus ABCs por sua própria iniciativa. Compreendendo como usar os ABCs, é possível controlar seu corpo de uma forma diferente. Só que, como ninguém é perfeito, as conseqüências indesejáveis vão acontecer. Porém, as más conseqüências em termos de ganho de peso jamais resultam de se marcar bobeira só uma ou duas vezes. São só verdadeiras séries de ABC formando um padrão de comportamento farão sua dieta ir por água abaixo. Na próxima parte, você vai aprender como enfrentar os comportamentos cujas conseqüências fogem ao seu controle.

Estratégias de Defesa

Até mesmo se você não puder evitar um lapso, pode mudar sua forma de reagir a ele. Em primeiro lugar, precisa ser capaz de se perguntar por que ocorreu o lapso sem se recriminar. Quase todas as pessoas cometem lapsos de vez em quando. Tente observar sua situação e identificar o problema. Ficar zangado consigo mesmo só vai piorar a situação; portanto, acalme-se e procure se controlar. Em segundo lugar, renove seu compromisso conversando consigo mesmo ou escrevendo. Conversar consigo mesmo é falar sozinho de uma forma que mude seus padrões de comportamento. Recorde-se do motivo pelo qual perder peso é tão importante para você. Recorde-se de suas metas. Diga a si mesmo que seria ridículo tornar inútil toda a trabalheira que já teve por causa de um lapso de nada. Volte imediatamente a observar sua dieta. Não use o lapso como uma desculpa para desistir. Finalmente, consiga apoio social debatendo seus problemas com um profissional, um amigo, um grupo de apoio ou um colega de Internet. Enfrentar os inevitáveis deslizes é tão importante quanto organizar um esquema para evitar o descuido.

Prevenção da Relapsia

A teoria de prevenção da recaída, ou relapsia, baseia-se nas pesquisas psicológicas sobre vício em drogas e fumo. Sabe-se muito bem que os fumantes que tentam parar costumam voltar a tentar várias vezes. Diz-se que Mark Twain parou de fumar dez vezes. Os seres humanos são imperfeitos, e você não pode abandonar sua resolução toda vez que cometer um erro. Há momentos em que simplesmente você sai dos trilhos e pronto. Para evitar que isso aconteça a toda hora, precisa anotar seus lapsos e descobrir se eles estão formando um padrão específico.

Será que você sempre compra comida de lanchonete ao vir do trabalho para casa? Será que isso acontece porque você fica com fome e não planejou uma refeição saudável que possa fazer em casa? A solução é aprontar tudo na sua cozinha para preparar refeições com facilidade. Compre comida congelada ou peitos de frango ou peixe congelados e descongele-os na geladeira antes de sair para o trabalho. Grelhe a carne, se possível use um grill elétrico que permita recolher o excesso de gordura do alimento, e faça os legumes no vapor em um microondas. Acrescente uma salada de pacote, e você estará prontinho para consumir uma refeição rápida e fácil quando chegar em casa. Se precisar de algo para enganar a fome no caminho de casa, traga sempre uma barra de proteína consigo.

A prevenção da relapsia usa os recursos anteriormente debatidos na parte deste capítulo que trata do ABC em uma forma intensa e direta quando seus comportamentos correm maior risco de sair do seu controle. Reconhecendo seus lapsos alimentares e fazendo algo para compensá-los, você estará evitando recaídas e o colapso inevitável. A prevenção da relapsia envolve a identificação de um padrão de comportamento que precisa ser modificado e sua correção antes que você perca o controle sobre ele.

Preparar, Apontar, Começar, Relaxar, Recomeçar

Recentemente vi uma tira no *New Yorker* em que uma mulher de meia-idade se encontrava sentada com suas duas amigas a uma mesa de restaurante. Enquanto leva uma garfada de bolo de chocolate à boca, ela diz: "Estabeleci uma meta, já a cumpri, provei que podia cumpri-la, e agora ela que se dane." Acredite se quiser, acho que isso é um comportamento saudável. Você precisa se dar permissão para "soltar as frangas" de vez em quando. Para algumas pessoas, uma noite por semana consumindo uma refeição fora dos trilhos é a recompensa de que necessitam para continuar se controlando.

ESTABELEÇA METAS QUE POSSA ALCANÇAR

Perda de Peso Semanal _____

Comportamento ao Comer _____

Exercícios _____

Lazer e Divertimento _____

Família _____

Trabalho _____

Outros _____

Mudar o comportamento não é fácil; portanto, estabeleça uma meta e uma data para começar. Depois prepare-se, comprando tudo de que precisa para dar a partida. Agora comece. Use toda a sua determinação para atingir sua meta.

Um problema comum é estabelecer metas irreais que ninguém pode atingir. Isso só irá desanimá-lo. Você deve saber quanto peso pode perder realisticamente a cada semana, e essa pode ser uma das metas. Porém, não deve ser a única. Se estiver tendo problema para se livrar de um certo hábito de consumo de um alimento-gatilho, veja se pode reduzir o hábito pela metade durante uma semana e eliminá-lo por completo na semana seguinte. Tente reduzir a velocidade com que come, pondo o garfo de lado entre as garfadas. Pode levar mais cinco ou dez minutos para terminar de comer, ou parar dez minutos entre os pratos. Coma a salada primeiro, depois descanse. Sente-se e coma o prato principal, depois saia da mesa. Por fim, coma sua fruta ou sobremesa.

Procure acompanhar seu progresso ao tentar alcançar estas metas menores, e você terá certeza de que está rumando para sua meta final de perder peso e manter-se magro pelo resto da vida. Recompense-se por atingir esta meta, tendo em vista, porém, que é hora de recomeçar. Estabeleça nova meta e procure atingi-la. É necessário fazer mudanças gradativas, mas sempre há mais o que fazer e aprender. Acredito que a melhor defesa é um bom ataque, e não só no futebol. Se você se concentrar em atingir a meta seguinte, não vai ter tempo de se preocupar em perder terreno no progresso rumo à meta que você já atingiu.

Conversar Consigo Mesmo

Conversar consigo mesmo é uma estratégia importante cujo significado desejo repassar e cujo funcionamento pretendo explicar em detalhes. Quando você está tentando mudar um comportamento, conversar consigo mesmo pode ajudá-lo a levar suas intenções a cabo. Esta conversa consigo mesmo não consiste em falar em voz alta, mas sim em escutar uma voz interior.

Se eu estiver chegando perto de uma mesa de bufê e houver nela um monte de pratos que eu não deveria estar comendo, posso usar essa conversa comigo mesmo para me convencer de que, no fundo, não quero comer aquelas coisas. Penso em quantas horas na esteira uma fatia de bolo de chocolate representa. Olho com todo o cuidado os alimentos gordurosos para encontrar aspectos repugnantes neles, tais como poças de óleo ou manchas de gordura na mesa. Uso imagens negativas suficientes para contrabalançarem meu desejo de consumir aqueles alimentos. Também me concentro no sabor dos alimentos corretos — por exemplo, como vai estar delicioso o melão-cantalupe ou a melancia.

Às vezes, a gente só precisa dizer não usando essa conversa consigo mesmo. Lembro-me de estar na primeira classe em um vôo de uma empresa aérea em que a sobremesa era um *sundae* feito conforme a vontade do freguês. Eu ouvia o carrinho lotado de *sundaes* com calda de chocolate quente vindo pelo corredor. Comecei a falar comigo mesmo: não, não, não, durante vários minutos, recordando-me da resolução de dizer não. Quando o carrinho passou, eu ainda estava dizendo não a mim mesmo, em voz alta, dentro de mim. Se você não fizer nada e esperar a comissária de bordo colocar o sorvete diante de você, prevejo que há uma chance de 50% de que talvez você diga sim, só dessa vez. A chave da conversa consigo mesmo é planejar o que deseja dizer a si mesmo em momentos críticos, para obter os resultados esperados.

Registre Tudo por Escrito

Para muitas pessoas, a forma mais eficaz de controlar seus sentimentos é vê-los expressos por escrito. Escrever o que você sente pode ser um recurso tão inestimável que vale a pena falarmos dele com mais detalhes. Se você gosta de anotar listas e sentimentos, mantenha um diário para não sair da linha. Escrever tudo o que você come e os exercícios que faz pode ser uma forma muito eficiente de manter controle sobre seus comportamentos. Gosto de analisar uma semana de cada vez e usar as noites de domingo para planejar a semana seguinte. Você pode descobrir a rotina que melhor lhe convier, mas compre um diário e comece a escrever tudo nele. Que comportamentos você deseja mudar a cada dia? Quando foi que cometeu um lapso, e por que isso aconteceu? Como poderia reagir de forma diferente da próxima vez sob as mesmas circunstâncias?

Todos queremos que nos elogiem por nossas vitórias, e você pode elogiá-las por escrito, para si mesmo. Anote os comportamentos que quer aplaudir, e atribua-se uma estrelinha quando tiver alcançado sua meta. No fim da semana, some as estrelinhas e estabeleça um placar que mereça uma compensação semanal. Estabeleça como meta alcançar um certo número de estrelinhas, para ganhar uma recompensa que não seja comida. Pode economizar para essa recompensa não comprando as comidas que não deveria estar consumindo e evitando refeições de lanchonete. Descobrirá que substituir as refeições custa muito menos do que as refeições substituídas.

Reconhecimento e Modificação de Padrões de Comportamento

Pelo diário, você pode identificar padrões de comportamento. Talvez você goste de beliscar à tarde, no trabalho, ou comer salgadinhos à noite, diante da televisão. Pode ter passado a semana muitíssimo bem, até seu chefe lhe dar aquele sermão. Examine seus padrões de comportamento, e analise-os em termos de cronometragem, fatores agravantes prováveis e gatilhos diretos para comportamentos saudáveis ou não-saudáveis.

Como não Puxar o Próprio Tapete

Você já parou para pensar por que parece agir contra seus próprios interesses? Pode parecer que está com tudo sob controle quando, por nenhum motivo aparente, você se sabota. Há muitos motivos para comportamentos autodestrutivos, inclusive o medo de mudar. Já tive muitas pacientes que sabotaram suas tentativas de perder peso porque não gostavam da atenção que recebiam dos homens depois de ficarem esbeltas. Essas mulheres estavam usando sua gordura como defesa contra a necessidade de enfrentarem seu medo de se relacionar com um homem. Nesses casos, discutir o relacionamento em uma terapia individual ou em grupo ajudou essas mulheres a superarem seu medo de manter relacionamentos, e elas, logo em seguida, começaram a perder peso. A depressão leve também pode ser um motivo para sabotar-se. Se você desconfiar que está deprimida, fale com seu médico sobre este problema comum, que costuma decorrer do estresse contínuo. Você pode achar que seus outros problemas são mais fáceis de resolver, uma vez que sua depressão tenha recebido tratamento adequado. Por falar nisso, sabe-se que consumir uma dieta saudável e exercitar-se regularmente fazem parte do tratamento de formas comuns de depressão.

Reforçar seus hábitos não é algo que se faz apenas uma vez. É um processo contínuo que o leva a novas e melhores metas durante o resto de sua vida. Perder peso é apenas o primeiro passo para melhorar sua saúde interior. Para continuar a reforçar sua dieta, você vai precisar de uma certa dose de inspiração. Uma das formas mais eficazes de inspirar as pessoas a mudar é contar-lhes histórias reais de outras pessoas que modificaram suas vidas. No Quinto Passo você descobrirá como se motivar para ser bem-sucedido.

QUINTO PASSO

Inspiração

Como encontrar sua voz e sua visão interiores

Agora que você já tem todos os recursos, precisa mudar. Tem o conhecimento nutricional, prático e comportamental de que precisa para mudar sua vida e, se você já começou a implementar o programa, pode estar notando algumas mudanças positivas. Existem, inclusive, alguns recursos para ajudá-lo a evitar que não dê continuidade a seus novos comportamentos. Este capítulo trata de como encontrar a força interior para tomar posse dessa sua nova vida.

Quero que você tome posse de sua perda de peso. Isso não vai acontecer da noite para o dia. Em meus programas clínicos, digo aos pacientes que ainda não tomaram posse da perda de peso deles, a menos que tenham mantido o novo peso durante seis meses a um ano.

Nesta era secular, preciso ter cuidado com o que digo sobre religião. Afinal, a religião tem levado a culpa pela crise do Oriente Médio, pelo terrorismo e pelas guerras que vêm acontecendo ao longo da História. Porém, quando se retira a camada superficial das organizações que giram em torno da religião, o que se encontra no cerne de todas as religiões e formas de espiritualidade é a busca de uma voz interior.

A maioria de nós passa o dia sem dar muita importância à espiritualidade. Aliás, a maioria de nós não reduz o ritmo o suficiente para ser capaz de ouvir a própria voz interior. Existem vários exemplos do poder da voz interior, que os cientistas chamam de interação mente-corpo. Na medicina tradicional chinesa, há a prática do chamado Qi-Gong (que se pronuncia chi-gong). Neste exercício, você aprende a reduzir seu ritmo alguns minutos por dia e entrar em contato consigo mesmo. Um de meus professores na Escola de Medicina de Harvard, o dr. Herbert Benson, escreveu um livro intitulado *A resposta do relaxamento* (Nova Era, 1995). Ele foi capaz de usar a ciência ocidental para demonstrar que a mente poderia afetar a pressão sangüínea, a temperatura e a respiração. Você pode ter visto mímicos que ficam nas esquinas horas a fio na mesma posição, respirando muito superficialmente. Eles atingem esse estado por meio da meditação profunda.

Os pacientes às vezes me dizem que comem tipos diferentes de alimentos-gatilho, dependendo de seu estado emocional. Se estiverem furiosos, comem coisas salgadas. Se ficarem tristes, querem doces ou chocolates. A meditação durante o dia, seja feita isoladamente, ou sob forma de reflexão ativa sobre problemas enquanto você se exercita, pode reduzir seu nível geral de estresse e a necessidade de consumir alimentos-gatilho.

O Estresse e a Resposta do Relaxamento

Você pode reduzir sua pressão sangüínea, seu pulso e sua temperatura corporal por meio do relaxamento. Até mesmo suas ondas cerebrais ficam diferentes quando você está relaxado. Elas não são tão lentas como quando você dorme, mas não estão no mesmo estado de alerta máximo em que muita gente se encontra no caminho para o trabalho ou quando está à sua escrivaninha.

No meu dia-a-dia, vejo muitas pessoas que estão longe de estarem relaxadas. Seus rostos ficam vermelhos, falam em tom exaltado e acelerando, interrompendo os outros antes que possam terminar uma frase. Sua pulsação se acelera e sua respiração é superficial. Esse tipo de comportamento, às vezes chamado tipo A, pode ser resultado de altos níveis de hormônios do estresse. Esses hormônios, chamados "catecolaminas", são excretados pela glândula supra-renal. Seus níveis sobem com o estresse de dez até cem vezes o normal, e elevam a pressão sangüínea, a pulsação e a temperatura do organismo. Para quem tem pressão alta, esse costuma ser o gatilho para um derrame.

É importante diferenciar este comportamento destrutivo do tipo A, que é introvertido, do comportamento de alta energia, que se expressa de maneira extrovertida, sem o estresse interior e a raiva característica do comportamento do tipo A. Os cientistas descobriram que a personalidade tipo A, rápida no gatilho, está associada a uma reação de luta ou fuga na maioria dos indivíduos que se comportam desta maneira.

O estresse manifesta-se em vários sabores, e algumas pessoas conseguem controlá-lo para poderem parecer descontraídas por fora (tal como o golfista profissional que está dando uma tacada que pode lhe render 50 mil dólares), mas por dentro estão um feixe de nervos. Este é o pior tipo de estresse, e pode levar a doenças e a quadros que não se relacionam obviamente com o estresse inclusive azia, síndrome do cólon irritável (prisão de ventre e/ou diarréia), erupções de acne, dores na bexiga, micção freqüente, dores musculares e dores nas costas.

Como ganhar peso também é um distúrbio relacionado com o estresse, muitos desses problemas de saúde costumam acompanhar o excesso de peso ou a obesidade. Já vi milhares de pacientes que sofriam de excesso de peso e de uma dessas doenças. Aliás, houve um ano em que tratei de tantos pacientes com excesso de peso combinado com dores lombares e nos joelhos que um plano de saúde, na hora de reavaliar meu credenciamento, me colocou na lista como especialista em clínica geral, em vez de nutrição.

Os sintomas de doenças relacionadas com o estresse não se ligam necessariamente de forma óbvia à sua causa original. Mas você precisa saber a causa para resolver o problema; caso contrário, vai se dar mal. Muitos dos medicamentos populares tentam (sem sucesso, com freqüência) curar problemas como enxaquecas associadas com o excesso de peso, que desaparecem depois que se elimina ou controla o estresse.

Embora você muitas vezes não tenha como controlar a situação familiar ou ocupacional causadora de seu estresse, pode achar meios de controlar sua reação a ela. Por exemplo, pode afastar-se fisicamente do lugar em que se situa a fonte de estresse. Pode tirar umas férias do estresse. Pode planejar como reduzir ou eliminar os eventos estressantes. Pode substituir um comportamento estressante por um comportamento saudável ao reagir ao estresse. Pode reorganizar seu escritório, sua mesa, seu quarto ou seu calendário para reduzir o estresse. Pode acrescentar meditação à sua vida como um hábito à parte (debatido no capítulo seguinte), de modo a ajudar a reduzir seu estresse. Ao se equilibrar sob os aspectos físico, emocional, intelectual e espiritual, descobrirá que está reagindo menos aos mesmos eventos estressantes de antes. Vou lhe dar exemplos de como as pessoas modificaram suas reações aos mesmos eventos estressantes, de forma a não entrarem no círculo vicioso de comer por causa do estresse.

Como Escutar sua Voz Interior Enquanto Medita

A meditação é o processo de reduzir seu ritmo o bastante para experimentar o momento presente. Tenho um excelente amigo que gosta de dizer: "O passado já passou, o futuro é um mistério, mas o dia de hoje é uma dádiva. É por isso que o chamam de presente." Pouquíssimos de nós vivemos o aqui e o agora. Preocupamo-nos com o momento em que atingiremos o próximo destino ou o que podíamos ter feito antes para que algo tivesse um resultado diferente. Mesmo que você pudesse ter agido de outra forma antes, para evitar um resultado negativo, não adianta nada ficar remoendo isso e estragando o momento presente.

Para meditar, reserve pelo menos cinco minutos em sua casa ou no trabalho para respirar e relaxar. Procure escolher um momento e um lugar em que não seja interrompido. Deite-se no chão com um travesseiro debaixo da cabeça e feche os olhos. Conte até três enquanto inspira e até quatro ao eliminar o ar dos pulmões. Pense apenas em sua respiração. Quando estiver se sentindo bem relaxado e quase terminando seu intervalo para meditação, vá abrindo lentamente os olhos e retomando seu padrão de respiração normal. Quando você se sentir confortável meditando durante cinco minutos, prolongue sua meditação para 15 minutos. Logo descobrirá que esse tempo é tão agradável que vai curtir uma boa meia hora de meditação.

Enquanto respira, pode achar difícil manter a cabeça concentrada em sua respiração somente. Se isso acontecer, pode se concentrar em uma palavra, uma imagem ou um som. Pode pegar um objeto da sala ou pendurar um móbile no teto que use como ponto focal. Pode pôr para tocar uma música relaxante que o faça descontrair, ou até um som de fundo, como o de um rio, do oceano ou do vento. Pode também repetir uma palavra para si mesmo que seja significativa e lhe possibilite concentrar seus pensamentos.

Se meditar totalmente imóvel for impossível para você, pode fazer alongamento ou ioga enquanto medita. Se seus músculos sofrerem câimbras enquanto você medita, pode não ter se relaxado completamente. Tente pensar em seus grupos musculares e ter certeza de que estão relaxados. Alongue-se novamente contra uma parede ou segurando-se em uma cadeira, ou simplesmente assuma posturas de ioga que possam reduzir o estresse, aliviando a sensação de câimbra em seus músculos e articulações.

Sentar-se diante do seu computador ou à sua escrivaninha pode produzir tensão nos músculos do pescoço, da parte superior das costas e do peito. Fique de pé a cada 30 minutos e alongue os músculos do pescoço girando lentamente a cabeça. Depois levante e abaixe os ombros. Estique os braços para a frente e mova-os para a frente e para trás em pequenos círculos. Em seguida, com os pulsos cerrados diante de seus olhos, abra os braços, como se estivessse segurando halteres, e depois dobre os cotovelos, empurrando-os para trás, até passarem ligeiramente das suas costas. Você deve sentir um alongamento e um aquecimento no meio do peito. Faça esse e todos os demais alongamentos devagar, para poder obter todos os benefícios que proporcionam.

Para alongar a parte lombar das costas, deite-se ao comprido no chão, de barriga para cima. Com a perna esquerda estendida, dobre a direita e ponha o pé direito com a sola totalmente em contato com o chão. Agora, erga lentamente sua perna esquerda até estar em um ângulo de 45º com o chão. Deve sentir um puxão de leve na parte inferior das costas. Faça isso de cinco a dez vezes, depois alterne as pernas, de modo a erguer a perna direita com sua perna esquerda dobrada. Agora, deite-se sobre seu lado direito e erga a perna esquerda enquanto mantém a direita dobrada. (Apóie-se sobre um travesseiro se for mais confortável.) Alterne as pernas.

Agora que já dominou a arte de alongar-se e relaxar, poderá continuar escutando sua voz interior em outras situações, inclusive durante o tempo em que se exercita todos os dias.

Escute sua Voz Interior Enquanto se Exercita

No próximo capítulo, vai aprender como é o plano de exercícios da Dieta da Forma de Los Angeles, mas devo dizer que considero a meditação ativa uma parte importante do exercício. Continue lendo e aprenda como seguir sua voz interior pode tornar o exercício mais satisfatório, divertido e relaxante.

Não me sinto entediado enquanto me exercito. Não preciso assistir à televisão nem escutar programas de rádio enquanto malho. Enquanto me exercito, escuto música suave, permitindo a minha mente vaguear e resolver problemas que estão me incomodando. Minha mente entra em estados de contemplação, minimiza as preocupações e encontra soluções para questões complicadas enquanto me exercito. A maioria dos problemas não parece tão grande uma vez que tenham sido analisados cuidadosamente.

Concentrar-se com todo o cuidado nos movimentos feitos durante o exercício reduz seus níveis de estresse. Ao concentrar-se nos movimentos de seu exercício, você vai se distrair e esquecer o que o está estressando. Como vai constatar, o exercício é o único vício saudável. Quando terminar de se exercitar, assim como terminar de meditar, vai se sentir renovado e restaurado nos âmbitos da mente, da alma e do corpo.

Meditação Leva à Inspiração

Além de renová-lo e reduzir o estresse, a meditação pode levar à inspiração. Isso acontece quase magicamente. Você está pensando em algo ou até em nada em particular, e subitamente descobre alguma coisa (ou seja, tem o que em psicologia é o chamado *insight*). Não sei de onde vêm essas descobertas, nem como o cérebro conscientemente elabora novos *insights*. As pessoas religiosas acham que toda inspiração vem de Deus, ao passo que os secularistas acreditam que é uma função fisiológica do cérebro. Na verdade, as varreduras modernas do cérebro que usam a tomografia de emissão de pósitrons (PET) demonstraram que há áreas do cérebro associadas com a visão que se iluminam durante os sonhos. Portanto, pode ser a combinação de atividades em áreas cerebrais distintas que leva a novas formas de compreender as coisas.

Antigamente, os filósofos contemplavam a origem do universo e alegavam ter sonhos e visões de Deus que revelavam a eles como o universo começou. Sistemas místicos, como a Cabala do Judaísmo, o Cristianismo, em que santos recebem revelações no estado de êxtase, e o Zen Budismo, baseiam-se no poder de contemplação de causar visões e *insights*, considerados capazes de revelar o futuro. Pode-se descobrir um lado inteiramente novo de si mesmo, permitindo que a mente se acalme e explore sua realidade presente. A criatividade não pode penetrar em uma mente atulhada, que pensa em mil coisas ao mesmo tempo. Albert Einstein talvez tenha sido a mente mais criativa dos últimos séculos. Ficou famoso por afirmar: "Deus não joga dados com o universo." Ele acreditava que suas leis não estavam simplesmente corretas por acaso, em virtude da aplicação da teoria da probabilidade. Acreditava que, de alguma forma, suas descobertas a respeito do tempo e do espaço eram pensamentos inspirados. O impressionante é que inúmeras vezes se demonstrou que ele tinha razão. A cada novo telescópio montado no espaço, obtemos mais provas de que Einstein estava certo. De que outra maneira se pode explicar a visão que Leonardo Da Vinci teve do helicóptero, ou as visões de Júlio Verne sobre os submarinos, bem antes de essas máquinas existirem?

É possível que a inspiração seja apenas mais uma manifestação maravilhosa do funcionamento do cérebro humano. A capacidade de imaginar o que vai acontecer e inventar coisas novas é um poder imenso. Quero que você empregue esse poder assombroso para reforçar sua natureza interior no sentido de buscar e manter uma saúde perfeita durante toda a vida. Sua visão de onde e por que você quer perder peso e manter-se esbelto é pessoal. Neste capítulo, vou lhe contar histórias inspiradas nas milhares de histórias que escutei, de forma que você possa encontrar algumas coisas que o inspirem a perder peso e procurar manter uma saúde nutricional excelente. Mágica não existe; portanto, a base para as suas mudanças é científica. É a inspiração que possibilitará essas mudanças segundo as leis científicas que regulam seu corpo. Em outras palavras, não tem como você emagrecer só pensando.

Ciência para o Sucesso

A inspiração é uma arma muito poderosa que pode ajudá-lo a atingir sua meta em combinação com a dieta, os exercícios e a modificação do comportamento, mas não funciona sozinha. É necessário haver uma base científica por trás do seu sucesso, e há.

Milhares de pessoas exatamente como você perderam peso e continuaram magras com um programa de substituição de refeições, quantidade de proteína adequada e muitas frutas e legumes descritos neste livro como parte de uma dieta saudável e um estilo de vida sadio. Já estudei centenas de pessoas em estudos científicos formais e tratei de milhares de pacientes no meu consultório que tiveram êxito. Já viajei para o exterior inúmeras vezes e ouvi o testemunho de indivíduos em dezenas de línguas, descrevendo como perderam peso e como isso mudou suas vidas.

Você pode engordar por vários motivos. Por exemplo, já vi pacientes que ganharam peso comendo como lobos depois de um divórcio ou de perder o emprego. Essas pessoas iriam engordar, comessem alimentos saudáveis ou não. Estavam usando a comida como uma droga para reduzir o estresse, mas não estava funcionando. Só redescobrindo-se elas foram capazes de superar esses eventos críticos de suas vidas e parar de comer demais.

É claro que a velocidade de perda de peso em qualquer programa varia. A principal razão para essa variação, além das diferenças físicas que determinam a velocidade da perda de peso, é o investimento pessoal dos indivíduos em seu próprio sucesso. Como disse aquele grande filósofo do século XX, Yogi Berra, "Se as pessoas não quiserem vir ao estádio, não tem nada que você possa fazer para impedi-las!"[2]

Em meu estudo clínico, já vi uma mãe tentar convencer a filha a perder peso sem conseguir, e a filha voltar por sua própria iniciativa após vários anos e conseguir, com a mesma dieta. Na primeira consulta, a perda de peso era para a mãe, e não deu certo. Quando voltou, ela me recordou a primeira visita e me disse que dessa vez seria diferente, pois estaria perdendo peso para si mesma, e não para a sua mãe.

A ciência é importante na hora de explicar quanto peso você pode perder realisticamente se seguir este programa com todo o cuidado. Porém, não há ciência que garanta seu sucesso. Só você pode garantir seu sucesso seguindo seus planos para perder peso e manter-se magro.

Histórias de Sucesso

Saber que outros conseguiram pode ajudá-lo a visualizar seu próprio sucesso. As histórias que vou contar, adaptadas de casos da vida real que aconteceram no meu consultório, enfatizam como a perda de peso mudou a vida dessas pessoas. Para conservar o sigilo médico-paciente, mudei as identidades e qualquer semelhança com pessoas reais é mera coincidência.

Essas histórias são bastante comuns. Aliás, havia tantas histórias parecidas que precisei escolher algumas para incluir neste capítulo. O que todas têm em comum é um momento crucial de decisão e ação. Todos os resultados positivos que essas pessoas obtiveram fluíram unicamente desse momento. Em cada caso, o fator motivador foi diferente. Em alguns casos, uma lesão dolorosa desencadeou o ganho de peso, e mais sofrimento levou à ação. Em outros casos, foi o desejo de atingir uma meta específica para uma ocasião especial que fez diferença. Qual será sua motivação?

---

[2] Ex-jogador do New York Yankees, famoso pela ingenuidade de comentários de suas frases contraditórias e filosóficas do tipo: "Nós cometemos um número grande demais de enganos errados", ao explicar por que o time perdeu o jogo, ou "Se você não sabe para onde vai, pode ir parar em qualquer lugar" e "Metade desse jogo é 90% mental." (*N. do T.*)

HOMEM QUARENTÃO

Eu comia muito mal. Pulava o café-da-manhã e tomava café com leite no caminho para o trabalho. Por volta das 11 horas, já estava virando do avesso de tanta fome, e procurava o carrinho dos doces. O almoço sempre era corrido, em uma lanchonete perto do trabalho. No fim da tarde, eu ficava com fome de novo e parava em alguma lanchonete para comer umas batatas fritas no retorno para casa. Minha mulher sempre fazia jantares saudáveis, e eu nem sequer desconfiava por que estava engordando.

Depois que comecei o programa de *A dieta de Los Angeles*, tomava um *shake* como café-da-manhã e me sentia satisfeito até o meio-dia. Na hora do almoço, tomava outro *shake* e comia uma barra de proteína no carro, no caminho para casa. Quando começava a jantar, eu me sentia bem mais controlado. Nas últimas seis semanas, perdi 13kg e me sinto mais forte e mais bem-disposto. Essa é a primeira dieta que me faz sentir cheio de energia — e finalmente me libertei daqueles acessos de fome.

MULHER DE TRINTA

Eu vestia 42 até ficar grávida. Ganhei 20kg e meu manequim subiu três números com a gravidez, um peso que jamais cheguei a perder. Detestava meu corpo, e não me sentia nem um pouco sensual. Meu nervosismo era tanto que acordava no meio da noite, desesperada, pensando que ficaria daquele jeito para o resto da vida. Não queria ficar como a minha mãe, de forma alguma.

Os *shakes* da dieta de Los Angeles eram realmente deliciosos, e eu conseguia fazê-los no liquidificador da cozinha enquanto preparava a comida do bebê. Sentia-me satisfeita com meus *shakes* no café-da-manhã e no almoço. Finalmente, estou começando a perder um pouco de peso. Perdi 5kg nas primeiras quatro semanas e, em breve, todo o meu peso extra vai ter desaparecido. Entrei no grupo de exercícios "Mamãe e Eu", para introduzir um pouco de movimento na minha rotina diária, e sinto que vou tornar a usar roupas do meu manequim antigo.

MULHER DE CINQÜENTA E POUCOS ANOS

Sempre me considerei saudável, mas, desde que completei cinqüenta anos, venho notando um pneuzinho horroroso na minha barriga. Não faço idéia de como ele surgiu. Pensava estar comendo porções do mesmo tamanho de antes, mas mesmo assim estava engordando. Experimentei passar fome, mas não parecia estar fazendo progresso algum.

Depois que comecei a tomar meus *shakes* no desjejum e no almoço, senti que estava mais bem-disposta. Era bem melhor que tentar passar fome e comer miniporções dos meus alimentos prediletos. Comecei a fazer caminhadas todos os dias e, finalmente, estou perdendo peso pela primeira vez. Tenho mais energia, e estou encantada com esses 4kg que perdi em três semanas. Minha cintura está mais fina, e minhas roupas parecem mais folgadas.

HOMEM NA CASA DOS VINTE

Sempre fui gordo. Os outros faziam troça de mim, desde o jardim-de-infância. Minha mãe me levou a vários médicos, mas nada funcionava. Consegui um emprego ótimo como técnico de informática, mas nenhuma mulher queria saber de mim.

No dia em que comecei este plano, minha vida mudou. Descobri que estava queimando muitas calorias todos os dias, e podia comer bem mais do que pensava e, mesmo assim, perder 6kg por mês. Agora, cinco meses após ter começado o programa, já perdi 30kg, e não preciso perder tanto quanto pensava. Aprendi que minha meta de peso está acima do que eu pensava. Também é a primeira dieta na qual não sinto fome. Estou comendo mais proteínas saudáveis do que jamais consumi antes, e tenho energia suficiente para levantar peso na academia.

Sempre fui forte, mas agora meus músculos estão aparecendo. Conheci uma garota muito simpática na academia, e acho que as coisas vão ser bem melhores para mim agora que descobri a solução.

MULHER NA CASA DOS VINTE

Eu era bem magrinha até chegar à adolescência. Mais ou menos aos 13 anos, comecei a botar corpo. Fiquei gorda e não parava mais. Nem podia imaginar por que estava engordando. Minha mãe me levou a um especialista, e ele me deu um remédio para regular a tiróide, mas não adiantou. Eu estava engordando cada vez mais. Não achava graça nenhuma naquilo. Passava o fim de semana trancada em casa, e ninguém me convidou para o baile de formatura do secundário.

Agora, trabalho como secretária e fico sentada o dia inteiro. Há cerca de seis meses comecei a fazer essa dieta nova na qual bebo *shakes* no café-da-manhã e no almoço com proteína extra. Perdi mais de 30kg, e estou usando umas roupas novas bem maneiras. Os colegas lá da empresa andam me dando os parabéns pelo meu novo corpo. Estou me sentindo melhor do que vinha me sentindo há anos. Tenho mais energia para enfrentar o dia-a-dia, estou achando meu novo corpo fantástico e me sentindo lindona.

HOMEM NA CASA DOS TRINTA

Sou vendedor e passo o dia sentado dirigindo para um lado e para o outro. Vou de uma cidade para outra durante dias seguidos. A alimentação nesses restaurantes de beira de estrada é gordura pura, e comer é a única coisa que torna meu cotidiano um pouco menos monótono. Em apenas um ano, ganhei mais de 25kg.

Um dia, descobri este plano e senti que finalmente conseguiria me controlar. Não me entenda mal — ainda saio para comer fora de vez em quando. Mas, no dia-a-dia, me alimento de um *shake* no café-da-manhã e outro no almoço. Depois, tomo cuidado com o que peço no jantar. Aprendi que preciso de bem mais proteína do que jamais pensei que precisasse. Como 170g de carne magra no jantar, e coloco mais de 25g de proteína nos meus *shakes* no café e no almoço. É bem mais fácil do que pensei. Trago sempre uma coqueteleira comigo e preparo meus *shakes* toda manhã e na hora do almoço com um pouco de leite sem gordura. Como barras de proteína quando estou no carro, como meu lanche da tarde. Não sinto fome entre as refeições, e já perdi cerca de 13kg em apenas oito semanas. Minhas costas antes doíam de ficar o dia inteiro dirigindo, mas agora estão ótimas. Sinto-me mais autoconfiante, e minhas vendas estão indo de vento em popa.

HOMEM NA CASA DOS SESSENTA

Pensei que a minha vida fosse melhorar quando me aposentasse. No entanto, não contava com todas as horas que teria livres nas mãos. Quando a aposentadoria chegou, percorria o dia inteiro o trajeto da sala de estar até a cozinha. A porta da geladeira se abria e fechava toda vez que havia um comercial na televisão e eu me chateava. Estava assistindo a mais de 30 horas de televisão por semana. Então me lembrei de que havia uns tacos de golfe no porão, que ganhei de presente do meu chefe. Fazia anos que não tocava neles. Peguei os tacos e fui para o campo de golfe. Quando tentei olhar a bola, fiquei chocado ao perceber que mal podia enxergar além da minha pança sem me curvar. Assim não dava. Algo precisava ser feito para mudar aquela situação. Comecei a tomar um *shake* de alto teor de proteína no café-da-manhã, feito com frutinhas em um liquidificador bem na minha cozinha. É bom demais! Eu me sinto cheio de energia e sem um pingo de fome. Depois, parto para o campo de golfe. Pratico umas duas horas e volto para casa, para tomar outro *shake*. Logo depois do almoço, volto para jogar mais um pouco. Bebo um *shake* de proteína no bar da esquina. Quando chego em casa, já estou pronto para jantar, mas não sinto a fome horrorosa que sentia antes. Agora janto mais devagar e degusto os alimentos. Já perdi mais de 10kg em apenas seis semanas, e estou começando a acertar bem mais na bola, agora que consigo ver onde ela está.

MULHER NA CASA DOS SETENTA
Sempre tomei muito cuidado com o que como, mas, depois que meu marido faleceu, no ano passado, passei a sentir fome o tempo todo. Fiquei uma verdadeira bola de praia na área abaixo da cintura, e não conseguia mais vestir nenhuma das minhas roupas. Minha maior alegria é brincar com meus netos, mas a minha disposição estava indo por água abaixo, porque eu estava pulando as refeições com o intuito de perder peso e minha disposição diminuiu bastante.

Comecei a tomar esses *shakes* maravilhosos que deixam a gente satisfeita. Tomo um de manhã e outro na hora do almoço. Se encontro as minhas amigas para almoçar, tomo meu *shake* antes e peço uma salada com molho sem gordura e um copo de chá gelado para ter algo para fazer enquanto estamos conversando.

Perdi 5kg no mês passado, e a tal bola de praia da minha barriga está começando a diminuir. Fui ao médico, e ele me disse que estava feliz ao ver que eu estava emagrecendo. Minha pressão sangüínea melhorou, e meu colesterol diminuiu, tudo devido à minha perda de peso. Estou me sentindo muito bem com essa minha mudança de estilo de vida.

Escreva sua História de Sucesso

Agora é hora de você escrever qual é a sua visão de aonde quer chegar. Sempre digo aos meus pacientes: "Comece com o fim em mente." Já sabe qual é sua massa corporal magra e sua meta de peso, mas qual é sua meta pessoal para o peso que deseja atingir nos próximos três meses, seis meses e um ano? Pode revisar isso depois, mas é importante saber quais são suas metas pessoais.

> **MINHA VISÃO PESSOAL DE SUCESSO**
>
> Meta de peso: _____
>
> Tempo para perder esse peso: _____
>
> Meta de manequim (mulheres): _____
>
> Meta de cintura (homens): _____
>
> Onde quero estar dentro de três meses: _____
>
> Seis meses: _____
>
> Um ano: _____

Como Perder Peso e Ficar em Forma Podem Mudar Sua Vida

Quase todas as pessoas que perdem peso notam algumas mudanças significativas em suas vidas. Não só seus corpos sentem-se melhor, mas elas passam a ser vistas de maneira totalmente diferente por seus parentes, amigos, colegas e empregadores. Parecem mais autoconfiantes e têm melhor qualidade de vida. Eis algumas formas pelas quais as vidas das pessoas têm mudado por causa da perda de peso:

1. Conheci a mulher (o homem) de meus sonhos.

2. Fui promovido no trabalho.

3. Fui à praia com meus filhos e me senti bem de biquíni (ou de sunga).

4. Estou cabendo em roupas ótimas que comprei faz anos.

5. Recebi vários cumprimentos e me senti mais autoconfiante diante dos amigos.

6. Comprei roupas novas que jamais tinha pensado em comprar quando estava gordo.

7. Estou praticando um novo esporte (ciclismo, halterofilismo, golfe, tênis).

8. Meu sono melhorou e acordo mais bem-disposto.

9. Parei de tomar remédios para o colesterol e para pressão alta.

10. Meus joelhos e as minhas costas não estão mais doendo tanto.

11. Minha asma melhorou e, portanto, tenho menos crises graves.

12. Sinto-me otimista diante de cada dia e não me entristeço com tanta facilidade.

Como sua vida vai mudar?
1. _____
2. _____
3. _____
4. _____
5. _____

Todo Dia É uma Nova Oportunidade

Ao visualizar seu sucesso, comece cada dia como se fosse seu primeiro dia no programa. Não pense que sua meta já está garantida enquanto progride rumo a ela. Anote seu peso toda semana e mantenha um registro do seu progresso em uma tabela. É necessário notar uma tendência contínua à perda de peso. Uma forma de permanecer motivado é examinar sua visão pessoal de sucesso todos os dias e procurar não desperdiçar oportunidades de avançar para a sua meta sempre que possível.

Recompense-se por Manter o Pique

Sempre que você houver atingido uma meta de peso semanal, anote-a em seu diário e se recompense. Alguns pacientes meus colocam bolas de gude em um pote e compram um presente para si quando o pote fica cheio. Esse deve ser um processo contínuo para o resto de sua vida, e você deve continuar a se recompensar por seu progresso. Mas não se recompense com comida. Em vez disso, compre um par de sapatos ou um aparelho eletrônico qualquer no qual andava de olho. Se gostar de comprar equipamento de ginástica, tanto melhor, porque aí já vai se preparando para o próximo capítulo.

SEXTO PASSO

Exercícios para toda a vida

Não fazer nada é mais atraente do que fazer alguma coisa – principalmente quando você está estressado. Talvez isso explique por que 24% de todos os americanos nunca fazem exercícios físicos e outros 25% jamais se exercitam regularmente.

Essa falta de atividade é um fator primordial na epidemia moderna de obesidade, na medida em que nossas vidas em casa e no trabalho se tornaram mais fáceis do ponto de vista físico, por causa de aparelhos que nos poupam de exercer tanto esforço físico quanto antes, como controles remotos e abridores eletrônicos de portas de garagem. A maioria de nós vai de carro a toda parte, e os empregos em linhas de montagem vêm desaparecendo, uma vez que o setor de manufatura norte-americano vem encolhendo. Agora, somos uma sociedade baseada na informação, e a maioria das pessoas trabalha em indústrias de serviços, mantendo-se atrás de um balcão, dirigindo um carro ou um caminhão, ou sentados diante do computador o dia inteiro. Muitas mulheres estão na força de trabalho e precisam manter um emprego e cuidar de suas famílias. A família de renda dupla reservou mais ou menos 15 minutos para preparar o jantar e já não há mais tempo para os exercícios, a menos que você planeje incluí-los em sua vida.

Neste capítulo, vou começar devagar. Vou colocar você para se mexer um pouco a princípio, depois vou conduzi-lo ao longo das etapas destinadas a desenvolver os músculos com alguns exercícios ótimos que meus pacientes que tiveram bons resultados praticam regularmente. Se você já pratica algum tipo de exercício físico, pode pular para a informação formal sobre musculação. Caso contrário, comece aos poucos e vicie-se no que chamo de o único vício saudável — exercícios regulares.

Mexa-se

Milhões de americanos, tanto homens quanto mulheres, saem da cama, tomam sua ducha matinal, entram no carro, passam o dia sentados diante de uma escrivaninha, voltam para casa sentados em seus respectivos carros, jantam e depois caem no sono, após comer salgadinhos na frente da televisão antes de se recolherem. Outros milhões ficam em casa com crianças pequenas, gastam um pouco de energia dirigindo o carro para fazer as compras ou pagar as contas, alimentam os filhos e os maridos à noite, e jogam-se no sofá na frente da tevê para encerrar o dia se enchendo de salgadinhos. Você conhece essas pessoas. Se elas sentirem vontade de fazer exercícios, ficam bem quietinhas até a vontade passar. Você é assim?

Rompendo Barreiras

Quais são as barreiras que o impedem de cumprir um programa regular de exercícios?

1. "Não tenho tempo." O tempo passa a velocidades diferentes. Se você estiver aguardando no consultório médico durante uma hora ou mais, ele passa devagar. Se estiver curtindo o último dia de férias, ele parece que passa voando. Estou lhe pedindo para reservar um pouco de tempo para se mexer e fazer exercícios.

Embora você possa pensar que não tem tempo agora, neste momento, pode arranjar tempo eliminando os momentos desperdiçados em algum outro aspecto de sua vida. Perde-se tempo demais assistindo-se à televisão. Não consigo entneder por que as pessoas não conseguem encontrar tempo para se exercitarem quando muitas assistem a duas ou três horas de televisão por noite.

Examine sua vida com sinceridade, a começar pelos fins de semana. Será que não daria para você reservar algumas horas no sábado ou no domingo para caminhar no parque sozinho, com um parente ou amigo, ou com seu cachorro? Esse pode ser o primeiro passo para você começar a se mexer. Vai descobrir que esse tempo é tão relaxante que sentirá vontade de fazer isso um a dois dias por semana — e aí já estará para dar início a seu programa de caminhadas diárias e musculação.

2. "Quando me exercito, meus músculos ficam doloridos e perco o fôlego." Se estiver fora de forma, vai precisar vestir-se com roupas aquecidas e fazer alongamento apropriado antes. Faço alongamento durante o dia inteiro

para reduzir o estresse, principalmente dos músculos pequenos ao redor do pescoço e dos ombros.

Se você tiver lesado algum músculo antes, durante uma sessão de exercícios, deve evitar erguer mais peso do que pode manusear confortavelmente. Eu me lembro que fui à academia uma vez e presumi que podia começar com uma rosca direta com halteres de 9kg depois de ter ficado mais de um ano sem me exercitar. No dia seguinte, meus músculos doíam tanto que eu mal podia mexer os braços.

Neste capítulo, você aprenderá como desenvolver os músculos criando uma ardência ligeira em vez de dor nos músculos depois de cada exercício de musculação. Aprenderá como manter a quantidade de peso que você ergue em qualquer exercício sob controle, usando movimentos especiais e prestando atenção à forma e à postura adequadas para fazer cada exercício. Aquela coisa do "sem dor não há ganho" é perigosa e já saiu de moda.

Se você já perdeu o fôlego enquanto estava correndo na pista de atletismo no secundário, lembra-se disso como uma experiência desagradável. Seu cérebro diz ao seu diafragma para respirar com mais força para você se livrar do gás carbônico nos pulmões e inspirar mais oxigênio. Dói porque o diafragma, um músculo semelhante a uma folha de papel na base dos pulmões, tem terminações nervosas, como qualquer outro músculo. Você não sentirá esse desconforto neste plano de exercícios físicos, porque não fará esse tipo de exercício. Aprenderá a usar a caminhada, a esteira ou o aparelho elíptico a uma freqüência cardíaca que queime gordura, mas não o deixe sem fôlego. Aliás, à freqüência cardíaca ideal, você deve ser capaz de conversar com alguém normalmente.

3. "Fazer exercício é um porre." Ir à academia pode até ser uma forma de romper com a sua rotina. Algumas academias ficam abertas 24 horas por dia; portanto, você pode escolher uma hora que seja mais conveniente para você. Tome uma ducha por lá e relaxe nos fins de semana, ou entre e saia rapidamente para uma sessão de exercícios compacta durante a semana — a escolha é sua. Se quiser se exercitar em casa, crie um espaço especial para funcionar como sua academia doméstica. Pode ser um canto do seu apartamento ou da sua casa onde você deixa o seu equipamento de ginástica. É possível que você já tenha ali algum equipamento usado principalmente como cabide de roupa. Gastou dinheiro nesses trecos, portanto é melhor começar a usá-los!

> **O EXERCÍCIO É UM VÍCIO SAUDÁVEL**
>
> Exercitando-se uma hora por dia, em média, você reduz seu desejo irresistível de comer as coisas erradas que resultam de seus estresses na vida. Acredite se quiser, se reservar algum tempo para se exercitar, vai mudar a si mesmo, modificar seus estresses e muitas pessoas e coisas que o deixam estressado.

Escolha uma área bem iluminada, se puder, e instale um radinho ou um tocador de CD por perto para você poder escutar música enquanto se exercita. Se for a uma academia, leve um fone de ouvido. Crie um ambiente completo, incluindo uma iluminação confortável e música inspiradora, e tenha uma barra energética e uma garrafa de água à mão enquanto malha. Se ficar com fome durante o exercício no fim da tarde, uma barra de proteína pode ajudá-lo a terminar sua sessão de exercícios em boa forma, de maneira a evitar o cansaço muscular.

É preciso dar um jeito de inserir o exercício em sua vida. Leia revistas e livros sobre boa forma física e compre roupas novas para malhar. Volte aos seus tempos de faculdade usando roupas com o logotipo de sua universidade predileta, ou compre camisetas para malhação durante as férias, que lhe recordem aquele lugar especial para poder relaxar. Ao se envolver nessa experiência, deixará de achá-la maçante — e será capaz de curtir aquela sensação agradável que temos quando fazemos algo que adoramos.

Exercícios Aeróbicos e de Resistência com Pesos

O exercício costuma dividir-se em duas categorias: exercícios aeróbicos e exercícios de resistência com pesos (musculação). Essa divisão é meio artificial, pois quase todos os exercícios tanto elevam sua freqüência cardíaca quanto exercitam alguns músculos. Porém, é bom dedicar parte de qualquer sessão formal de ginástica a esses dois tipos de exercício.

Exercícios para seu Músculo Cardíaco: Aeróbicos

"Aeróbico" é um termo científico que designa a atividade que mantém sua freqüência cardíaca elevada o suficiente para exercitar seu músculo cardíaco. Antigamente, os seres humanos não tinham escolha senão gastar sua energia em exercícios aeróbicos. Se houvesse um tigre dente-de-sabre perto de você, era hora de pôr sebo nas canelas. Hoje, precisamos marcar compromisso com nós mesmos para andar, correr ou praticar outras formas de exercício aeróbico.

O exercício aeróbico exige movimentos musculares amplos durante um certo tempo, enviando oxigênio ao aparelho cardiovascular e elevando sua freqüência cardíaca para pelo menos 50% de sua freqüência máxima durante um período de 20 minutos. Tire um minuto para calcular sua freqüência cardíaca pessoal (FCP) agora:

---

220 MENOS SUA IDADE = FREQÜÊNCIA CARDÍACA MÁXIMA (FCM)

(FCM — Freqüência Cardíaca em Repouso) x 0,5 = FCP 50
(FCM — Freqüência Cardíaca em Repouso) x 0,6 = FCP 60
(FCM — Freqüência Cardíaca em Repouso) x 0,7 = FCP 70

(Esse cálculo especial para FCP 50, FCP 60, FCP 70 explica freqüências cardíacas diferentes em repouso para os indivíduos em níveis diferentes de condicionamento. Algumas academias simplificam isso, calculando a percentagem de sua freqüência cardíaca máxima adaptada à idade. Essas metas são apenas uma diretriz para você entender como se exercitar dentro de uma faixa segura de freqüências cardíacas. Portanto, não vá esquentar a cabeça, tentando chegar a um valor exato).

Para medir sua Freqüência Cardíaca em Repouso, fique sentado bem quieto durante 15 minutos e depois tome seu pulso durante dez segundos, multiplicando o resultado por seis.

Primeira semana: Exercite-se mais ou menos à FCP 50 durante 20 minutos.

Semanas 2 a 12: Exercite-se mais ou menos à FCP 60 durante 30 minutos.

Em boa forma física: Exercite-se aproximadamente à FCP 70 durante 30 minutos.

As freqüências cardíacas não são números absolutos, mas representam uma faixa aceitável de 50 a 80% de sua Freqüência Cardíaca Máxima adequada à idade. Você pode obter proteção adequada do músculo cardíaco com as faixas mais baixas antes referidas. Já se provou que você queimará mais gordura se puder se exercitar durante mais tempo a uma freqüência cardíaca baixa do que se estafando a uma freqüência cardíaca alta durante menos tempo. Portanto, escolha uma freqüência na qual se sinta confortável na hora de se exercitar, e se sinta aquecido e suado lá pelo final do seu exercício aeróbico. Na freqüência cardíaca correta, o exercício aeróbico deve ser agradável a ponto de você sentir vontade de fazer de novo. Não procure fazer exercícios mais difíceis antes da hora. Você deve seguir a escala abaixo gradativamente, à medida que sua forma física vai evoluindo:

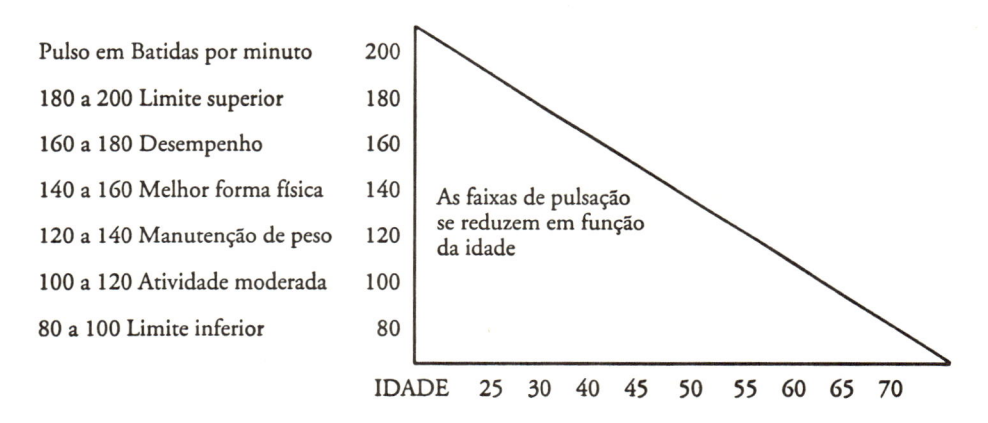

Pulso em Batidas por minuto	200
180 a 200 Limite superior	180
160 a 180 Desempenho	160
140 a 160 Melhor forma física	140
120 a 140 Manutenção de peso	120
100 a 120 Atividade moderada	100
80 a 100 Limite inferior	80

As faixas de pulsação se reduzem em função da idade

IDADE 25 30 40 45 50 55 60 65 70

SUBA MAIS UM DEGRAU NOS EXERCÍCIOS AERÓBICOS
Durante anos, os órgãos governamentais e os acadêmicos, como eu, recomendaram pelo menos três sessões de exercícios aeróbicos de 20 minutos ou mais por semana para condicionar o coração e pelo menos quatro sessões de 45 minutos de musculação, como erguer pesos toda semana, para que a pessoa nunca mais ganhe peso. A Academia Nacional de Ciências norte-americana já aumentou essa recomendação para 30 a 60 minutos de exercício aeróbico por dia. A reação a esse aumento nos exercícios recomendados foi de surpresa e ceticismo. Como se pode pedir a uma população que já não estava atendendo às recomendações anteriores para se exercitar ainda mais? Outros especia-

listas, inclusive o dr. Jim Hill, da Universidade do Colorado, argumentaram que os níveis mínimos de exercício, tal como alguns milhares de passos por dia, quando combinados com uma redução muito pequena da ingestão de alimentos comparável a um punhado de balas pequeno (100 calorias), podem resolver o problema da obesidade, reduzindo o ganho de peso constante na nossa sociedade. Embora começar a se mexer seja um bom começo, como já disse antes, gostaria de incentivá-lo a avançar mais um degrau na busca da sua melhor forma física — o jeito de ser da forma de Los Angeles!

Se você estabelecer a meta de uma hora de exercício por dia, pode acabar se surpreendendo e atingindo sua meta. O exercício não deveria ser uma coisa penosa, mas, se você quer ser esbelto e saudável, precisa se esforçar para isso. Escolha uma atividade de que goste, para poder ficar fácil incluir o exercício em sua vida diária, e experimentará as vantagens fisiológicas, psicológicas e bioquímicas que o exercício tem a lhe oferecer. Complemente suas sessões de exercícios com atividades recreativas que aprecie.

COMO ARRANJAR TEMPO PARA MALHAR

Uma das melhores formas de aumentar suas atividades para queimar calorias é subir escadas, em vez de pegar o elevador toda vez que vai subir três ou quatro andares. Caminhar depois do jantar pode ajudar na digestão e na disposição enquanto se queimam calorias.

O primeiro passo para se tornar mais ativo é simplesmente começar a se mexer. Use tênis de caminhada confortáveis e saia com sua família, amigos ou vizinhos para uma caminhada matinal ou vespertina. Se isso não for possível, caminhe na hora do almoço depois de tomar seu Shake Controlador. Permita-se mudar e dar aquela arrancada na primeira semana, de modo a começar um hábito que vai durar o resto de sua vida. Caminhar é o primeiro passo para seu progresso, e é fácil fazer isso na hora do almoço ou sempre que tenha de 15 a 20 minutos livres. Se necessário, divida a caminhada em várias sessões até completar 30 minutos.

Pode também escolher atividades divertidas, como jardinagem ou golfe, ou outras, como limpar o quintal, varrer folhas com o rastelo ou plantar árvores. Planeje essas atividades durante o fim de semana para manter seus ossos e músculos em atividade.

A seguir, encontram-se alguns exemplos de exercícios aos quais se pode recorrer para completar seu tempo de exercícios aeróbicos diários. A lista inclui tanto atividades menos vigorosas que levam mais tempo e exigem mais movimentos quanto aquelas que são mais vigorosas e duram menos tempo.

Portanto, é só escolher uma atividade de que goste e praticá-la. Será necessário apenas fazer dela um hábito. Eu, pessoalmente, gosto de fazer minhas sessões de exercício formal em uma academia ou em casa e contar as atividades relacionadas aqui como extras para queimar mais gordura.

Paralelamente ao seu exercício diário, os especialistas recomendam que você dê 10.000 passos por dia. Um pedômetro é uma forma excelente de acompanhar quantos passos você deu no decorrer de um dia. Esses dispositivos registram um passo sempre que seu corpo se move para cima e para baixo. Também é bom usá-lo o dia inteiro, pelo menos durante alguns dias, para ver

---

Como Ficar em Forma com Atividades Domésticas ou Recreativas

Atividades Domésticas

Lavar e encerar um carro durante 45 a 60 minutos
Lavar janelas e passar esfregão durante 45 a 60 minutos
Percorrer 3km em 40 minutos empurrando um carrinho de bebê
Varrer folhas com o rastelo durante 45 a 60 minutos
Cuidar do jardim durante 30 a 45 minutos
Andar pelo *shopping* até uma loja e voltar dela, durante 40 minutos
Tarefa doméstica semelhante de sua escolha durante 30 a 45 minutos

Esportes e Atividades Recreativas

Jogar vôlei durante 45 minutos
Encestar bolas durante 30 minutos numa cesta de basquete
Atividade semelhante de sua escolha durante 30 minutos
Andar 8,5km de bicicleta em 30 minutos
Dançar uma música movimentada durante 30 minutos
Correr 3km a passo curto (*jogging*) em 30 minutos
Fazer aeróbica na água (hidroginástica) durante 30 minutos
Nadar de um extremo a outro da piscina e voltar (*laps*) durante 20 minutos

se está mesmo aumentando seu nível de atividade geral. Alguns estudos mostram que, depois de se exercitar durante 30 minutos em uma esteira, ou bicicleta, pode ser que você resolva descansar e deixar de andar com o cachorro, ou então simplesmente jogar-se no sofá. Por conseguinte, seu nível de atividade do dia pode estar sendo igual ao que era antes de você ter começado o seu programa de exercícios formal, e seu cachorro também não vai gostar muito. Você só vai começar a queimar gordura mais rápido se fizer mais atividades além do seu exercício normal, para manter seu coração saudável.

Comece alongando-se antes do exercício. Alongamento ajuda a evitar que os músculos sejam lesados durante um exercício aeróbico até mesmo leve. Se não souber alongar-se, compre um livro sobre alongamento ou peça a um instrutor de ginástica para ajudá-lo a customizar alguns alongamentos. Depois suba em uma esteira ou bicicleta ou aparelho elíptico e atinja sua freqüência cardíaca-alvo, que você calculou usando a tabela para o cálculo da FCP. Gosto de usar a elíptica na academia, porque ela não força tanto meus joelhos, quadris e costas quanto a esteira.

Se gostar de geringonças eletrônicas, compre um medidor de pulso, que se usa como se fosse um relógio de pulso, com uma tira, no peito, para captar os impulsos elétricos do seu coração. Muitos dos treinadores elípticos, esteiras e bicicletas de academia, porém, já têm sensores de pulsação que você ativa ao segurar em um cabo de metal. Além do mais, lembre-se de que deve ser capaz de poder conversar confortavelmente durante todo o seu exercício.

Depois de cerca de 20 minutos à sua freqüência cardíaca pessoal, comece o processo de desaquecimento (*cool down*) caminhando mais devagar. Se estiver em uma esteira automática ou bicicleta estacionária, ela pode ser programada para lhe proporcionar um desaquecimento gradativo.

Exercício de Resistência com Pesos: Por que Levantar Pesos?

Levantar pesos é o segundo pilar de sua rotina de exercícios e é fundamental para seus esforços de acelerar o metabolismo por meio do exercício. Se você levantar pesos com um período de repouso curto entre os exercícios, vai suar bastante e fazer seu coração bater mais forte durante o processo, de forma que também estará praticando um pouco de aeróbica.

Porém, o objetivo primordial da musculação é desenvolver músculos. Como 500g de músculo queimam 14 calorias por dia em repouso, desenvolver músculos é a melhor forma de elevar seu metabolismo (a quantidade de calorias que você queima). Só um aumento de 5kg em sua musculatura já significa que você poderá queimar mais 140 calorias por dia em repouso. Assim, poderá perder cerca de 150g a mais por semana ingerindo a mesma quantidade de comida, ou então poderá comer mais 140 calorias por dia, ou quase 1.000 calorias por semana, e continuar mantendo seu peso, depois de atingir seu peso-alvo. Além de tudo isso, quando estiver fazendo aeróbica ou musculação, não estará comendo, o que significa que está praticando o melhor exercício para a perda de peso: afastar-se da porta da geladeira.

DESENVOLVIMENTO DE MÚSCULOS

Quando levanta pesos, você ajuda a melhorar sua saúde constituindo células musculares. Durante a fase de alongamento da ação muscular (em uma rosca de bíceps ou Scott, isso ocorre quando você abaixa o braço), seus músculos se fatigam e aí começa uma inflamação muito leve. Os sinais dessa inflamação proposital são os mesmos que os dados por uma infecção ou tumor, mas, nesse caso, os sinais recrutam novas células musculares, chamadas "miócitos-satélite", que se fundem com a fibra muscular danificada para aumentá-la. Uma certa oxidação que acompanha essa inflamação das células musculares é inevitável, mas a lesão celular resultante pode ser minimizada ingerindo-se proteína depois do exercício. Também é importante ingerir uma dieta rica nos antioxidantes encontrados em frutas e legumes, para minimizar a lesão muscular. Alguns estudos demonstraram que tomar 200UI de vitamina E ou mais nos dias anteriores ao exercício pode produzir o mesmo resultado.

Por que se preocupar em desenvolver sua musculatura, se você causará lesões a ela ao fazer isso? Demonstrou-se, por meio de estudos feitos em 1948, que exercícios de levantamento de peso eram a melhor maneira de reconstituir músculos em militares que se recuperavam de uma cirurgia no joelho. Os detalhes desses estudos científicos e como otimizar sua rotina de musculação empregando as mais recentes descobertas em termos científicos e fisiológicos no campo dos exercícios físicos se encontram no Apêndice. Por enquanto, quero que você comece com um regime simples e de fácil compreensão, porque os estudos mostram que, durante as primeiras 12 semanas, estes exercícios padronizados conseguem os mesmos resultados fantásticos em indivíduos não-treinados que as rotinas de musculação mais complexas. Depois de três meses, você pode querer consultar o Apêndice e revistas de cultura física para aprender técnicas mais avançadas.

O exercício de levantamento de peso é essencial para conservar a força de seus ossos, sua postura e sua capacidade de atingir e manter um peso corporal saudável. Desenvolvendo músculos, você queima calorias de forma mais eficiente, e, portanto, pode ser mais flexível em sua dieta e, ao, mesmo tempo, conservar seu peso saudável.

INTRODUÇÃO AO LEVANTAMENTO DE PESOS

O treinamento em circuito é um tipo de musculação no qual você passa de um exercício para outro com pouco intervalo de descanso. Ir mais rápido e usar pesos mais leves podem melhorar a saúde e a resistência, ao passo que ir mais devagar e usar pesos mais pesados podem aumentar a força e o tamanho dos músculos e acelerar o metabolismo. Você precisa deixar passar mais tempo entre grupos de repetições (chamados também de *sets*) se levantar pesos maiores.

Definitivamente, é verdade que executar exercícios mais leves e fazer mais repetições evitarão a constituição de músculos excessivamente salientes, que, em geral, é o que as mulheres querem. Portanto, se você quiser a força sem o volume, faça mais repetições com pesos mais leves (ver o Apêndice para obter mais detalhes).

Você pode transformar qualquer sessão de musculação em um circuito indo de um exercício a outro com um período de repouso de não mais de 15 a 30 segundos. Repita o circuito três vezes em mais ou menos 30 minutos, para se beneficiar ao máximo. É preciso concentrar-se em um conjunto de

---

Sua Rotina de Exercícios

Primeiro dia: peito e tríceps (grupos musculares semelhantes)
Segundo dia: costas e bíceps (grupos musculares semelhantes)
Terceito dia: ombros e pernas (o que sobrou — grupos musculares distintos)

músculos de cada vez, e em outro no dia seguinte, para que os mesmos grupos musculares tenham uma chance de se recuperar antes da próxima rodada de exercícios.

Você pode repetir este ciclo duas vezes e descansar um dia por semana entre os ciclos, mas procure praticar esse ciclos continuamente. Um dia de descanso não faz diferença, mas tente não deixar passar vários dias sem ginástica. Sua meta é tornar o seu treinamento em circuito um hábito.

Embora o treinamento em circuito possa parecer algo a ser feito em pouco tempo, ainda é importante se concentrar em todos os movimentos que você faz, principalmente quando está abaixando o peso.

Este segundo movimento é quando seus músculos mais fracos costumam entrar em ação — você está estendendo tanto os músculos fortes (agonistas) quanto os fracos (antagonistas). Por exemplo, quando você faz uma rosca Scott, os bíceps trabalham mais quando traz o peso para cima, e os tríceps, quando abaixa o peso. Embora todos os movimentos durante um exercício de musculação devam ser feitos devagar e de maneira controlada, é particularmente importante descrever o movimento excêntrico lentamente. É nesse ponto, em que se superalongam as fibras musculares, que se emitem os sinais-chave para as células musculares, no sentido de aumentar seu tamanho. Portanto, conte dois segundos para cima e quatro segundos para baixo na hora de fazer sua rosca Scott.

A chave para desenvolver os músculos é sentir uma ardência no bíceps depois de mais ou menos dez repetições e continuar com todo o cuidado até entre 12 a 15 repetições. Seus tríceps são importantes porque equilibram o peso e, se você se mover rápido demais, pode lesar seus ligamentos.

Usei os bíceps e tríceps como exemplo porque a maioria das pessoas conhece esses músculos. Porém, pense em qualquer grande articulação e imagine qual é o músculo dominante e o não-dominante dela. Se a articulação for visualizada como uma polia, então o estresse desequilibrado na articulação vai fazer a roda da polia se desgastar. O mesmo acontece com suas articulações durante um período de tempo longo. Portanto, quando estiver levantando pesos, veja se ambos os conjuntos de músculos estão sendo desenvolvidos de forma equilibrada.

Conforme você vai fazendo cada exercício, concentre-se no movimento e mantenha seu equilíbrio. Se sentir que está se descontrolando, reduza o peso a um nível que lhe permita fazer o exercício corretamente. Uma lesão causa inflamação e danifica seu músculo ainda mais, e a dor das lesões de ligamentos e articulações pode fazer não só você parar de fazer musculação, como também deixar de aproveitar a vida. Como já disse, o antigo adágio segundo o qual "sem dor não há ganho" não está com nada.

Como as pessoas costumam exagerar em um exercício? A mente pode levantar bem mais do que o corpo. Em sua pressa para desenvolver seus músculos, você pode estar acrescentando peso demais antes da hora. A regra geral é que, se puder fazer uma repetição extra com facilidade, fique à vontade. Então, na próxima sessão de exercícios em que fizer o mesmo movimento, adicione mais 10% ao peso que está erguendo com o mesmo número de repetições. As lesões costumam acontecer quando você ergue quase tanto quanto pode durante algumas repetições e depois faz mais uma repetição mal, de forma que suas articulações saem do alinhamento. Seu músculo mais fraco sofre lesão ao tentar reequilibrar o peso.

Se exagerar na dose ao executar um exercício, descanse durante alguns dias até estar pronto para retomar sua rotina sem dor. Enquanto estiver se recuperando, use um remédio antiinflamatório sem esteróides como o ibuprofeno, o Naprosyn ou a aspirina, para aliviar suas dores e pontadas. Use saco de gelo nas articulações lesadas para reduzir a inflamação até se sentir confortável em uma gama normal de movimentação. Se a dor for forte ou não responder aos medicamentos comuns, é melhor ir ao médico. Pode estar com uma tendinite que só se curará por meio de fisioterapia, ou pode ter causado uma lesão grave em alguma articulação.

EXERCÍCIOS DE MUSCULAÇÃO COMUNS

Há muitas rotinas de exercícios de musculação diferentes que você pode usar com eficácia, dependendo do equipamento que tem disponível. As descrições a seguir não são exaustivas, e você pode encontrar muitas outras idéias nas revistas de fisiculturismo e nos livros sobre o assunto. Alguns desses exercícios exigem máquinas disponíveis nas academias, mas, nesses casos, tentei lhe dar um exercício alternativo que você pode fazer em casa.

Polia Superior

Homens: Ajuda a desenvolver aqueles ombros largos e aquele atraente triângulo na parte superior das costas. Mulheres: ajuda a endireitar os ombros e melhorar a postura e a forma física de modo geral.

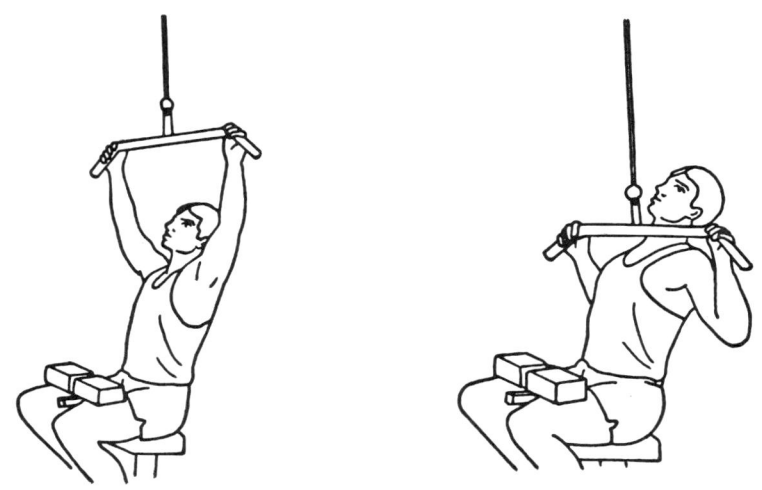

Polia Superior

Em uma academia, faz-se esse exercício com uma barra comprida, em geral suspensa de uma polia acima de sua cabeça. Afaste os braços igualmente segurando ambas as extremidades da barra e sente-se em um banco. Incline-se para trás mais ou menos dez graus em relação à vertical e puxe a barra direto para baixo, na direção do seu esterno (osso do meio do peito), arqueando o peito para cima na direção à barra quando ela estiver para tocá-lo.

Em casa, use as faixas elásticas vendidas para esse fim: podem ser presas à parede ou a uma maçaneta de porta. Leia as instruções com muita atenção.

Faça três grupos de 15 repetições cada, com apenas um intervalo de 30 segundos entre os grupos. Os homens que queiram desenvolver o volume dos músculos vão precisar usar máquinas de academia, começando com um peso entre 18 e 31kg e subindo até 40 a 49kg, ao longo de seis meses. Estas são diretrizes gerais; você vai precisar decidir qual o melhor peso para você.

Tríceps com polia e halteres

Tonifica os braços flácidos. Embora os bíceps sejam importantes, os tríceps preenchem aquela parte difícil do braço que pode balançar ao vento se você tiver gordura demais ou pele solta nela. Esse grupo muscular tem três cabeças, como o nome implica e, uma vez que você consiga fazer o tríceps na polia básica, pode consultar uma revista de fisiculturismo para aprender exercícios que trabalhem cada cabeça desse músculo em separado. Por enquanto, eis o exercício básico.

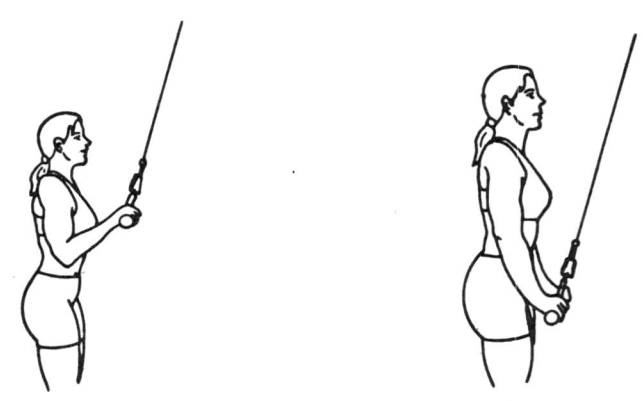

Tríceps na polia na academia

O tríceps pode ser desenvolvido empurrando-se para baixo uma barra presa a uma polia, na academia. A barra reta encontra-se pendurada a um ângulo de 90 graus, e você fica de pé mais ou menos a 30cm de distância dela, empurrando a barra para baixo de maneira que, quando segura a barra nessa posição, seu cotovelo fica a um ângulo de 90 graus. Deixe a barra subir vagarosamente até a posição original, depois empurre-a para baixo em um movimento circular, torcendo seu pulso para baixo enquanto empurra. Não empurre a barra além do ângulo de 90 graus.

Para malhar em casa, escolha dois halteres pequenos entre 2,5 e 7kg que possa erguer confortavelmente. Deitado de costas sobre um tapete ou um banco de musculação, segure os halteres em cada uma das mãos com os bra-

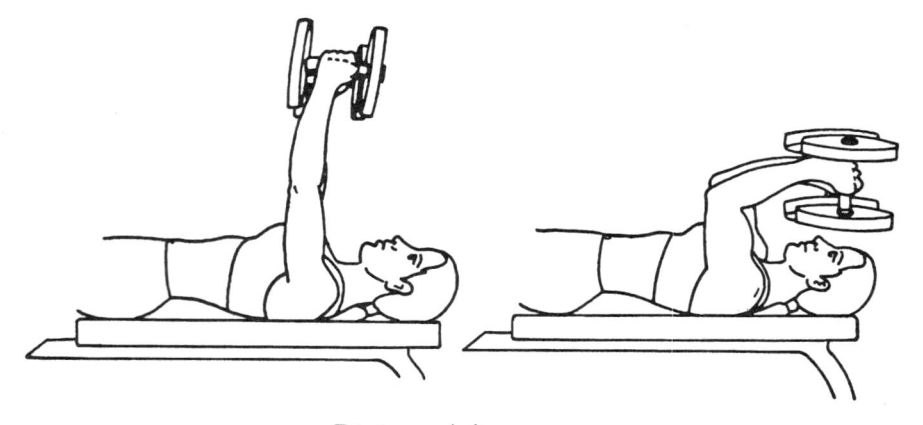

Tríceps com halteres em casa

ços estendidos para cima. Abaixe o peso devagar, dobrando o cotovelo, até ele ficar a um ângulo de 90 graus e seus antebraços estarem quase paralelos com o chão. Agora, vá endireitando devagar os braços e erguendo os pesos.

Faça três grupos de 10 a 15 repetições, com apenas um período de repouso de 30 segundos entre os grupos.

Rosca Scott

Este exercício desenvolve o mais famoso de todos os músculos: o bíceps. Com exercícios mais avançados encontrados em revistas de cultura física, você pode desenvolver duas cabeças separadas ou partes deste músculo. As mulheres

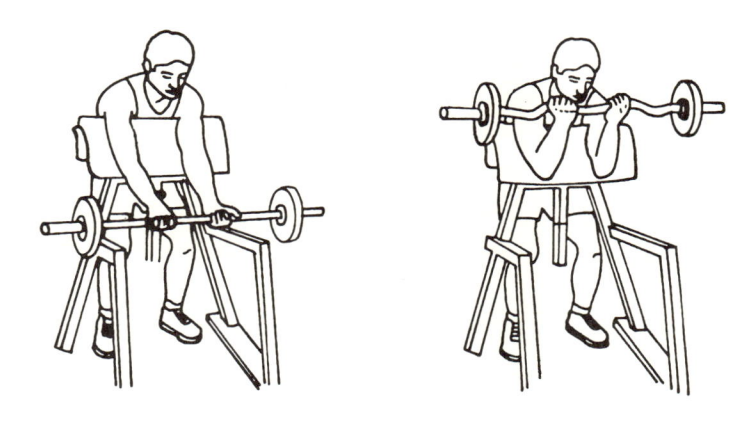

Rosca de Scott na academia

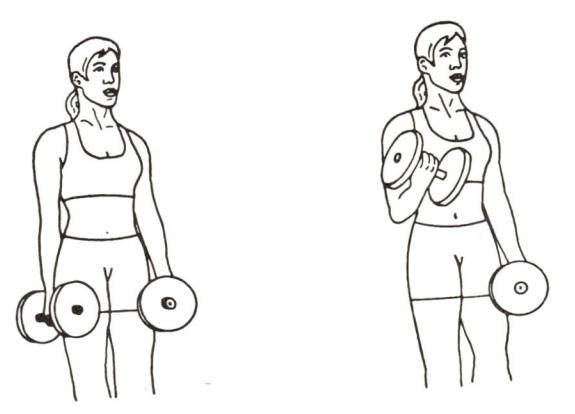

Rosca de Scott em casa

Exercícios para toda a vida

podem preferir pesos mais leves e mais repetições se quiserem ter uma aparência menos musculosa, mas, na mulher, pequenos bíceps são mais saudáveis e atraentes do que braços magros como um graveto.

Este exercício funciona melhor se você se concentrar em um braço de cada vez.

Escolha mini-halteres entre 2,5 e 9kg que possa segurar com facilidade sem distender os pulsos. Sem dobrar o pulso, mova devagar um dos pesos para cima até seu braço ter-se dobrado até onde for possível. Depois, abaixe o peso lentamente e de modo deliberado. Vai estar alongando as fibras musculares ao descer, causando a inflamação leve ou ardência necessária para desenvolver mais músculos, e é especialmente importante exercitar-se devagar durante as últimas repetições de cada grupo.

Faça três grupos de 10 a 15 repetições para cada braço, descansando apenas 30 segundos entre os grupos.

Supino

Os músculos da parede do peito sustentam o tecido dos braços e, tanto nos homens quanto nas mulheres, um peito bem desenvolvido melhora a forma física geral. Existem músculos peitorais na parte média, superior e inferior do peito, e eles podem ser isolados executando-se o supino vertical em um aparelho inclinado, ou deitado, num banco horizontal. Os músculos superiores e do meio do peito estão trabalhando quando se usa uma inclinação de mais ou menos 45 graus, e os do meio e da parte inferior atuam quando você faz o supino em um banco horizontal. Alguns aparelhos permitem que você varie o ponto onde segura o peso, permitindo-lhe concentrar-se em grupos musculares distintos.

O supino ou prensa de peito básica pode ser feito em um aparelho de supino vertical ou em um banco para halterofilismo com os braços separados, guardando entre si a distância equivalente à dos ombros. A cada repetição, abaixe a barra devagar, até o seu esterno, e eleve o peso lentamente, para obter o máximo proveito.

Faça três grupos de 10 a 15 repetições, com um período de descanso de apenas 30 segundos entre os grupos.

Se não tiver acesso a este equipamento, use halteres que pesem entre 4,5 a 13,5kg, conforme preferir. Deite-se em um banco horizontal com os halteres nas mãos. Comece com os cotovelos ao lado do corpo e os braços forman-

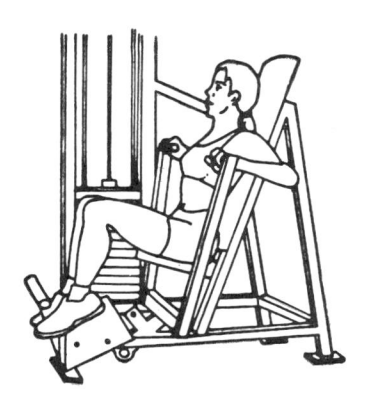

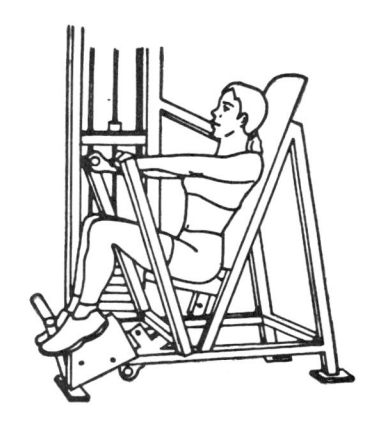

Supino Vertical na Academia

do um ângulo de 90 graus com o tronco, e simplesmente vá empurrando os pesos para cima, estendendo o braço. Volte lentamente à posição inicial.

Faça três grupos de 12 repetições cada. Conte até dois quando estender os braços e até quatro quando os abaixar, para ter certeza de que descerá lentamente.

O exercício progressivo é uma técnica que utiliza pesos mais pesados e menos repetições para constituir volume muscular e, portanto, alterna esta técnica com rotinas que desenvolvem força, flexibilidade ou resistência. Durante as primeiras 12 semanas de exercício, você não precisa preocupar-se em usar técnicas progressivas, descritas com mais detalhes no Apêndice com

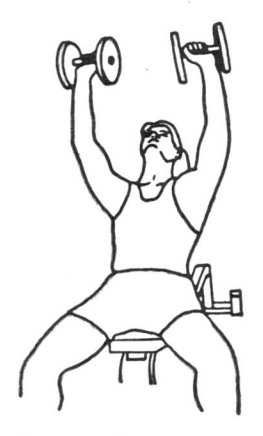

Supino no banco em casa

Exercícios para toda a vida

referências científicas. Há estudos que demonstram que você receberá o mesmo benefício, em média, da mesma rotina costumeira de três grupos de 8 a 10 repetições a 60 ou 70% de seu máximo pessoal para uma repetição nesse exercício. Se nesse ponto você quiser desenvolver ainda mais seus músculos, faça três grupos de 8 a 10 repetições, aumentando o peso a cada vez 2,5kg por halteres até poder fazer só 6 a 8 repetições (veja o Apêndice para saber mais sobre exercícios progressivos, que são, cientificamente, o método mais avançado para desenvolver músculos de maneira eficaz).

Se apenas quiser tonificar e não desenvolver os músculos, use um peso que seja metade do peso que você poderia erguer confortavelmente. Faça três grupos de 15 repetições.

Crucifixo

Este é mais um exercício fenomenal para os músculos do peito, porque ergue os músculos peitorais que sustentam as mamas, tanto nos homens quanto em mulheres. Vai melhorar a forma do seu peito e lhe dar uma aparência mais jovem.

Pode-se fazer esse exercício com halteres e um banco. Comece com os halteres na faixa de 4,5kg a 13kg para desenvolver os músculos, e segure-os diretamente acima da cabeça. Abaixe os halteres, abrindo os braços e afastando-os do centro, de maneira a descrever um semicírculo, parando mais

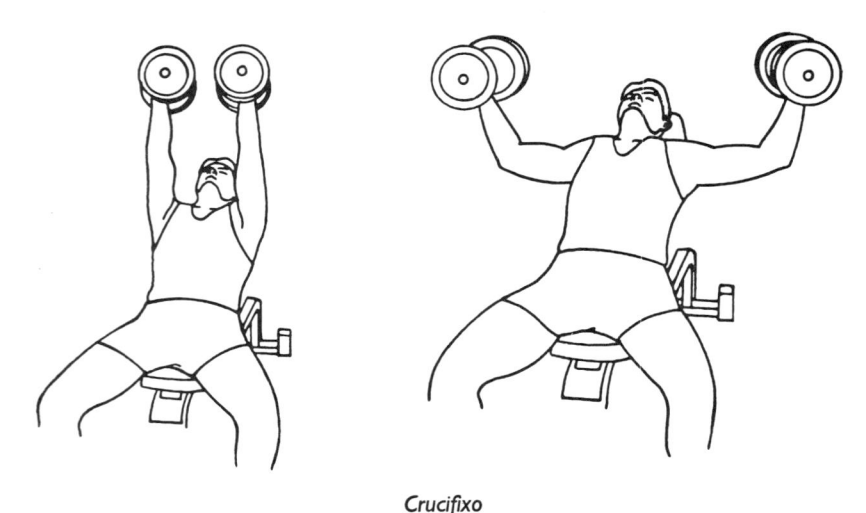

Crucifixo

ou menos na altura de seu peito. Depois, volte a aproximar os halteres um do outro, erguendo os braços.

Faça três grupos de 8 a 10 repetições. Isso vai lhe causar uma ardência confortável no peito enquanto estiver executando as últimas repetições.

Levantamento lateral sentado

Este exercício desenvolve diversos músculos em torno do ombro, inclusive o deltóide, que, tantos nos homens quanto nas mulheres, proporciona um contorno bem delineado nos ombros.

Este exercício é mais seguro quando feito sentado em um banco. Se você o fizer de pé, dobre os joelhos ligeiramente e tome cuidado para não usar um halteres pesado demais, nem para levantar o peso bruscamente. Escolha halteres na faixa de 1,5 a 3,5kg para começar de tal forma que os possa manipular confortavelmente.

Comece com os braços dos lados do corpo, mantendo os cotovelos ligeiramente dobrados. Erga os braços para os lados até a altura dos ombros, executando a rotação do halteres a partir de seus ombros.

Faça três grupos de 15 repetições, com um período de descanso de apenas 30 segundos entre os grupos.

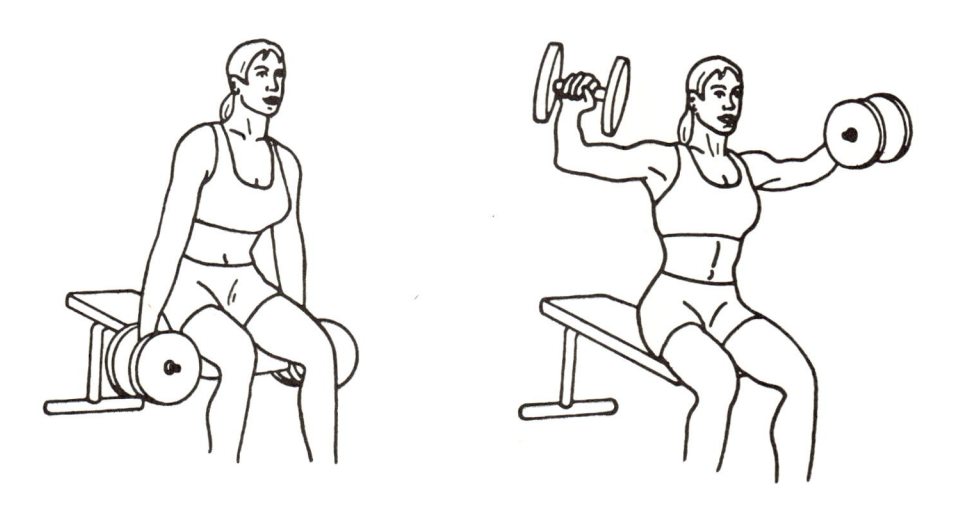

Levantamento lateral sentado

Exercícios para toda a vida

Abdominal Reversa

Para ter músculos abdominais sarados, pode fazer abdominais levantando apenas os ombros, sem tocar o chão com a cabeça ao voltar (*stomach crunch*), ou elevando as costas e indo até o chão ao voltar (*situp*). Porém, para a parte inferior do abdome, precisa fazer exercícios especiais que exercitem os músculos abdominais abaixo do umbigo. Embora a dieta vá eliminar a barriga, este exercício pode ajudar tonificando estes músculos.

Eu uso cinta ortopédica para proteger minhas costas ao executar este exercício, e gosto de alongar a parte lombar de minhas costas rolando para trás no chão antes de começar. Se você tiver algum problema de coluna, pergunte primeiro ao seu médico ou instrutor de cultura física se pode fazer este exercício.

Deite-se no chão ou em um banco inclinado. Estenda as pernas, depois erga-as com os joelhos dobrados até o peito. Faça isso bem rápido, e aumente seu número de repetições de 20 para 50 ou mais com a prática.

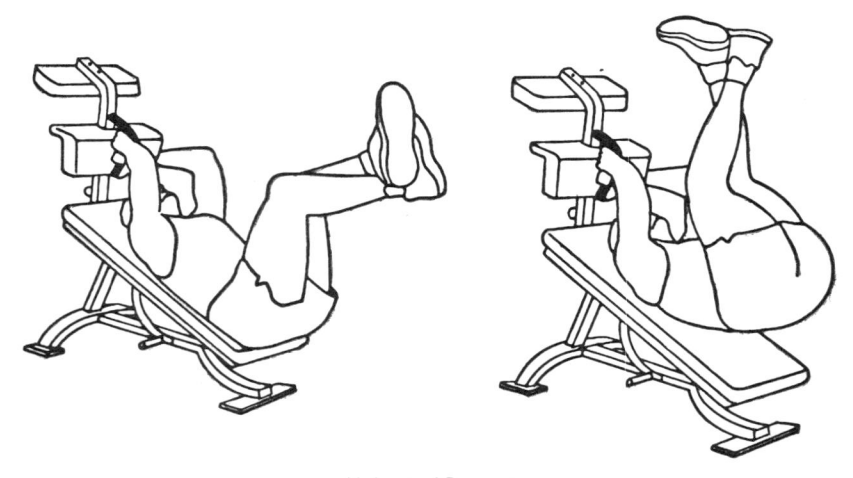

Abdominal Reversa

Levantamento Lateral da Perna ou Prensa de Pernas

Se quiser ter uma coxa bem firme na parte superior, é importante trabalhar todos os grupos musculares ao redor da coxa. Além disso, como esses músculos sustentam os joelhos, fortalecê-los ajudará em sua proteção. Finalmente, como estes músculos são grandes, avolumá-los pode ajudar bastante a aumen-

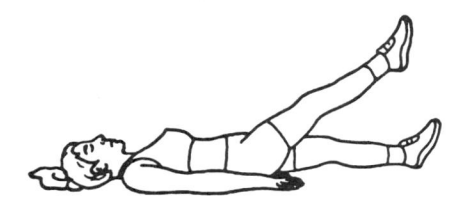

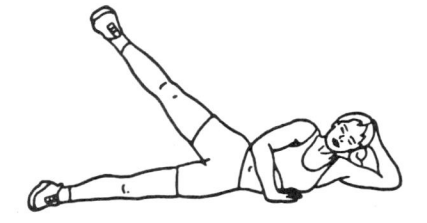

Elevação da perna

tar o número de calorias que você queima a cada dia. Se passar os dias sentado em um escritório ou dentro de um carro, estes músculos não estão sendo suficientemente usados, e costumam ser ignorados em exercícios de musculação porque as pessoas tendem a se concentrar no peito e nos braços.

Em casa, eleve as pernas como mostramos a seguir. Se desejar, ate uma caneleira de 2,2kg a uma de suas pernas. Pode também usar cinta ortopédica, para proteger a lombar.

Deite-se de costas e eleve devagar a perna com a caneleira 20 vezes a um ângulo de mais ou menos 45 graus do chão. Depois, deite-se de lado e eleve essa perna a um ângulo de mais ou menos 60 graus do chão. Em seguida, deite-se de barriga para baixo e eleve a perna 20 vezes a um ângulo de 30 graus do chão. Mude o peso para a outra perna e repita a série.

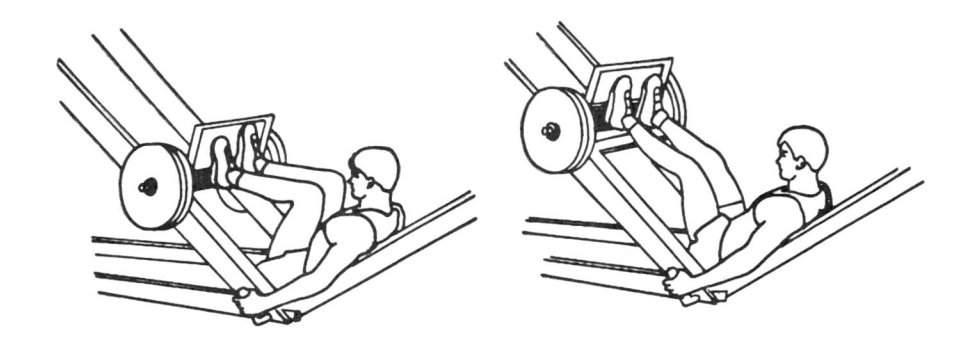

Prensa (ou flexão) de pernas na academia

Exercícios para toda a vida

Você também pode conseguir tonificar o quadríceps (o grande grupo muscular no aspecto frontal da coxa) executando um número maior de repetições (entre 50 e 100), sem pesos.

Na academia, faça flexões no aparelho de prensa de pernas. A maioria desses aparelhos consiste em uma espécie de cadeira inclinada onde você se senta e tem de empurrar com as pernas uma placa grande conectada a uma polia. Procure usar esse aparelho corretamente, e preste atenção a qualquer dor ou desconforto nos joelhos enquanto estiver fazendo este exercício. É uma forma espetacular de desenvolver o quadríceps.

Abdominais tipo sit-up e crunch

Você já deve ter visto aqueles comerciais da televisão nos quais as pessoas desenvolvem os músculos abdominais usando aparelhos caros de diversos tipos. Já foi afirmado que todas essas alegações são falsas e que você pode fazer progresso idêntico com abdominais do tipo *sit-up* ou *crunch*. É claro que há várias opiniões diferentes sobre como executá-las corretamente.

Descobri que a forma mais eficaz de executar as abdominais onde se toca com a cabeça no chão ao voltar (*sit-ups*) é isolar seus músculos abdominais. Deite-se de costas no chão com as mãos atrás da cabeça e os joelhos dobrados. Mantenha os pés com as solas tocando o chão, ou eleve-os sobre uma cadeira ou banco, para aumentar a dificuldade e a eficácia. Erga devagar a cabeça do chão, tanto quanto for possível. Abaixe a cabeça vagarosamente, para obter o

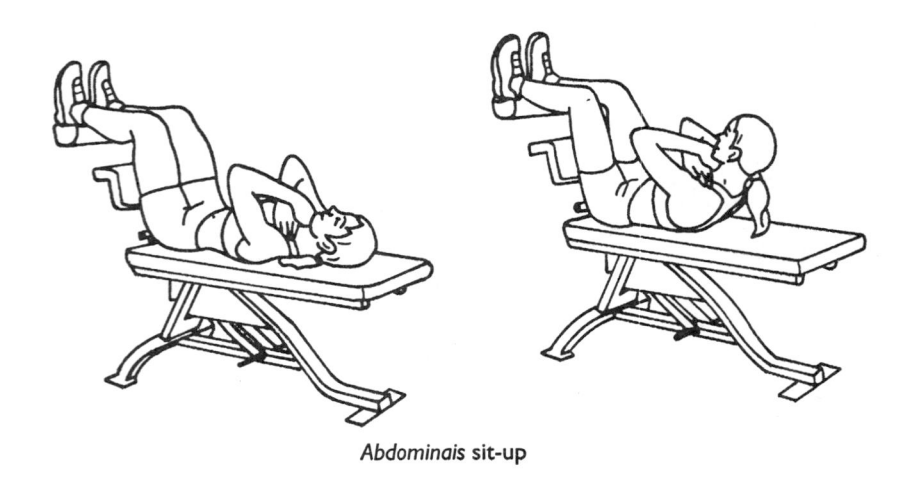

Abdominais sit-up

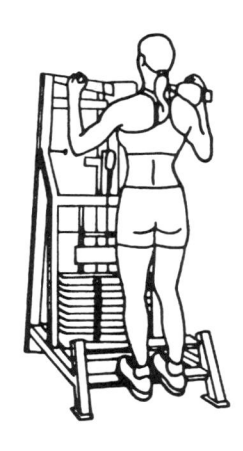

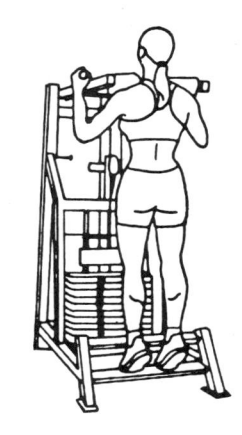

Extensão de pé

máximo benefício para o desenvolvimento dos músculos. Repita 20 vezes no início, e aumente para cem ou mais.

As abdominais, chamadas *crunches*, são feitas a partir da mesma posição inicial: é só não abaixar a cabeça até o chão ao descer. Vá mais ou menos até dois terços do caminho, depois volte.

Atualmente, discute-se qual a eficácia de *sit-ups* e *crunches*, qual é o melhor tipo de abdominal. É uma questão de preferência pessoal, e eu sugiro que você encontre um exercício que o agrade, para poder fazer todos os dias. Ambos os tipos de abdominais podem ser variados com técnicas avançadas, tais como curvar-se, segurar uma placa com peso sobre seu peito, ou executá-los em um banco inclinado. Por enquanto, comece com uma opção pessoal simples. Para a maioria das pessoas, o *crunch* permite um exercício mais restrito, mais confortável do que um *sit-up* completo.

Extensão de pé

Bons músculos da panturrilha são importantes para manter seu corpo sustentado se você fica de pé durante longos períodos, principalmente de saltos altos. Eles sustentam os joelhos de baixo para cima, e ajudam a pessoa a se levantar e a subir escadas.

Na academia, use um aparelho com protetores almofadados que se encaixem em seus ombros, enquanto você fica de pé sobre uma plataforma a alguns centímetros do chão. Eleve-se apoiando-se nos artelhos, depois volte devagar. As almofadas lhe protegem os ombros e a parte superior das costas, quando você empurra entre 9 e 22kg com as panturrilhas. Como seus artelhos estão sobre o aparelho, ao passo que seus tornozelos podem se movimentar livremente, é possível executar esse movimento com maior facilidade do que se estivesse de pé no chão.

Se não tiver uma academia à qual recorrer, fique perto de uma parede para se apoiar, e faça o mesmo movimento, elevando-se apoiado nos artelhos e voltando até o chão. Pode ser que consiga fazer mais repetições sem pesos, mas tente segurar halteres leves para progredir no exercício e desenvolver panturrilhas definidas.

Faça três grupos de 10 a 15 repetições, com um período de apenas 20 segundos entre as repetições.

Planejamento do que Comer Antes e Depois do Exercício

É difícil executar exercícios quando se está digerindo algo, e é igualmente difícil se exercitar se você pulou sua última refeição. Portanto, é importante tomar cuidado com o que come antes e depois dos exercícios.

Se comer demais, seus intestinos vão desviar o sangue de seus músculos, e você pode acabar tendo câimbras. Não deve exercitar-se antes de 30 minutos após uma refeição, e deve evitar uma refeição com muita proteína antes do exercício.

A refeição ideal para se fazer antes do exercício deve ser leve de carboidratos de fácil digestão (frutas e hortaliças) e conter uma pequena quantidade de proteína. Uma excelente opção é um *shake* de proteína feito com frutas vermelhas que contenham muitos antioxidantes, tal como os mirtilos. Costumo me exercitar de manhã, 30 minutos depois de tomar meu *shake* de soja com fruta e uma xícara de café.

Não é necessário se encher de carboidratos se você vem se alimentando normalmente durante os últimos dias. Você não está tentando ganhar uma medalha de ouro na maratona; só quer ter energia suficiente para a sua sessão de exercícios. Um lanche de carboidratos antes de começar vai lhe dar alguma energia para prosseguir, principalmente se estiver malhando à tarde.

Quando tiver terminado de se exercitar, é muito importante que você faça um lanche, como uma barra de proteína ou uma bebida contendo proteína com carboidratos e proteínas que forneçam de 100 a 200 calorias dentro de 30 minutos, e que beba água suficiente para restaurar seu equilíbrio de fluidos. Os carboidratos vão restaurar o glicogênio dos músculos, a proteína vai fornecer aminoácidos para ajudar a constituir tecido muscular e a água vai ajudá-lo a manter a circulação normal nos músculos.

A sede é um meio excelente de se controlar de quanto fluido você precisa. Beber água é ótimo para hidratar, embora você possa preferir uma bebida especial para atividades físicas se estiver suando profusamente durante sua malhação. Para saber de quanta água precisa, pese-se antes e depois de sua sessão de atividade física. Para cada 450g de peso que você perder, beba dois copos de 240ml de água. Se não quiser se pesar, e estiver malhando durante 30 minutos apenas, procure adquirir o hábito de beber dois copos de água ou ir tomando uma garrafa de água de aproximadamente 480ml enquanto se exercita, para permanecer hidratado.

Se não estiver querendo comer carboidratos sólidos e alimentos com proteína depois de se exercitar, um *shake* ou uma barra de proteína são ótimas formas de introduzir nutrição fácil em seu organismo. Algumas empresas vendem barras para recuperação dos músculos ou até gel feito para esse fim. A proteína age no sentido de minimizar a dor e a ardência nos músculos e articulações, reduzindo a decomposição da proteína muscular depois do exercício. Certos aminoácidos, chamados "aminoácidos de cadeia ramificada", podem exercer um efeito benéfico especial no processo da manutenção das reservas de proteína muscular durante o exercício, e essas barras são ricas nestes aminoácidos em particular.

Comer frutas e hortaliças coloridas nos fornece fitonutrientes e antioxidantes que ajudam a proteger as células musculares da oxidação excessiva enquanto você se exercita. Como já mencionei, um certo grau de inflamação ajuda a desenvolver os músculos. Mas parte do objetivo do período de repouso é reparar essa lesão benéfica e desenvolver o músculo. A parte boa da lesão não sofre efeitos da nutrição, mas ingerir muitos alimentos contendo antioxidantes pode ajudar a impedir que seus músculos fiquem doloridos devido a alguma lesão excessiva durante o exercício. Além de comer frutas e hortaliças, alguns suplementos de antioxidantes, inclusive vitamina E, já demonstraram reduzir a lesão excessiva às fibras musculares depois do exercício.

Montagem de Seu Programa de Exercícios

Você pode queimar muitas calorias na academia, mas pode perder ainda mais peso libertando-se daqueles desejos irrefreáveis de antes, quando já se viciou em se exercitar. Na verdade, demonstrou-se que os níveis do hormônio do prazer, que é a endorfina, se elevam logo antes do exercício. Depois que você já tiver seguido um programa de exercícios durante umas duas semanas, pode notar que vai se sentir meio esquisito se, por algum motivo, não tiver tido tempo para se exercitar. Essa é a síndrome de abstinência do vício saudável do exercício.

Execute seu exercício cardiovascular depois de sua musculação ou em dias alternados, para ter bastante força para terminar sua rotina cardiovascular. Comece com um aquecimento de cinco minutos, depois alongamento, seguido de musculação e sua ginástica aeróbica. Ou seja: faça algum tipo de exercício aeróbico todos os dias — seu corpo vai ficar agradecido.

Os períodos de repouso são para cada grupo muscular. Portanto, você pode exercitar-se todos os dias, alternando os grupos de músculos que estão sendo exercitados. Em meu caso, alterno fazendo primeiro peito e tríceps, depois costas e bíceps, e finalmente pernas e ombros. Todo dia faço aeróbica, e tento me exercitar seis ou sete dias por semana.

Quando viajo, tento conservar minha rotina o melhor que posso. Os aparelhos que mencionei antes podem ser encontrados em vários hotéis; portanto, quando estiver de viagem a negócios, inclua um par de tênis para corridas leves, um par de meias, *shorts* e camiseta de ginástica na bagagem. Se o hotel em que se hospedar não tiver sala de ginástica, você pode encontrar uma por perto dele, e pagar como visitante.

Porém, lembre-se de que o exercício precisa ser divertido e representar um comportamento viciante — não um trabalho pesado.

SÉTIMO PASSO

Coadjuvantes da dieta de Los Angeles

Suplementos e ervas medicinais

A essa altura, você já implementou os seis passos simples para o sucesso que lhe prometi no início. O sétimo passo lhe fornece um pouco de informação avançada sobre nutrição, e algumas estratégias especiais que você pode empregar para maximizar seu sucesso quando atingir impasses no caminho para a sua melhor forma pessoal.

É possível maximizar sua saúde por intermédio da suplementação de uma dieta saudável. Vou avaliar os indícios e sugerir doses adequadas de vitaminas, sais minerais e outros suplementos que todos deveriam pensar em tomar. Também vou lhe contar que existe uma nova classe de suplementos que extrai os fitoquímicos de frutas e hortaliças e os oferece sob forma de cápsulas ou pílulas. Embora alguns laboratórios aleguem ter condensado toda a seção de hortaliças e frutas em um só comprimido, os suplementos que recomendo são diferentes e contêm mais ou menos a quantidade de fitoquímicos que você ingeriria em uma única porção de uma fruta ou hortaliça específica enquadrada entre as sete cores da saúde.

Quando você chegar a um beco sem saída, tal como energia reduzida, lanchinhos demais ou celulite aparente demais, pode pensar em adicionar um suplemento de ervas que possa ajudá-lo a resolver esses problemas. Avalio os indícios com base na segurança e na eficácia dos suplementos e ervas medicinais disponíveis para perda de peso para você poder julgar por si mesmo. Porém, lembre-se de que não existem pílulas mágicas que dêem os primeiros seis passos por você. Os suplementos deste capítulo são chamados de "coadjuvantes" porque vão ajudar a mudar sua forma quando empregados em conjunto com o resto de seu programa.

Vitaminas e Sais Minerais

Durante os últimos 50 anos, os conhecimentos médicos aceitos (e os que me ensinaram na Faculdade de Medicina há 30 anos) enunciavam que você podia obter tudo de que precisasse para ter uma nutrição saudável dos quatro grupos básicos de alimentos — laticínios, grãos, frutas e hortaliças, e carnes, feijões, nozes e queijos. Embora seja teoricamente possível fazer isso com uma dieta bem planejada, na prática isso é bastante complicado. Muita gente — mesmo que pense que sua dieta é excelente — consome quantidade inadequada de vitamina C, vitamina E, ácido fólico, zinco, magnésio, vitamina A e cálcio. As pesquisas do governo junto à população americana confirmam que não consumimos quantidades adequadas destes nutrientes. Dados dessas pesquisas (conhecidas como NHANES III e CSFIII) já foram usados por grupos de consultoria governamentais para determinar as recomendações alimentares para todos os americanos.

Aliás, há ainda mais fatos sombrios, confirmados cientificamente, que nos ensinam que há suplementos de que realmente necessitamos para sermos sadios. Os americanos simplesmente não consomem esses elementos em níveis suficientes por intermédio das fontes alimentares. Um sério defeito de nascença chamado espinha bífida, no qual as medulas das espinhas dos recém-nascidos não estão adequadamente protegidas, pode se dever à deficiência do ácido fólico em mulheres grávidas. A deficiência de cálcio causa a osteoporose, ou seja, o adelgaçamento dos ossos. Os alimentos contêm ácido fólico e cálcio, principalmente aqueles que têm folhas verde-escuras e laticínios, mas os americanos simplesmente não consomem uma quantidade suficiente desses alimentos.

Pode ser que os consumidores já estejam bem à frente da profissão médica nesse aspecto, porque, durante pelo menos os últimos 20 anos, eles já vêm tomando suplementos vitamínicos. Aliás, as vitaminas e os sais minerais são os comprimidos mais comumente comprados sem receita médica nos Estados Unidos, se levarmos em consideração o fato de que 40% dos americanos afirmam estar tomando vitaminas.

As vitaminas não substituem uma dieta saudável, mas ajudam você a atingir uma saúde nutricional melhor ao serem combinadas com a dieta tipicamente considerada "boa". Aliás, os estudos demonstram que as pessoas que se lembram de tomar suas vitaminas de manhã também se lembram de comer o que devem e de fazer seus exercícios; o simples ato de tomar uma multivitamina já o faz se lembrar de seu estilo de vida saudável. Como é muito difícil comer perfeitamente todos os dias, principalmente se a pessoa viaja com freqüência, as vitaminas e os sais minerais vão ajudá-lo a obter as substâncias de que necessita para ter boa saúde constantemente.

Você já deve ter lido sobre os possíveis efeitos colaterais, inclusive a toxicidade. Mas esse tipo de problema acontece quando se tomam as vitaminas em quantidade além da necessária diariamente, que é a recomendação diária para adultos, ou RDA. Por exemplo, com vitaminas solúveis em água, como o complexo B, os efeitos colaterais de dormência e pontadas na língua ocorrem quando uma vitamina B, como a B_6, é consumida na dose de 500mg, cem vezes a RDA. Uma exceção a essa regra é a vitamina A, que nossos corpos podem produzir a partir do beta-caroteno (que, aliás, também dá a cor laranja às cenouras). Estudos da Faculdade de Saúde Pública de Harvard demonstraram que tomar mais de 8.500 unidades internacionais (UI) por dia está associado à osteoporose. Em conseqüência desses estudos, os fabricantes de multivitaminas agora substituíram toda a sua vitamina A ou uma boa parte dela por beta-caroteno, e alguns reduziram a quantidade total de vitamina A e beta-caroteno para 3.500UI, por segurança. É possível obter toda a vitamina A de que você necessita comendo hortaliças que fornecem vitamina A a partir do beta-caroteno, e a vantagem é que seu organismo só vai produzir a quantidade necessária de vitamina A.

Digamos que você consuma sua RDA de vitaminas e também tenha uma dieta saudável. Qual a desvantagem? Você só tomará duas vezes ou menos o nível recomendado de qualquer vitamina ou mineral, e seu organismo conseguirá absorver isso com facilidade. Para cada uma das vitaminas e minerais recomendados, há uma racionalização biológica e um fator de segurança mais do que generoso. Não só as vitaminas são seguras, como também promovem a boa saúde do organismo.

Comece com um programa simples de suplementação de vitaminas e sais minerais e, a partir daí, pode começar a fazer variações. Se passar da conta e tentar tomar pílulas demais, pode ser que se atrapalhe e pare de tomar as mais importantes. A lista a seguir fornece as vitaminas, os sais minerais e os suplementos da flora medicinal em sua ordem de importância, de acordo com a força dos indícios médicos e científicos que sustentam a recomendação para o seu consumo.

Em geral, o nível de indícios científicos com respeito às vitaminas e sais minerais é mais forte do que para a flora medicinal, simplesmente porque os primeiros já foram estudados com muito mais detalhes. A aceitação cada vez maior de suplementos de vitaminas e sais minerais pela profissão médica é demonstrada por artigos recentes tanto no *Journal of the American Medical Association* quanto no *New England Journal of Medicine*, recomendando um suplemento multivitamínico diário. É importante conhecer a qualidade dos produtos que você está adquirindo, uma vez que, hoje em dia, o FDA não assume responsabilidade nem pelos fundamentos científicos que justificam o suplemento, nem pela fabricação dele. A maioria dessas vitaminas é produzida segundo padrões bem estabelecidos semelhantes àqueles usados para medicamentos vendidos sem receita médica, como a aspirina. O FDA recentemente publicou algumas diretrizes orientando a fabricação desses suplementos, que deve melhorar a qualidade de suplementos da flora medicinal no futuro. Na Universidade da Califórnia Los Angeles (UCLA), meus colegas e eu usamos métodos sofisticados para examinar o perfil químico das ervas e, em muitos casos, desenvolvemos as plantas que estamos estudando em estufas. Depois medimos o teor dos compostos ativos em nossos extratos de ervas medicinais antes de estudá-los, de forma que nossos resultados sejam padronizados. À medida que as práticas de fabricação melhorarem com o passar dos anos, mais produtores de suplementos alimentares deverão estar lançando mão desses tipos de métodos. Você deve consultar os suplementos específicos que estiver tomando, para ver quais os métodos que estão sendo utilizados pelo fabricante para garantir sua qualidade. Estas informações devem estar disponíveis no *site* deles na Internet ou por telefone.

O Grupo Principal de Vitaminas e Sais Minerais

Eis meus suplementos vitamínicos básicos para complementar os chamados quatro grupos básicos de alimentos. Lembre-se: você está baseando sua dieta em alimentos mais pílulas, não em alimentos contra pílulas. Os alimentos fornecem muita fibra, e as famílias de compostos chamados "fitoquímicos", em frutas, hortaliças e grãos. Alguns suplementos mais recentes estão fornecendo extratos concentrados desses fitoquímicos não-disponíveis nas multivitaminas tradicionais. Mas você também deve praticar uma dieta saudável de frutas e hortaliças coloridas, uma vez que as vitaminas não são desculpa para se ter uma dieta deficiente.

Eis as recomendações diárias para adultos de algumas das mais importantes vitaminas e principais sais minerais. Recomendo que você tome uma pílula de multivitamina/multiminerais todos os dias que esteja de acordo com as recomendações desta lista:

Carotenóides naturais de uma fonte de alga, tal como *D. Salina*	5000UI por dia
Luteína, extraída de cravo-de-defunto	250mcg
Licopeno, extraído do tomate	300mcg
Vitamina C	60mcg
Vitamina D	400UI
Vitamina E (alfa-tocoferol)	30UI
Tiamina	1,5mg
Riboflavina	1,7mg
Niacina	20mg
Vitamina B6	2mg
Vitamina B12	6mg
Biotina	100mcg
Ácido Pantotênico	10mg
Cálcio	167mg
Ferro	10mg
Iodo	150mcg
Magnésio	100mg
Zinco	15mg
Cobre	2mg
Selênio	20mcg
Manganês	2mg
Cromo	120mg
Potássio	80mg
Vanádio	10mcg
Estanho	10mcg
Silício	2mg

Este é o teor ideal de uma multivitamina genérica; para saber qual seria uma suplementação vitamínica otimizada, ver Sétimo Passo.

Além da suplementação com multivitaminas/multiminerais diária, há indícios de que as vitaminas e os sais minerais individualmente podem apresentar vantagens para a saúde. Eis algumas sugestões para suplementação vitamínica individual adicional:

VITAMINA E

400UI por dia. Uma multivitamina/multimineral contém apenas a RDA de 15 a 30UI de vitamina E. É apenas o suficiente para evitar uma deficiência, mas não é suficiente para se obterem os benefícios antioxidantes da vitamina E. A faixa entre 200 e 800UI parece ser, segundo os experimentos, aquela em que se obtêm mais vantagens de função imune para os idosos e se evitam doenças cardíacas.

VITAMINA C

500mg por dia. Pode-se evitar o escorbuto com apenas 20mg por dia, mas a RDA foi aumentada para 60mg por dia em parte para reconhecer os benefícios da vitamina C como antioxidante. Se comer muitas frutas e hortaliças, vai obter uma boa quantidade de vitamina C. Só um punhado de morangos ou uma laranja já bastam para atingir sua RDA. O corpo é capaz de armazenar cerca de 1.500mg ao todo, e você vai perder mais ou menos 45mg na urina por dia.

A vitamina C é rapidamente eliminada do corpo pelo fígado e excretada na urina. A doses acima de 250mg por dia, você começa a encontrar oxalato (um produto da vitamina C depois de degradada) na urina. As doses mais comuns situam-se entre 250 e 1.000mg por dia, além do que já se obtém por intermédio de frutas e hortaliças. A doses acima de 1.500mg por dia, algumas pessoas produzem pedras nos rins feitas do oxalato excretado pela urina. Costumo recomendar que, se você optar por tomar um suplemento de vitamina C à parte, limite-se a 500mg por dia.

CÁLCIO

De 1.000 a 1.500 mg por dia. Os antigos consumiam mais ou menos 1.600 mg por dia, por meio de alimentos de origem vegetal, e, portanto, nós evoluímos, pois absorvemos apenas uma fração do cálcio fornecido pelos alimentos. À medida que vamos envelhecendo, nossa capacidade de absorção de cálcio diminui, por causa da secreção menor de ácido pelas paredes estomacais.

Tomar cálcio com uma refeição sob forma de carbonato de cálcio dá certo, mas você pode preferir o citrato de cálcio, porque essa forma não exige a decomposição pelo ácido estomacal, e é absorvida de forma mais eficiente do que o carbonato de cálcio (50% contra 30% do carbonato).

SELÊNIO

De 50 a 200mcg por dia, sob forma de seleniometionina. O selênio é um sal mineral essencial para o funcionamento de uma enzima chamada "glutationa peroxidase", que protege nosso DNA de lesões oxidativas. Em um certo estudo, os pacientes receberam suplementos de selênio a níveis de 200mcg por dia, e os pesquisadores notaram uma taxa reduzida de câncer na próstata e no seio. Como este estudo foi planejado para testar os efeitos do selênio sobre o câncer de pele, agora estão sendo feitos novos estudos para confirmar estes resultados.

CÁPSULAS DE EXTRATO DE CHÁ VERDE

De 250 a 500mg, contendo mais ou menos 100 a 160mg de EGCG (epigalocatequingalato). O chá verde contém substâncias químicas chamadas "polifenóis", que são antioxidantes muito potentes (e o EGCG deve ser um dos mais ativos polifenóis). Em alguns experimentos, em que se estudou a capacidade de proteger o DNA da oxidação, o chá verde revelou-se um antioxidante 2.500 vezes mais potente do que o beta-caroteno, por exemplo.

Os polifenóis parecem ser capazes de melhorar a atividade do sistema nervoso em nível da célula adiposa, fazendo-a liberar mais gordura. Como a cafeína ocorre naturalmente no extrato de chá verde, vem sendo difícil separar os efeitos do chá verde da cafeína nos seres humanos. Porém, em um estudo recente de Abdul Dulloo e sua equipe, foram fornecidas cápsulas de extrato de chá verde a algumas pessoas três vezes por dia. Estas cápsulas continham chá verde, que naturalmente continha 150mg de cafeína e 375mg do polifenol catequina. Os sujeitos passaram três períodos de 24 horas em uma câmara de consumo de energia, durante as quais eles receberam o extrato de chá verde mencionado acima, 150mg de cafeína à parte, ou um placebo. A quantidade de energia queimada por dia pelos sujeitos foi mais alta por volta de 4,5% naqueles que receberam chá verde em comparação com os que receberam o placebo, e 3,2% acima do que a dos que receberam a mesma dose de cafeína à parte. Além do mais, a queima de gordura foi superior. O chá verde, no final das contas, foi considerado responsável pela queima de aproximadamente 80 calorias por dia.

As cápsulas de extrato de chá verde que concentram os polifenóis de 4 a 6 xícaras de chá verde em uma única cápsula, com teor de cafeína reduzido, são uma alternativa conveniente, em vez de se procurar beber de 4 a 6 xícaras de chá verde por dia. As pesquisas atuais revelam outras vantagens potenciais do chá verde. Em alguns estudos, o chá verde evita que células cancerígenas criem novos vasos sangüíneos. Muitas empresas farmacêuticas estão desenvolvendo agentes caros denominados "inibidores de angiogênese" para este fim; se ministrados a um paciente com câncer, eles precisam ser tomados durante toda a vida. Um produto natural e menos caro como o chá verde obviamente seria mais desejável para o público em geral do que um medicamento dispendioso, se for possível provar que o chá verde proporciona os mesmos benefícios.

Embora o chá verde e o preto contenham cafeína naturalmente, e ambos possam ser descafeinados, há algumas diferenças na quantidade de polifenóis encontrada em ambos os chás. O chá verde se faz aquecendo-se ou colocando folhas de chá no vapor logo depois de serem colhidas. Se as folhas de chá verde puderem secar sem serem aquecidas ou passadas no vapor, elas ficam marrons, e as catequinas nelas contidas ficam quimicamente ligadas nas folhas de chá secas, formando cadeias maiores, chamadas "teaflavinas". Quando se passam as folhas no vapor, desativa-se a proteína normal das células das folhas do chá verde, que age no sentido de quebrar as catequinas do chá quando as folhas secam. Dada a natureza do chá verde, não surpreende que os níveis de catequinas variem bastante entre as várias marcas de chá verde e chá preto. O tempo e a temperatura à qual se prepara o chá também afetam os níveis de catequinas. Portanto, recomendo-lhe que beba chá verde ou preto, se você gostar, mas que também tome uma cápsula de suplemento de chá verde, para se obterem os benefícios do chá para a saúde.

ÁCIDO ALFA-LIPÓICO

Tome de 20 a 50mg por dia. Constatou-se que este antioxidante, em combinação com a N-acetilcarnitina (outro antioxidante), retardou o envelhecimento de ratos de laboratório em pesquisas realizadas na Universidade de Berkeley, na Califórnia. Em razão de ele só se encontrar nos alimentos em quantidades irrisórias, é recomendável tomar um complemento de ácido alfa-lipóico. Para os diabéticos, tomar 300 a 600mg por dia pode ser benéfico para tratar as lesões nervosas que costumam estar associadas à diabetes.

UBIQUINONA (COENZIMA Q$_{10}$)

Tome 30mg por dia. Esta enzima parece desempenhar um papel especial nas células musculares, inclusive naquelas dentro do coração. Concentra-se nas partículas que transportam o colesterol LDL no sangue e protege o colesterol da oxidação. Esta ação ajuda a evitar a inflamação das paredes dos vasos sangüíneos, que promove a aterosclerose.

PICNOGENOL

Tome 100mg por dia. Este é um extrato de casca de pinho (*Pinus Maritima*, um pinheiro do litoral europeu). Os principais componentes são os compostos fenólicos, inclusive catequinas semelhantes às dos chá verde, e flavonóides condensados, inclusive antocianidinas e proantocianidinas. Estes agentes antiinflamatórios atuam como antioxidantes potentes e reduzem a tendência para coágulos sangüíneos excessivos de muitos indivíduos obesos.

SUPLEMENTOS FITOQUÍMICOS

Diversos suplementos vêm tentando incluir os benefícios que vêm sendo constatados nos fitoquímicos das frutas e hortaliças.

O primeiro desses suplementos alegava fornecer substâncias químicas a partir de várias hortaliças desidratadas. Não deu certo porque eles alegavam comprimir as hortaliças todas do supermercado em uma única cápsula ou pílula. Quando se tenta combinar todos os mais comuns fitoquímicos em uma única pílula, não dá para se obterem as quantidades desses fitoquímicos necessárias para exercer efeito positivo sobre a sua saúde.

Algumas cápsulas de multivitaminas bastante conhecidas contêm pequenas quantidades de fitoquímicos, como o licopeno ou a luteína. Embora seja bom eles chamarem a atenção do público para esses fitoquímicos, as quantidades deles não podem substituir a ingestão de porções únicas das hortaliças e frutas correspondentes.

É possível concentrar-se o óleo de tomate em uma cápsula para que a mistura de fitoquímicos encontrados no tomate possa ser suplementada em uma cápsula. Combinando-se esta cápsula com outras contendo os fitoquímicos principais encontrados em cada um dos sete grupos de cores, é possível montar um pacote de fitonutrientes de sete tabletes — um para cada grupo de cor, que poderia fornecer as quantidades de fitoquímicos aproximadamente igual à encontrada em uma porção de cada uma das sete cores da saúde. Esse tipo de pacote de conveniência de sete tabletes forneceria um suplemento valioso se você não tivesse certeza de estar consumindo suas sete porções por dia. Além disso, já há estudos que demonstram que os níveis de compostos ativos em frutas e hortaliças variam de acordo com o local e a forma como são cultivados e colhidos. Os estudos demonstraram que há variações imensas de loja para loja e de região para região, no teor de isotiocianato em amostras de brócolis das seções de hortifruti. Esse tipo de suplemento também vai levar a novas pesquisas sobre os benefícios das frutas e hortaliças para a saúde, e pode muito bem levar à elaboração das novas vitaminas do século XXI.

Suplementos Alimentares e Ervas para Perda de Peso

Alguns produtos baseados em ervas para redução e manutenção do peso podem ser úteis apenas quando combinados com uma dieta saudável e mudanças no estilo de vida. A segurança e a eficácia de alguns produtos à base de ervas disponíveis para redução de peso continuam sendo bastante discutível. Em 2003, o FDA finalmente publicou boas práticas de fabricação temporárias — mais de dez anos após as leis que exigiam essa medida terem sido aprovadas. Os fabricantes responsáveis estão procurando agir de acordo com as novas diretrizes.

Dadas essas considerações, é fundamental que os pacientes que planejam usar suplementos escolham produtos de fabricantes confiáveis, leiam os rótulos com todo o cuidado, sigam as instruções sobre a dosagem própria e aprendam que produtos são eficazes. O conselho e a supervisão de um médico informado podem certamente minimizar o risco de efeitos colaterais adversos e maximizar as chances de benefício. Para monitorar a segurança de maneira retroativa, o FDA confia nos relatórios de efeitos adversos feito pelos médicos que fazem parte do programa denominado MEDWATCH, originalmente formulado para vigiar os medicamentos depois que eles são adquiridos no mercado. Infelizmente, esse método é bem falho, porque é difícil confirmar a relação causal entre o uso de um suplemento alimentar específico derivado de ervas e um efeito colateral, sobretudo quando esse efeito é uma doença como uma cardiopatia, que é mais comum em indivíduos obesos, estejam eles ou não tomando um suplemento alimentar.

CAFEÍNA

Você pode não pensar em sua xícara matinal de café pela manhã como uma erva para perda de peso, mas a cafeína pode acelerar as pulsações e o metabolismo. Muitos de nós tomamos café de manhã junto com nosso desjejum de alto teor de proteína, e não há nada de errado nisso. Mas eu atualmente estou analisando o uso da cafeína nos suplementos dietéticos sob forma de pílulas ou chá que possam ser bebidos além da xícara normal de manhã.

A cafeína, em uma dose oral de 250mg, aumentou a liberação de gordura das células gordurosas nos níveis de ácidos graxos livres no sangue, tanto de seres humanos magros quanto obesos, se comparada a um placebo com água. O consumo de oxigênio aumenta nos sujeitos normais que recebem cafeína via oral, se comparado à glicose como controle. O consumo de oxigênio, que é a medida do total de calorias queimadas, e a quebra da gordura também aumentaram após mais ou menos 280mg de cafeína do café, se comparados a um controle descafeinado, tanto depois de jejum quanto após uma refeição mista.

A cafeína causa aumento de calor, que é liberado mediante de uma elevação da temperatura da pele — uma reação familiar a qualquer um que tenha consumido várias xícaras de café de uma só vez. Quando indivíduos distintos recebem uma dose de 150mg de cafeína, o aumento observado da queima de calorias varia. A quantidade que aumenta pode ser usada para prever quanto peso cada indivíduo vai perder em um programa que inclua dieta e exercícios. Portanto, a cafeína também pode ser usada para identificar os indivíduos que têm "bom metabolismo". Além do mais, doses maiores de cafeína fazem quantidades de calorias proporcionalmente maiores serem queimadas no mesmo indivíduo. Em suma, há provas científicas que sustentam o uso da cafeína para a redução de peso.

Vários estudos já se fizeram sobre a segurança da cafeína. A associação positiva entre o consumo elevado de café e o colesterol alto encontrado em alguns estudos explica-se por fatores diferentes da cafeína encontrados no café, uma vez que o consumo da cafeína sob forma de chá ou cola não exerce efeito sobre o colesterol. Um estudo clínico com 288 pessoas saudáveis avaliou os efeitos sobre a pressão sangüínea de uma única dose de 200mg por dia de cafeína, comparada a um placebo. A pressão sangüínea se expressa por meio de dois números (por exemplo, 120/80). O primeiro número é a pressão sistólica (a pressão média mais alta a que suas artérias estão expostas pelo bombeamento de sangue do coração) e o segundo número é a diastólica (a maré baixa depois que o coração relaxa), medida sob forma de pressão em milímetros de mercúrio (abreviatura mmHg). A cafeína elevou em 2,2mmHg a pressão diastólica, o que não se considerou clinicamente significativo. Não houve mudanças na pulsação, nem na pressão sistólica do sangue. Da mesma forma, os efeitos negativos da ingestão de mais de duas xícaras de café por dia sobre a perda óssea nas mulheres se encontra associado a fatores que não têm nada a ver com a cafeína do café. Portanto, recomendaria não mais do que duas xícaras de café por dia, seja descafeinado ou não, e que você tome cafeína sob forma de suplementos ou chás ao qual se tenha acrescentado a cafeína como coadjuvante para perda de peso. O FDA aprova a cafeína para venda sem receita médica para uso como estimulante por pessoas que tenham 12 anos ou mais, em uma dose de até 200mg a cada três horas (1.600 mg/dia), e como ingrediente de analgésicos, o que dá mais sustentação à sua segurança.

CAPSAICINA DAS PIMENTAS VERMELHAS

A capsaicina das pimentas vermelhas e dos pimentões vermelhos estimula a quebra das gorduras e a geração de calor, conforme já se demonstrou cientificamente. Se você já comeu alguma vez uma pimenta *habanero* (ainda mais forte do que a malagueta) daquelas bem ardidas, não vai se surpreender com o que acabei de afirmar. O calor gerado por compostos contidos nas pimentas vermelhas é classificado (como um aquecedor em sua casa) usando-se as chamadas Unidades de Calor Scoville, ou S.H.U. As pessoas têm reações variadas ao mesmo nível de S.H.U.; depende da freqüência com que comem pimenta vermelha anteriormente. Se elas estiverem acostumadas a consumir pimentas vermelhas, seus corpos liberam endorfinas, o hormônio do prazer, quando as comem. Desconhece-se o exato mecanismo para a obtenção desse efeito. Também já se relatou que pessoas que comem pimentas vermelhas obtiveram uma perda de peso modesta. Portanto, se você tiver algum suplemento que contenha pimentas vermelhas, deve usá-lo para ajudar a perder mais peso, quando e se atingir um momento de sua dieta em que precise disso. Também pode acrescentar esses temperos a seus pratos saudáveis, e obter alguns dos mesmos benefícios.

ÁCIDO LINOLEICO CONJUGADO

O ácido linoleico conjugado, ou o ALC, contém um ácido graxo que já se demonstrou reduzir o colesterol e inibir as doenças cardíacas em animais. Descobriram-se quantidades-traço deste composto no leite e no queijo e, quando as vacas recebem óleos vegetais extras, a quantidade de ALC no leite delas aumenta. O ALC também pode ser sintetizado mediante uma reação química simples em laboratório. O ALC sintético é uma mistura de duas formas químicas diferentes desse composto: considera-se que uma, a chamada 9-11, é responsável pela atividade anticancerígena nos estudos com animais de que já tratamos, e a outra, a forma 10-12, deve ser responsável pela perda de gordura corporal. Se toda essa química faz pouco sentido para você, não se preocupe. Só é necessário saber que o ALC é um composto que ainda está sendo estudado devido a seus possíveis efeitos sobre o câncer e as doenças cardíacas.

Em estudos que visam explorar os efeitos do ALC sobre a perda de peso, camudongos cuja dieta foi suplementada por 0,5% de ALC a calorias constantes desenvolveram 60% menos gordura corporal do que os animais que receberam uma dieta de controle. Essa diminuição na produção de gordura corporal se deve provavelmente a uma combinação de deposição de gordura reduzida, aumento da liberação de gordura das células de gordura e aumento da quebra das gorduras pelo organismo. Porém, os estudos em seres humanos para o tratamento da obesidade sugerem que o ALC pode não funcionar com os seres humanos. Ainda são necessários outros estudos para demonstrar a segurança e os efeitos desse suplemento. Neste momento, não recomendaria a ingestão do ALC para perder peso, dados os indícios insuficientes a seu favor.

GARCÍNIA CAMBOGIA (ÁCIDO HIDROXICÍTRICO)

A Garcínia Cambogia é uma frutinha doce que se costuma comercializar como o tamarindo do Malabar. A casca da fruta contém ácido hidroxicítrico (AHC), semelhante ao ácido cítrico encontrado nas frutas cítricas. Pedaços finos e desidratados da casca da fruta são acrescentados ao caril indiano ou usado no lugar do limão na culinária da Índia, do Laos, da Malásia e da Birmânia, para dar a impressão de que os pratos satisfazem mais as pessoas.

O ácido hidroxicítrico funciona inibindo a lipogênese — o processo segundo o qual o corpo converte carboidratos em gordura — mediante a inibição temporária da ATP-citrato-liase, a enzima que converte a glicose em excesso em gordura.

Um estudo recente, publicado no *International Journal of Obesity*, mediu a diminuição dos lanches dando-se ou mais ou menos 236ml de suco de tomate ou mais ou menos 236ml de suco de tomate com 300mg de AHC a 24 pessoas sadias e acima do peso, uma hora antes do almoço e do jantar e uma vez duas horas depois do jantar, três vezes por dia, durante seis semanas. Depois de duas semanas, os resultados mostraram que a ingestão de calorias em 24 horas reduziu-se significativamente (de 15 a 30%), se comparada aos que consumiram placebo (mais ou menos 41%) sob forma de lanches entre as refeições. Tomar um suplemento de garcínia cambogia, como se deve, é algo que recomendaria para evitar beliscar entre refeições.

Combate à Celulite

As mulheres que tentam reduzir a celulite têm em mente uma meta estética, e podem ou não se importar com a gordura e a perda de peso. A causa da aparência de casca de laranja da pele na região onde há celulite é o crescimento de limites fibrosos no tecido gorduroso sob a pele na parte posterior da coxa. A celulite em geral se desenvolve com o ganho de peso na gravidez em qualquer idade, mas pode ocorrer em mulheres com peso mais baixo, na faixa dos vinte e poucos anos.

A meta cosmética de redução e alisamento da gordura da coxa pode ser abordada seja com um creme tópico ou com lipoaspiração. Em todos os casos, as mulheres devem tentar usar cremes tópicos antes de pensarem em cirurgia, que deve ser o último recurso, quando a dieta e os hábitos de se exercitar estejam sob excelente controle; senão você vai se arriscar a estragar sua cirurgia cara, readquirindo todo o peso perdido na lipoaspiração por causa de uma dieta malfeita.

A aplicação local nas células de gordura de substâncias que estimulam a liberação de gordura das células tem o potencial de reduzir o tamanho das células de gordura tratadas. O potencial de benefício desse tipo de conhecimento científico foi demonstrado por um estudo de laboratório envolvendo mulheres nas quais agentes distintos liberavam a gordura das células gordurosas. Usando-se uma coxa como controle, injeções de isoproterenol (um estimulador de receptor beta), bálsamo de forskolina (um estimulador direto da adenilato ciclase), um bálsamo de ioimbina (um inibidor de receptor alfa-2) e aminofilina (um inibidor de fosfodiesterase e receptor de adenosina) mostraram mais perda de centímetros de circunferência da coxa tratada do que o controle. Os tratamentos foram feitos uma vez por dia, cinco dias por semana, durante um mês. Esses resultados das injeções levaram a outros estudos examinando o uso de cremes, que é uma abordagem bem mais prática na perda de celulite. Em um estudo de seis semanas com bálsamo de 10% de aminofilina em 23 pessoas, um estudo de cinco semanas com creme de 2% de aminofilina em 11 pessoas e um estudo de cinco semanas com creme de 0,5% de aminofilina em 12 pessoas, nenhum dos cremes foi mais eficaz do que o de 0,5% de aminofilina, que mostrou uma diferença de mais de 3cm entre as coxas tratadas e não-tratadas. Porém, um estudo de 12 semanas usando mais ou menos as mesmas quantidades não conseguiu reproduzir esses resultados para o creme com aminofilina.

Um produto oral contendo ginkgo biloba, meliloto, alga marinha, óleo de semente de uva, lecitinas e óleo de prímula vem sendo comercializado para o tratamento da celulite. Em um teste de dois meses controlado com placebo, este produto não apresentou nenhuma redução no peso corporal, teor de gordura, circunferência de coxas, circunferência de quadris, nem na aparência de casca de laranja da região onde a gordura se encontrava acumulada.

Devido ao enorme interesse nesses cremes, alguns produtos ineficazes vêm sendo comercializados e, em um caso famoso, houve remoção do mercado pelo governo porque se constatou que o creme não produzira efeito algum. Estas pesquisas ainda estão em andamento, e os cremes devem ser considerados abordagens cosméticas, que removem apenas uma quantidade irrisória de gordura. O melhor é fazer o que for possível para dar do primeiro ao sexto passo descritos neste livro, inclusive aceitar sua forma corporal depois que tiver feito todo o possível para melhorá-la.

RESUMO DA EFICÁCIA E DA SEGURANÇA DAS ABORDAGENS DE PERDA DE PESO

Abordagem de perda de peso	Funciona?	Prova de Segurança
Cafeína	Positivo. Testes clínicos	Boa
Catequinas do chá verde	Positivo. Estudo metabólico	Excelente
Capsaicina	Positivo. Testes clínicos	Excelente
Ácido Linoleico Conjugado	Pouco. Testes clínicos	Questionável
Garcínia Cambogia	Pouco. Testes Clínicos	Excelente
Picolinato de cromo	Ineficaz	Boa
Beta-hidroximetilbutirato	Ineficaz para perda de peso	Boa
Redução de gordura tópica	Apenas estética	Excelente

É seu direito tomar os suplementos da lista que lhe dei contanto que não sejam retidos pelo FDA por questões de segurança, como foi o caso da fenilpropanolamina, que era o ingrediente ativo do Dexatrim, Accutrim e produtos originais para perda de peso sem receita médica. Seu direito de escolher um suplemento é garantido por lei, chamada a Lei da Educação sobre Suplementação Dietética da Área de Saúde, aprovada pelo Congresso norte-americano em 1994. Há os parlamentares que querem mudar essa lei ou eliminá-la completamente, o que, em minha opinião, seria uma tragédia, pois eliminaria as desvantagens junto com as vantagens, e também acabaria com nossas chances de fazer os progressos científicos necessários para desenvolver em sua totalidade o potencial dos suplementos dietéticos baseados em ervas em termos de saúde pública.

Sugiro que você, como consumidor, se informe o máximo possível. Experimente consultar a Internet para obter maiores informações e saber das últimas novidades em matéria de pesquisa sobre suplementos dietéticos baseados em ervas.

Princípios da dieta de emagrecimento e sua forma corporal

Neste capítulo, vou analisar as leis imutáveis que regem a forma pela qual seu organismo controla a forma e a gordura corporal. A natureza tem sistemas bastante eficientes para evitar que morramos de fome, e não sei de nenhum animal que tenha se desenvolvido a ponto de comer o que quiser e ainda assim ser capaz de perder peso. Nossos genes são programados para enfrentar situações do nosso dia-a-dia. Muitos procuram combater os efeitos lesivos do oxigênio que respiramos. Estas defesas antioxidantes constituem-se em uma parte importante de nossa luta contra as doenças. Estar acima do peso com uma forma de maçã exerce um estresse extra sobre esse sistema de defesa, porque as células de gordura produzem hormônios chamados "citoquinas", que estimulam a inflamação e a produção de radicais livres de oxigênio em seu organismo. Portanto, quando você come demais e engorda, está agindo de uma forma que a natureza não está preparada para combater.

Todos temos amigos que parecem ser capazes de comer o que quiserem e não engordar. É pura ilusão. Eles podem não ganhar peso tão facilmente quanto você, mas vão acabar engordando com o tempo se comerem demais e se exercitarem de menos. Um estudo feito há alguns anos com prisioneiros de Vermont mostrou que os magros não ganhavam exatamente o peso que se esperaria quando comiam em excesso. Para cada 3.500 calorias extras por semana que comiam, eles deviam ter aumentado de peso meio quilo. O que se constatou, porém, foi que engordaram 60% do peso que se esperava que engordassem. Essa capacidade de queimar algumas calorias quando se come demais foi descoberta no início do século XX por cientistas alemães, que a chamaram de *Luxuskonsumption*. Embora isso se pareça um nome que devesse figurar no porta-malas de algum carro esporte alemão, sua existência já foi confirmada por muitos outros cientistas ao redor do mundo. Infelizmente, é um mecanismo relativamente fraco quando se contrasta com o mar de alimentos de alto teor de gordura e de açúcar combinado com a inatividade física tão comum em nossa cultura.

Neste livro, eu lhe pedi para fazer algumas coisas que não são naturais. Pedi que comesse de forma saudável e se exercitasse. Isso não é lá muito positivo em termos de convencimento, quando comparado aos muitos apelos que você recebe diariamente sobre as formas mágicas de se perder peso. Se qualquer delas fosse verdade, eu as teria incluído em meu livro. Depois de 25 anos fazendo isso, posso lhe garantir que não há nada que possa apresentar os resultados prometidos nas alegações revoltantes que lhe fazem.

Portanto, o negócio é o seguinte: a dieta para emagrecer funciona segundo certos princípios que obedecem a certas leis naturais. Se já ouviu falar nisso, por favor pule este trecho e siga em frente. Por outro lado, se andou assistindo a muita programação paga de televisão a cabo (os chamados "infomerciais"), já recebeu a promessa de que esses princípios de que lhe falei não interessam. Juraram a você que os suplementos vão ajudá-lo a perder peso enquanto dorme, não interessa a dieta que esteja seguindo. Prometeram-lhe exercícios que não exigem esforço. Só precisa sentar-se de pijama mesmo, e prender um aparelho no corpo, que vai ficar com um abdome de tanquinho e coxas finas e modeladas. Há só mais uma atitude que terá de tomar antes disso: ligar para um número 0800 e perder peso no único lugar que importa para essas pessoas — sua carteira ou porta-cartões de crédito! Ora, eis aqui uma revisão rápida do que está realmente ocorrendo em seu organismo e em sua mente.

Primeiro Princípio: Energia que Entra = Energia que Sai + Energia Armazenada

Se você consumir menos calorias do que seu organismo precisa, ele vai queimar uma parte da proteína, da gordura e dos carboidratos armazenados para conseguir a energia de que precisa. Quando seu corpo recebe cerca de 500 calorias por dia a menos do que precisa, seja como resultado de uma dieta de emagrecimento, seja porque está queimando mais calorias, você vai perder meio quilo por semana. Há mudanças pequenas mas significativas na maneira como seu corpo pode queimar gordura, proteína ou carboidratos, ou armazená-los. Estas pequenas diferenças podem ser o motivo pelo qual ingerir cada vez mais proteína como percentual das calorias totais pode ajudar a evitar a recuperação do peso depois que se emagrece.

Porém, ao determinar sua taxa projetada de perda de peso em uma dieta, trata-se simplesmente de uma questão de calorias que entram versus calorias que saem. Coma menos calorias do que queima, e perderá peso. Se comer mais do que precisa, ganhará peso. Os substitutos de refeições como o Shake Controlador funcionam fazendo-o saber exatamente quantas calorias você consumiu. Isso o ajuda a organizar o que você come e o faz ter uma idéia melhor de quantas calorias está consumindo todos os dias.

Segundo Princípio: As Dietas não São Todas Iguais

As dietas variam bastante, desde as que sugerem que você pode perder peso de maneira eficiente simplesmente comendo 25 pedaços a menos de chocolate ou andando 2.000 passos a mais por dia, até aquelas em que todos os açúcares e carboidratos ou todas as gorduras são restringidas. Mas, para ser segura, uma dieta deve fornecer a proteína de que você necessita. Se você passar fome ou consumir menos proteína do que o necessário, seu organismo vai tirar proteína de seus órgãos vitais e tecidos, inclusive do músculo do coração. Em uma das dietas de fome drásticas dos anos 1970, mais ou menos 80 mulheres perderam tanta proteína do músculo cardíaco que sofreram complicações, incluindo ritmos cardíacos anormais, enfartes e morte. Sem um pouco de educação, é bem possível perder peso de uma forma pouco saudável.

Porém, algumas pessoas vão tentar meter medo em você, dizendo que uma dieta de alto teor de proteína é arriscada. Isso também não é verdade. Na década de 1980, uma teoria chamada "hipótese Brenner" declarava que ingerir um alto teor de proteína levaria à deficiência renal. Essa teoria jamais se revelou verdadeira, e proteínas vegetais como a proteína de soja não exerce nenhum efeito deletério sobre a função renal. Porém, a maior parte das autoridades acredita que proteínas de todos os tipos são seguras em ingestões costumeiras de até mais ou menos 2g por cada libra (450g) de massa corporal magra. A Dieta da Forma de Los Angeles recomenda 1g por libra de massa corporal magra, que está bem dentro da margem de segurança. Quando a Dieta da Faixa recomendava a ingestão de 30% de proteína (mais ou menos 1g por libra de massa corporal magra), a Associação Dietética Americana reprovou esse alto teor de proteínas, uma vez que prescrevia uma dieta com 15% de proteína. Quando eu estava estudando Medicina, há cerca de 30 anos, os cereais e grãos eram considerados o principal item da dieta; portanto, 15% era a quantidade recomendada de proteína (ver o Apêndice "A Ciência dos Cereais e dos *Shakes*", e outras passagens deste capítulo).

A popularidade da dieta da Faixa levou ao ressurgimento das dietas que giram em torno das proteínas e acabou resultando na nova dieta Atkins, com alto teor de proteína e gordura.

A história dos livros de dieta desde a década de 1970 é a de pessoas que procuram algum truque mágico que vai ajudá-las a perder peso e, ao mesmo tempo, fazer mudanças apenas ligeiras em sua dieta de costume. Vamos dar uma olhada em algumas dessas dietas, com o passar dos anos. Em 1972, a primeira versão da dieta Atkins identificava os carboidratos como o problema principal e propunha uma dieta de alto teor de proteínas e gorduras. Em 1980, a dieta de Beverly Hills baseava-se principalmente na ingestão de frutas e hortaliças caras, sendo de baixo teor de gorduras. Em 1989, depois de o Relatório do Ministério da Saúde ter se concentrado quase totalmente na restrição de gorduras na dieta, apontando-as como a causa tanto da obesidade quanto do alto teor de gordura na dieta, publicou-se a Revolucionária Dieta de Emagrecimento de Pritikin, e a dieta de baixíssimo teor de gordura se firmou como a abordagem saudável.

Em 1995, a dieta da Faixa endossava a ingestão de 30% de proteína e 30% de gordura, comparados aos 10 a 15% de gordura recomendados por Pritikin e por outros gurus do baixo teor de gordura. Isso fazia a comida ter gosto melhor. O Poder da Proteína, Sugar Busters e a volta da Dieta Atkins foram as abordagens seguintes, com alto teor de gordura e alto teor de proteína. Coma Direito para seu Tipo baseava-se na falso pressuposto de que os tipos sangüíneos determinavam a melhor dieta pessoal. A dieta de South Beach basicamente assume a posição entre baixo teor de carboidratos e baixo teor de gordura, dizendo que não há problema consumir as boas gorduras e os bons carboidratos. Pão, massas, batatas, confeitos e frutas estão restritos durante duas semanas, mas a pessoa pode voltar a comê-los depois que perder peso. Uma vez mais, a mensagem é que você pode chegar lá sem esforço. O "dr. Phil" assume uma postura diferente. Sua dieta é a velha dieta balanceada à moda antiga, recomendada pelo USDA há décadas, combinada com uma pesada dose de psicologia, que é o que ele faz melhor.

Nenhuma dessas dietas vai lhe causar mal se você as seguir durante alguns dias, ou semanas, mas elas desperdiçam a oportunidade de perder peso com sucesso e permanentemente que a Dieta da Forma de Los Angeles vai lhe proporcionar. Ainda por cima, estar "entrando e saindo" da dieta o tempo todo preocupa uma alta percentagem da população, e gasta bastante tempo, energia e dinheiro, sem produzir muita felicidade. Por que todas essas dietas funcionam durante algum tempo depois fracassam?

Terceiro Princípio: Você Já se Habituou a Passar Fome

É natural seu organismo lutar para conservar seu peso quando você começa a consumir menos calorias do que precisa. Passar fome ou quase sempre foram parte da existência humana. Antigamente, não dava para ter certeza de que ia se encontrar alimento depois de uma lauta refeição, portanto nossos corpos evoluíram de forma a reter energia e armazenar calorias extras sob forma de gordura. O que mudou com os últimos 50.000 anos — principalmente nestes últimos cem anos —, foi que em vez de comer 2 xícaras de verduras como uma salada de 80 calorias, podemos pegar uma xícara de 226g de minibiscoitos ou um saquinho de salgadinhos de milho e consumir de 400 a 600 calorias praticamente em um minuto. Também andamos menos e nos mexemos menos e nos preocupamos mais e comemos mais quando ficamos estressados. Nossos genes não têm chance de acompanhar essas mudanças, uma vez que só se desenvolvem à velocidade de 0,5% por milhão de anos de evolução.

Quarto Princípio: Todas as Dietas Funcionam para Algumas Pessoas

Muitas pessoas perdem peso todo ano e depois voltam a engordar seguindo a última dieta da moda. Inevitavelmente, dizem que uma única mudança funcionou para elas. A verdade é que, sem grandes mudanças em seu estilo de vida, essas pessoas recuperam o peso perdido e ficam mais gordas a cada ano. Hoje, um em cada dois americanos está acima do peso, com cinturas que se expandem a cada dia. Você pode passar a fazer parte desse grupo imenso de pessoas que gostam de se enganar fazendo dieta e pensando que o próximo truque mágico vai funcionar, ou pode levar a sério o plano de mudar sua vida.

Se mudar sua dieta temporariamente, comendo menos açúcar, mais gordura ou simplesmente menos comida, vai acabar voltando a comer "normalmente". Se qualquer das assim chamadas dietas revolucionárias funcionasse permanentemente, não íamos precisar da safra de dietas da moda seguinte. Porém, como peixe em um aquário, você vai acabar bebendo a água. Depois que voltar à dieta típica americana cheia de gordura oculta, açúcar oculto e pouquíssimas frutas e hortaliças, vai recuperar seu peso. A forma de perder peso para sempre é mudar sua dieta e seu estilo de vida permanentemente, tratando em primeiro lugar daquilo que tem em suas mãos.

Quinto Princípio: A Verdade sobre Proteínas, Carboidratos e Gorduras

Você pode se enganar pensando que só precisa saber se uma comida é proteína, carboidrato ou gordura. Há muito mais a se conhecer sobre os alimentos do que apenas saber distinguir essas categorias. Hoje em dia, os fabricantes dos alimentos podem lhe dar qualquer perfil mediante a manipulação da Mãe Natureza. Dois alimentos podem ter proporções semelhantes de calorias, conter ou não vitaminas, sais minerais, fibra e substâncias especiais chamadas "fitoquímicos" necessários para sua boa saúde. Simplesmente olhar o teor de proteína, carboidrato ou gordura em seu alimento não lhe diz muito sobre suas características de promoção da saúde. A fortificação com vitaminas é barata e não compensa os milhares de fitoquímicos encontrados nas frutas, hortaliças e grãos integrais que não existem na maioria dos alimentos industrializados. Esses alimentos costumam conter açúcar e gordura a mais para melhorar o sabor sem custos adicionais. Aliás, mediante o uso de preparados químicos sofisticados, os alimentos podem ser manipulados a ponto de poderem ter quase qualquer sabor que você imaginar. A insatisfação diante dessa situação levou à revolução que introduziu os alimentos naturais, com gôndolas de produtos naturais em supermercados e mercados especiais dedicados a alimentos mais saudáveis.

A Ciência da Forma: A Gordura Abdominal

A maioria das pessoas pensa que ser obeso significa ser realmente gordo. Por definição, obesidade significa ter gordura em excesso suficiente para que os médicos desejem concordar que você pode estar colocando sua saúde em risco. O fato é que um em cada dois americanos está acima do peso ou obeso, e os que estão com excesso de peso tendem a ficar obesos com o tempo. O corpo é mais do que um recipiente que fica maior ou menor. Compreenda seu organismo e como ele funciona, e poderá dominar seu metabolismo de uma vez por todas. Antes de mais nada, a forma é mais importante do que o peso. Em toda a Ásia, que vem contribuindo significativamente para aumentar o número de obesos e pessoas com excesso de peso em todo o mundo, o risco de doenças associadas à obesidade, tais como o enfarte, aumenta a pesos muito menores do que nos Estados Unidos. O IMC, ou índice de massa corporal, nos americanos é 25 para o que está com excesso de peso e 30 para o obeso. Na Ásia, os números que dão o mesmo risco aumentado são 23 para o que está com excesso de peso e 27 para o obeso. Isso significa que os orientais não estão ganhando peso em todo o corpo e parecendo o sujeito que fica jogando no sofá, que é o típico americano, mas estão ganhando peso em um certo ponto onde ele aumenta o risco de se desenvolver doenças cardíacas. Esse ponto é a barriga, ou, conforme a chamamos, a forma da maçã. Concluindo, você pode estar com peso normal, mas suportar peso demais no lugar errado.

Você alguma vez já parou para pensar por que a gordura extra vai direto para a sua barriga? As células de gordura abdominais têm relação com os glóbulos brancos do sangue — as mesmas células que o protegem das infecções. O principal motivo pelo qual as pessoas morrem de subnutrição é uma simples infecção, portanto desenvolvemos este tecido especial que ao mesmo tempo armazena gordura e combate as infecções. É uma adaptação fantástica para um mundo no qual as calorias são escassas e as infecções abundantes. Mas combater o ganho de peso, não a perda de peso, é a batalha que a maioria de nós vai precisar travar durante a vida. Estas células de gordura são um exagero, por continuarem a produzir hormônios e proteínas especiais chamadas "citoquinas" para armazenar gordura de forma eficiente, manter sua glicose alta entre refeições, e estimularem a inflamação. A inflamação pode ajudar a combater a infecção, o que é bom se você está subnutrido. Por outro lado, se você estiver acima do peso, a inflamação pode ser algo negativo. Agora, sabemos que a inflamação é um denominador comum para as piores doenças crônicas que enfrentamos hoje, inclusive as cardíacas e muitas formas comuns de câncer. E as células de gordura especiais do abdome também causam uma elevação no nível de proteína C-reativa no sangue, que é um fator de risco independente para as doenças cardíacas.

A gordura abdominal comporta-se de maneira diferente da gordura nos quadris ou nas coxas, e reage aos hormônios do estresse, como o cortisol, ficando maior. Portanto, a prescrição para aumentar sua gordura abdominal é só comer mais, exercitar-se menos e ficar estressado. Minha meta neste livro foi ensiná-lo a neutralizar esse estrago e procurar chegar a uma forma corporal mais saudável.

Apenas o Começo

Este não é o fim da dieta de Los Angeles, mas sim o começo. Agora que você sabe como melhorar sua qualidade de vida por intermédio deste programa de alimentação melhor, exercícios e redução do estresse, o que pode fazer para combater a maré enchente da obesidade e de suas doenças associadas, inclusive as cardíacas e as formas mais comuns de câncer?

Conte a um amigo as idéias que lhe ensinei neste livro. Em todos os meus programas de pesquisa, descobri que a melhor forma de recrutar novos voluntários para um estudo de perda de peso é mediante a propaganda boca-a-boca. Isso é melhor até do que a televisão como forma de recrutar para estudos de pesquisa. Há uma enorme rede de contatos humanos, que agora foi amplificada por meio da tecnologia da Internet, o que significa hoje é mais fácil do que nunca atingir milhões de pessoas.

Este livro é só o começo de um movimento mundial para melhorar nossos corpos por intermédio do controle do que comemos e como nos exercitamos, e nos certificarmos de que os alimentos que nos vendem e nossos ambientes escolar e profissional tornem o exercício e a alimentação saudável não só possível como também fácil.

Minha meta é ter um mundo no qual todos adorem sua forma pessoal e obtenham a proteína de que precisam a cada dia para controlar sua fome e evitar que consumam os alimentos errados. Quero um mundo em que em vez de empurrarem guloseimas saturadas de gordura e açúcar para você, seja muito difícil você ter acesso a alimentos que o façam abusar. Quero um mundo no qual é mais difícil ser sedentário do que ativo. Quero um mundo no qual todos façam de consumir as substâncias saudáveis encontradas nas frutas e hortaliças uma prioridade. Quando chegar esse dia, será mais fácil do que nunca ter ao mesmo tempo uma forma atraente e proteger-se de infartos prematuros e do câncer.

Mas tudo começa com você. As mulheres sofrem principalmente por não serem capazes de atingir a forma que gostariam de ter em um país onde nunca é possível ser magro ou rico demais. Os homens, em sua maioria, ignoram suas cinturas cada vez maiores até as dores lombares ou nos joelhos ou até uma doença mais grave lhes abrir os olhos. Até mesmo aí muitos homens fingem que não têm nada, e suas esposas é que vão precisar tomar conta da saúde e da nutrição deles.

Doenças crônicas graves, tais como as cardíacas e o câncer, não se desenvolvem do dia para a noite. Costumam levar décadas para se desenvolver. Este livro fala da prevenção — modificação de sua saúde e qualidade de vida agora para você poder viver mais tempo e melhor.

Apêndice

A Ciência da Substituição de Refeições

Eu rio sozinho ao ler o título deste apêndice, porque "substituição de refeições" é o termo que a comunidade científica usou para nomear dietas que eles rejeitaram como modismo há apenas vinte anos. Em meados da década de 1970, adotavam-se dietas líquidas de todos os tipos — algumas seguras, outras não. Eram dois os motivos pelos quais essas dietas funcionavam. Em primeiro lugar, quando alguém ingere uma bebida, não pensa que está comendo. Portanto, se você saciar sua fome, passará o dia sem devorar hambúrgueres com montes de batata frita às pressas no almoço ou um pão doce com café no desjejum. Em segundo lugar, estamos todos bem adaptados à inanição; portanto, mesmo quando comemos pouco, ainda somos capazes de controlar nossa fome física à medida que nosso corpo vai se acostumando a ingerir menos alimento. O comediante Dick Gregory ficou famoso pelos seus jejuns à base de suco de frutas, como protesto político. Era capaz de sobreviver durante meses fazendo esses jejuns.

Há alguns anos, um grupo de estudantes da UCLA acampou na frente do prédio da reitoria e anunciou que jejuaria e se mataria em uma semana se não obtivessem o que queriam. Só ingeririam líquidos até a UCLA concordar em fundar um novo departamento acadêmico. Recebi uma ligação do vice-reitor da UCLA, que me perguntou se havia risco de eles realmente cumprirem a ameaça. Por acaso, eu estava redigindo o capítulo de um livro sobre o assunto quando ele me telefonou. Respondi que com líquidos adequados, vitaminas e sais minerais eles seriam capazes de sobreviver durante mais ou menos seis meses. Isso apressou as negociações, e a disputa logo foi resolvida.

Jejuar dessa maneira costumava ser um tratamento contra a obesidade no século passado. O finado dr. Ernst Drenick, especialista em obesidade da UCLA, foi entrevistado pela revista *Life*, na década de 1960, a respeito da inanição como tratamento para a obesidade grave. O único problema é que a pessoa perde músculos à proporção de 500g para cada 2kg de peso perdidos com este método.

O jejum com líquidos com teor de proteína modificado, também conhecido como dieta de baixíssimas calorias, foi clinicamente desenvolvido pelo dr. Victor Vertes, na Clínica Cleveland, no final da década de 1970. De acordo com esse método, validado pelos estudos científicos dos drs. George Blackburn e Vernon Young, no Instituto de Tecnologia de Massachusetts, pode-se ingerir em parte proteína suficiente para restaurar o que se perdeu. Funcionou, até certo ponto, e era seguro, contanto que as pessoas consumissem proteínas de alta qualidade e fizessem exames de sangue toda semana. A quantidade de calorias nesta dieta era extremamente baixa, na faixa de 375 a 400 por dia.

Satisfazer a fome física até certo ponto com uma refeição líquida era a base da dieta Opti-Fast, fornecida pelos hospitais a partir do final da década de 1970. Em 1977, meu colega e bom amigo, o finado dr. Morton H. Maxwell, levou este método de emagrecimento para Los Angeles, através da Clínica Fator Risco Obesidade, que ainda funciona sob minha direção na UCLA. Essa clínica coleta dados sobre todos os pacientes registrados e conta com uma equipe multidisciplinar de psicólogos, fisioterapeutas, enfermeiras e especialistas em dietas, que se encontram semanalmente. O apoio emocional fornecido por este centro tem levado a resultados milagrosos, como pessoas perdendo dezenas de quilos com segurança e mantendo o peso de maneira eficaz durante anos.

No final da década de 1970, a dieta de Cambridge, também de baixíssimo teor de calorias, passou a ser vendida de porta em porta sem controle médico. Causou aproximadamente oitenta mortes em todo o país, principalmente entre mulheres que precisavam perder menos de 18kg. Elas perderam proteína muscular do coração, porque tinham reservas de proteína pequenas. Os pacientes com obesidade mórbida foram mais bem-sucedidos porque tinham imensas reservas de proteínas. Como o coração é tanto um músculo quanto um gerador elétrico que regula suas próprias batidas, a perda de massa muscular nestas mulheres resultou em enfartes fatais, conseqüência de paradas cardíacas. Devido a essa publicidade negativa, os médicos evitavam qualquer ligação com essas dietas, deixando-as para especialistas como o dr.

Maxwell, que desenvolveu centros como o da UCLA para salvar milhares de vidas sem estardalhaço com o passar dos anos.

Nas décadas de 1970 a 1980, pesquisas examinaram estas dietas a partir de um ponto de vista nutricional. Assim, foram desenvolvidas substituições de refeições com alto teor de carboidratos/baixo teor de gordura/baixo teor de proteína, que passaram a ser vendidas sem receita médica. Essa indústria adquiriu proporções monstruosas. Tipicamente, esses substitutos de refeição continham entre 6 a 8g de proteína, mais ou menos 40g de açúcar, sabores artificiais, vitaminas e minerais. Não tinham lá um gosto assim tão bom, mas funcionavam. Em 1988, Oprah Winfrey começou a fazer a dieta Opti-Fast em um hospital municipal de Chicago e perdeu 29kg. Em 1989, Tommy Lasorda, o empresário dos Los Angeles Dodgers, seguiu um plano de substituição de refeições comprado sem receita e anunciou na televisão: "Se eu sou capaz de fazer isso, você também pode fazer!" Ele perdeu 22,5kg, e naquele ano mais de 30 milhões de americanos experimentaram os substitutos de refeição.

Mais ou menos nessa época, comecei minha pesquisa sobre os substitutos de refeições. Já tinha visto os resultados na minha clínica, mas, no final da década de 1980, comecei a documentar os efeitos sobre a pressão sangüínea, o colesterol e a glicose sangüínea dos diabéticos, e os resultados foram impressionantes — fui capaz de reduzir ou eliminar vários medicamentos caros. Em 1994, supervisionei um estudo de mais de 300 pacientes em seis centros médicos nos Estados Unidos. Eles receberam 25 dólares e uma lata de substituto de refeições por semana. Misturavam o pó com leite e bebiam um *shake* diariamente para perder peso, junto com um jantar razoável que lhes proporcionava cerca de 1.200 calorias por dia. Os resultados voltaram a ser impressionantes. Os homens perderam 10kg em 12 semanas, em média. As mulheres, 5,5kg em 12 semanas; por volta de 24 semanas, tanto homens quanto mulheres haviam perdido uma média de 7,7kg. Em 1994, publiquei estes resultados em um trabalho intitulado "Avaliação Clínica de um Regime de Substituição de Refeições de Intervenção Mínima para Redução de Peso", no *Journal of the American College of Nutrition*.

No fim da década de 1990, realizou-se uma série de estudos que demonstraram o impacto dos substitutos de refeições sobre a pressão sangüínea, o colesterol, os triglicerídeos, a glicose sangüínea e os transtornos do sono. Nossa unidade na UCLA realizou estudos fundamentais que demonstraram que os substitutos de refeições eram seguros e eficazes quando usados para o diabetes tipo 2 com obesidade (que chamo de diabesidade). Nestes estudos, a perda de peso com substitutos de refeição levou à redução ou eliminação de medicamentos caros usados para tratar da glicose sangüínea alta nos pacientes portadores desta neoplasia depois de uma perda de peso relativamente modesta, de cerca de 5% de peso corporal. Essa perda de peso em um estudo chamado Programa de Prevenção da Diabetes evitou 58% dos possíveis novos casos de diabetes durante cinco anos em pessoas com glicose sangüínea alta (mas sem a doença) e foi melhor na prevenção do diabetes do que uma abordagem com uso de medicamentos.

Porém, o estudo mais impressionante mesmo foi o do dr. Herwig Ditchuneit, da Universidade de Ulm, na Alemanha. Na maioria das pesquisas americanas, perdemos entre 20 e 40% dos participantes ao fim de um ano. Isso não foi por termos perdido o contato com eles; os estudos demonstraram que os voluntários para estudos para perda de peso sempre procuram a pílula milagrosa e tendem a abandonar os estudos pela metade. Dada a supervisão bastante rigorosa dos Comitês de Proteção dos Sujeitos Humanos não é mais possível dar incentivos monetários altos ligados à participação nas pesquisas. Isso é agora considerado antiético, por ser uma forma de coibir o paciente a participar na pesquisa. Precisamos pagar o estacionamento e indenizar o paciente por sua participação de maneira que não se estabeleça nenhuma ligação entre a recompensa e o comparecimento às sessões de pesquisa. Por conseguinte, podemos distribuir brindes, como pedômetros, e dar bilhetes de teatro e loteria como brindes.

Estou tocando no assunto porque o dr. Ditschuneit reteve 75% dos pacientes em seu estudo durante quatro anos, e provou que os substitutos de refeições eram não só eficazes para perder peso, mas também para mantê-lo. Não era possível mandar os pacientes consumirem dois substitutos de refeição durante quatro anos, portanto o estudo foi planejado de forma curiosa. Durante as primeiras 12 semanas, voluntários receberam a tarefa de tentarem evitar seus alimentos prediletos para atingir a meta de 1.200 calorias por dia, ou seguir um plano de substituição de refeições com o mesmo número de calorias, que envolvia beber dois substitutos de refeição por dia e ter um jantar saudável. Ao fim de 12 semanas, o grupo que havia tentado evitar seus alimentos preferidos perdeu 500g ou 1kg, em média, e o grupo que substituiu as refeições perdeu 6kg. A essa altura, ambos os grupos receberam a ordem de tomar um substituto de refeição por dia. Em quatro anos, o grupo que consumiu dois substitutos de refeição por dia durante 12 semanas, depois um por dia durante quatro anos, perdeu 10% de seu peso corporal. O grupo que começou a fazer as substituições de refeição depois de 12 semanas e passou a tomar um substituto por dia durante quatro anos perdeu 5%. Houve também mudanças significativas em alguns dos fatores de risco para doenças associadas à obesidade, tais como níveis de glicose e insulina, havendo mudanças maiores no grupo que perdeu 10%, se comparado ao que perdeu apenas 5%. Um estatístico da UCLA analisou os dados, e os resultados foram publicados no *American Journal of Clinical Nutrition*.

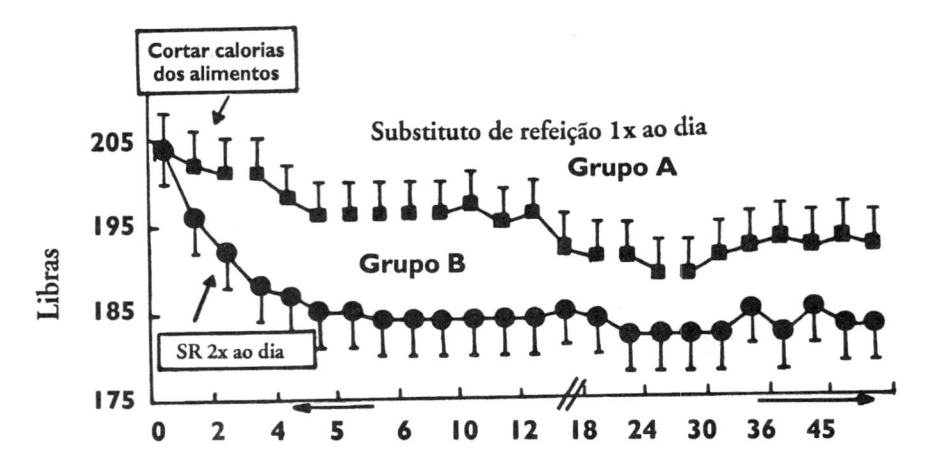

A perda de peso ao longo de quatro anos usando-se um substituto de refeição duas vezes ao dia durante 12 semanas (triângulos pretos), comparado à redução de alimentos prediletos (quadrados pretos). Até o final do estudo de quatro anos, ambos os grupos tomaram um substituto de refeição diário (peso corporal em círculos pretos). O peso em libras no eixo vertical se encontra plotado em função do tempo em meses, que aparece no eixo horizontal. A figura foi adaptada do artigo de Flechtner-Mors, M., Ditschuneit, H.H., Johnson, T.D., Suchard, M. A, Adler, G. "Efeitos Metabólicos e de Perda de Peso da Intervenção Dietética de Longo Prazo em Pacientes Obesos: Resultados Depois de Quatro Anos." *Obes. Res.* 2000 Ago:8(5):399-402.

Em conseqüência de todas essas pesquisas, os substitutos de refeições são agora um método aceito para tratamento de perda de peso. Os Institutos Nacionais de Saúde estão patrocinando uma pesquisa multimilionária sobre os efeitos da perda de peso sobre a doença cardíaca em pacientes de especialistas em diabetes tipo 2 durante cinco anos. Com base em parte na nossa pesquisa na UCLA e em outras instituições de pesquisa, eles resolveram incluir os substitutos de refeição como opção de intervenção nutricional em uma etapa do estudo.

No entanto, nem todos os substitutos de refeição são iguais. Alguns são mais gostosos do que outros. Os primeiros substitutos de refeição continham muito açúcar e pouquíssima proteína, para realçar o sabor. Desde que as dietas de alto teor de proteína entraram em moda, passaram-se a produzir algumas com mais proteína e menos açúcar, porém com muito mais gordura. Quando se embala um substituto de refeição em uma lata, há um limite para a quantidade de proteína que pode ser inserida no líquido sem que ela se deposite no fundo. Uma das estratégias para se introduzir mais proteína é acrescentar gordura. No entanto, com mais de 5g de gordura esse substituto de refeição não é considerado saudável segundo as regras do FDA. Alguns dos substitutos líquidos de alto teor de proteína contêm 10g de gordura, que equivalem a 90 calorias de gordura em uma bebida de 270 calorias de alto teor de proteína. Inventei o *Shake Controlador* para oferecer proteína de soja de alta qualidade, baixo teor de gordura e sabor de frutas frescas ou congeladas, combinado com uma quantidade moderada de carboidratos. Não existe um *shake* sem carboidratos, embora você encontre substitutos de refeição que alegam ter "zero carboidratos de impacto". Esses carboidratos exercem menos efeitos de curto prazo sobre a glicose sangüínea, por causa de sua forma química, mas continuam sendo carboidratos. Conforme analisamos no Passo 2, é importante saber que nem todos os carboidratos são ruins; você pode revisar as informações sobre índice glicêmico, carga glicêmica e calorias para ser capaz de escolher um substituto de refeição com segurança. Seu substituto de refeição também deve conter vitaminas e sais minerais, ou ser vendido com um suplemento que forneça tais elementos de que você precisa.

Já provei que os substitutos de refeição funcionam diante de centenas de médicos e especialistas em dietas em todo o país, por meio da Associação Norte-Americana para o Estudo da Obesidade (NAASO) e dos Centros de

Pesquisa e Educação sobre Obesidade (CORE). A NAASO é a sociedade científica líder em obesidade no país, com 1.500 integrantes, que comparecem a uma reunião anual nacional e internacional. Os CORE são grupos seletos de oito programas de pesquisa de obesidade em centros de excelência universitários espalhados pelos Estados Unidos. Há centros CORE na Universidade do Colorado, na UCLA, na Faculdade de Medicina de Harvard, na Universidade de Colúmbia, na Northwestern University, na Clínica Mayo, na Universidade de Minnesota, e no Centro de Pesquisas Biomédicas de Pennington, na Universidade do Estado da Louisiana. Sou o diretor do programa CORE na UCLA, com a assistência de Susan Bowerman, que me ajudou a escrever este livro. A missão do CORE é ensinar aos médicos particulares e aos especialistas em dietas como tratar a obesidade no ambiente do consultório médico. Descobrimos que metade de todos os pacientes que estão passando por tratamento nas clínicas médicas da UCLA eram obesos, e que cerca de metade deles concordaria em usar um programa de substituição de refeições para perder peso com a orientação de seu médico. Infelizmente, quando viajei pelo país com meus colegas, tentando convencer os médicos a assumirem esse desafio, descobri que apenas uma minoria deles estava disposta a fazer isso. O gerenciamento do peso não se enquadra no modelo da prática padronizada da medicina nos Estados Unidos, de forma que a maioria dos meus colegas não demonstrou interesse algum. A formação deles lhes permite apenas receitar medicamentos para as mesmas doenças que a redução de peso poderia curar. Portanto, decidi publicar essa minha pesquisa sobre substituição de refeições, mostrando-a direto a você, e começar um movimento entre os cidadãos para usar o que provei cientificamente e experimentei pessoalmente.

Referências Bibliográficas

1. Ashley, J.M., St. Jeor, S.T., Perumean-Chaney, S., Schrage, J. Bovee, V. "Substitutos de Refeições na Intervenção para Perder Peso." *Obes Res.* nov. 2001; 9 (supl.4):312S-320 S.

2. Bowerman, S., Bellman, M., Saltsman, P., Garvey, D., Pimstone, K., Skootsky, S., Wang, H.J., Elashoff, R., Heber, D. "Implementação de um Programa de Gerenciamento de Peso por Meio de uma Rede de Médicos Particulares." *Obes Res.* nov. 2001; 9 (supl.4): 321S-325S.

3. Flechtner—Mors, M., Ditschuneit, H.H., Johnson, T.D., Suchard, M. A., Adler, G. "Efeitos Metabólicos e de Perda de Peso da Intervenção Dietética de Longo Prazo em Pacientes Obesos: Resultados Depois de Quatro Anos." *Obes Res.* ago 2000; 8(5):399-402.

4. Heber, D., Ashley, J.M., Wang, H.J. e Elashoff, R. M. "Avaliação Clínica de um Regime de Substituição de Refeições de Invervenção Mínima para Redução de Peso." *J. Am. Coll. Nutr.* 1994 13:608-14.

5. Hensrud, D. D. "Tratamento Dietético, Perda de Peso e Manutenção de Peso a Longo Prazo no Diabetes Tipo 2." *Obes Res.* nov. 2001; 9 (supl.4): 348S-353S.

6. Heymsfield, S.B., van Mierlo, C.A., van der Knaap, H.C., Heo, M., Frier, H. I. "Gerenciamento de Peso Utilizando Estratégia de Substituição de Refeições: Metanálise e Análise Conjunta de Seis Estudos." *Int J Obes Relat Metab Disord.* maio 2003; 27(5): 537-49.

7. Yip, I., Go, V.L., DeShields, S., Saltsman, P., Bellman, M., Thames, G., Murray, S., Wang, H. J., Elashoff, R., Heber, D. "Substitutos Líquidos de Refeição e Controle Glicêmico em Pacientes Obesos de Diabetes Tipo 2." *Obes Res.* nov. 2001; 9(supl.4): 341S-347S.

A Ciência da Proteína

Este apêndice é para quem quiser aprender mais sobre os conceitos científicos por trás da prescrição personalizada de proteínas. Como chegamos a 29% de sua ingestão diária de calorias, e quais os indícios de que a proteína realmente é importante?

Há dois tipos de fome: a psicológica, que nenhum alimento consegue saciar, e a física, para a qual há sinais biológicos de vários tipos de comida já estudados cientificamente. Para cada comportamento humano, inclusive comer, há tanto um componente mental quanto um corporal. Sua mente sempre é capaz de superar os sinais que seu cérebro está recebendo do corpo. No entanto, se conseguir entender os seguintes mecanismos que permitem à proteína ajudá-lo a controlar suas vontades irresistíveis de comer certos alimentos, sua confiança na base científica da dieta de Los Angeles pode propiciar a perda de peso de maneira ainda mais eficaz.

A Proteína É o que Mais Satisfaz

Sobreviver à inanição é simplesmente importante demais para que nossos corpos dependam de qualquer mecanismo ou trajetória de sinais. Nossas melhores estimativas são de que pelo menos 30 a 40 sistemas interagem para impedir a inanição, e quando um é bloqueado, o outro assume. Por conseguinte, estou convencido de que jamais existirá uma pílula mágica que você possa colocar na sua porção de fritas com a finalidade de perder peso.

Mas ingerir a quantidade de proteína recomendada em *A dieta de Los Angeles* pode ajudar você a atingir esse fim, porque tal quantidade dessa substância constitui um sinal mais forte de que sua fome foi saciada do que qualquer carboidrato ou gordura poderia provocar durante algumas horas, um dia ou até meses. A proteína também pode ajudar a constituir massa corporal. Não é convertida em gordura com tanta eficiência quanto o carboidrato ou a gordura propriamente dita, portanto, quando você está tentando manter o peso, é mais difícil engordar ao se ingerir mais proteína. Gera-se uma quantidade mínima de calor (chamada termogênese induzida pela dieta) quando você digere seus alimentos e também durante um curto período depois da digestão. Insisto que a proteína gera mais calor do que a mesma quantidade de carboidrato ou gordura. Esse calor é energia vinda dos alimentos que você consome e não se deposita sob forma de gordura.

Os Sinais dos Aminoácidos e dos Hormônios

Depois de uma refeição, os aminoácidos — blocos construtores da proteína — são absorvidos pela corrente sangüínea; alguns atravessam a barreira hematoencefálica (entre sangue e cérebro) e no cérebro influenciam a sinalização aos centros cerebrais que controlam a fome. Já se propôs a teoria de que vários aminoácidos, inclusive o triptofano, a fenilananina e a tirosina, afetam os mecanismos de controle da fome. Não se sabe exatamente como funciona este sistema. Alguns cientistas acham que os aminoácidos entram no cérebro isolados para reduzir a fome, e outros especulam que pequenas cadeias de aminoácidos resistem à digestão e penetram na corrente sangüínea, seguindo depois para o cérebro, para ajudar a controlar a fome. O controle da fome é um assunto complexo, e a ingestão de proteínas provavelmente é apenas um dos fatores — embora muito importante — para o controle da fome.

Durante curtos períodos após comermos algo, algumas proteínas são melhores para satisfazer a fome que outras. Estas são chamadas proteínas "rápidas" porque liberam seus aminoácidos na corrente sangüínea mais depressa do que as proteínas "lentas". As proteínas animais também produzem ligeiramente mais calor do que as vegetais. No final das contas, essas pequenas diferenças não são importantes; a proteína é eficaz na redução da ingestão de alimentos sob condições de livre acesso à comida, independente de ser de fonte vegetal ou animal.

Pesquisadores nos Países Baixos (M.S. Westerterp-Plantenga e cols.) descobriram como a proteína afetava a percepção da fome e o metabolismo corporal em uma câmara energética de corpo inteiro sob condições controladas durante mais de 24 horas. As pessoas permaneceram em uma sala fechada de aproximadamente 1,2 por 2,4m; o ar era analisado para se verificar o teor de oxigênio e gás carbônico, e todos os alimentos que entravam ou os dejetos que saíam eram cuidadosamente medidos. Neste estudo, os voluntários receberam exatamente o mesmo número de calorias que queimavam, uma prescrição de exercícios e um protocolo de atividades, sempre igual todos os dias. Eles comiam precisamente as mesmas quantidades de alimentos semelhantes em horas idênticas nesta situação totalmente controlada. As duas dietas eram uma dieta de alto teor de proteína/alto teor de carboidratos (proteína/carboidrato/gordura, percentual de energia de 30/60/10) e uma dieta de alto teor de gorduras (proteína/carboidrato/gordura, percentual de energia de 10/30/60). Durante o dia inteiro, entre as refeições, as pessoas relataram sentir-se significativamente mais satisfeitas e bem alimentadas com a dieta de alto teor de proteínas e alto teor de carboidratos do que com a de alto teor de gordura, ao passo que a fome, o apetite, o desejo de comer e a quantidade estimada a se comer foram significativamente menores. As pessoas sentiam menos fome tanto durante quanto depois das refeições com alto teor de proteínas. Observou-se também maior termogênese induzida, ou seja, uma produção de calor maior, com a dieta de alto teor de proteínas. A quantidade de calor gerada relacionava-se diretamente com o grau de satisfação ou ausência de fome proporcionado por essa dieta.

Uma outra equipe de pesquisas (A. R. Skov e cols.) comparou uma dieta de alto teor de proteínas com uma dieta de controle, para avaliar a perda de peso durante 27 semanas. Dois grupos de 24 voluntários moderadamente obesos receberam permissão para comerem tanto quanto quisessem das duas dietas. As duas dietas constituíam-se de 25% de proteína, 45% de carboidrato e 30% de gordura, *versus* 12% de proteína, 58% de carboidrato e 30% de gordura. Descobriu-se que a perda de peso (8,9 contra 5,1kg) e a perda de gordura (7,6 *versus* 4,3kg) foram significativamente maiores no grupo de teor mais alto de proteínas, devido a uma redução de mais ou menos 16% na ingestão diária de calorias. Portanto, concedendo-se livre acesso aos alimentos, uma dieta de alto teor de proteínas é mais satisfatória do que uma dieta com menos proteínas, e a ingestão total de calorias se reduz, levando a uma perda de peso maior.

Em testes com ratos, também se demonstrou que a proteína é mais eficaz na redução do apetite que o carboidrato; quanto mais proteína era dada aos animais, dentro de uma certa faixa de ingestão, mais reduzida era a ingestão geral de alimentos. Os animais se satisfaziam mais com a proteína quando a proporção era de 35 para 50% do total de calorias da dieta do que quando o teor de proteína era menor e o de carboidratos, maior. Foi necessário, porém, que decorresse pelo menos um dia para ser possível observar com clareza os efeitos biológicos do teor de proteína mais elevado no centro de controle da fome deles, durante algum tempo, antes que diminuíssem a ingestão de alimentos. Os autores concluíram que quanto maior a proporção de proteína nos alimentos, maior o efeito de saciedade.

Um outro grupo (B.J. Brehm e cols.) estudou durante seis meses os efeitos de uma dieta de baixíssimo teor de carboidratos e uma dieta de restrição de calorias e baixo teor de gordura sobre o peso corporal e os fatores de risco cardíaco em mulheres saudáveis. O grupo que ingeria a dieta de baixíssimo teor de carboidratos perdeu mais peso (8,5 *versus* 3,9kg) e mais gordura (4,8 *versus* 2kg) do que o de baixo teor de gordura. Embora este estudo enfatizasse que o grupo com maior perda de peso estava seguindo uma dieta de baixo teor de carboidratos, essas mulheres passaram a consumir, depois do início da dieta, uma quantidade significativamente maior de proteína (28 *versus* 16%). Por outro lado, o grupo de baixo teor de gordura só aumentou a ingestão de proteína de 15 para 18% do total de calorias na dieta de alto teor de carboidrato e baixo teor de gorduras. Portanto, os resultados podem ser conseqüência dos níveis altos de proteína nessa dieta, em vez do que os pesquisadores enfatizaram como teste de uma dieta de baixo teor de gorduras (na verdade, alto carboidrato/baixa proteína) *versus* uma dieta com pouquíssimo carboidrato (na realidade uma dieta de mais gordura e proteína). Além disso, o grupo que comia mais proteína, que estes pesquisadores chamaram de grupo de baixíssimo teor de carboidratos acabou mantendo maior massa corporal magra enquanto perdia peso; a maior parte do peso que perderam era proveniente do excesso de gordura corporal. Portanto, mais proteína pode ajudar você a conservar a musculatura e perder gordura.

Todos esses estudos provam que a perda de peso com uma dieta de alto teor de proteínas é maior sob condições de livre consumo, nas quais se come tanto quanto se desejar da dieta que está sendo testada, porque se consumia menos na dieta de teor mais alto de proteína. Em 2002, empreendeu-se uma revisão de vários estudos diferentes de dietas de alto teor de proteína, segundo uma técnica chamada metanálise (J. Eisenstein e cols.). A metanálise compara estudos distintos, depois combina dados semelhantes de tais estudos para examinar uma questão científica. A vantagem é que, reunindo-se todos os dados possíveis, consegue-se uma argumentação mais convincente, e uma visão geral do que se pode provar, tirando-se a média. O lado negativo é que os estudos podem ser diferentes em termos de idealização, o que limita a possibilidade de se combinar esses dados para sua análise. Para contornar essa limitação, o autor de uma metanálise estabelece condições para a escolha dos estudos destinados à análise conjunta. Essa metanálise de diversos estudos distintos concluiu que, em média, as dietas de alto teor de proteínas estavam associadas a uma diminuição de 9% na ingestão total de calorias. Ainda é preciso pesquisar mais profundamente essa influência da proteína na ingestão calórica como um todo e na regulagem do peso corporal em comparação com a gordura e os carboidratos. Mas são muito fortes os indícios de que a proteína funciona, e que seu corpo vai sentir a diferença quando você passar a ingerir mais proteínas. A proteína atua no mecanismo de sinalização da fome no cérebro, gera mais calor e queima de calorias depois de ingerida, e contribui para constituir massa corporal magra. Por todos esses motivos, já lhe recomendei que 29% de suas calorias totais venham de fontes proteicas.

Referências Bibliográficas

1. Bensaid, A., Tome, D., Gietzen, D. et al. "A Proteína é Mais Potente do que os Carboidratos para Reduzir o Apetite em Ratos". *Physiol Behav.* 2002, 75:577-82.
    Excelente estudo em ratos, que compara com grandes detalhes os efeitos de saciedade da proteína com os dos carboidratos.

2. Bensaid, A., Tome, D., L'Heureux-Bourdon, D. et al., "Uma Dieta de Alto Teor de Proteínas Promove Saciedade no Rato, Sem Aversão Condicionada ao Sabor." *Physiol. Behav.* 2003; 78:311-20.

3. Brehm, B.J., Seeley, R.J., Daniels, S.R. et al. "Experimento Randomizado, Comparando os Efeitos de uma Dieta de Baixíssimo Teor de Carboidratos a uma Dieta de Baixo Teor de Gorduras e Calorias Restritas

no Peso Corporal e em Fatores de Risco Cardíaco em Mulheres Saudáveis." *JCEM*. 2003;88:1617-23.

Um estudo importante que demonstra os efeitos da ingestão de alto teor de proteína sob condições de livre consumo durante um equilíbrio de energia negativo na perda de peso corporal, bem como o perfil metabólico.

4. Billeaud, C., Guillet, J., Sandler, B. "Esvaziamento Gástrico em Bebês com ou sem Refluxo Gastroesofágico Segundo o Tipo de leite." *Eur J Clin Nutr.* 1990; 4:577-83.
5. Boirie, Y., Dangin, M., Gachon, P. et al. "Proteínas Dietéticas Lentas e Rápidas Modulam de Forma Diferente a Acreção Pós-Prandial de Proteínas." *Proc Nat Acad Sci USA.* 1997; 94:14930—35.

6. Dulloo, A.G., Jacquet, J. "Superalimentação com Baixo Teor de Proteínas: Um Recurso para Desmascarar a Susceptibilidade à Obesidade nos Seres Humanos." *Int J Obes Relat Metab Disord.* 1999; 23:1118-21.

7. Dumesnil, J.G., Turgeon, J., Tremblay, A. et al.. "Efeito de Uma Dieta com Índice Glicêmico Baixo — Baixo Teor de Gordura — Alto Teor de Proteínas sobre o Perfil Metabólico Aterogênico de Homens com Obesidade Abdominal." *Br J Nutr.* 2001; 86:557-68.

8. Eisenstein, J., Roberts, S.B., Dallal, G., Saltzman, E. "Dietas de Alto Teor de Proteína para Emagrecimento: São Seguras e Funcionam?" Uma Revisão de Dados Experimentais e Epidemiológicos." *Nutr Rev.* 2002; 60:189-200.

Uma revisão que enfatiza o efeito modulador da proteína dietética sobre a absorção energética via sensação de saciedade e sobre o dispêndio de energia por meio do aumento do efeito térmico da alimentação em estudos de curto prazo.

9. Hall, W. L., Millward, D.J., Long, S.J., Morgan, L.M. "A Caseína e o Soro de Leite Exercem Efeitos Distintos sobre os Perfis de Aminoácidos do Plasma, a Secreção Gastrointestinal e o Apetite." *Br J Nutr.* 2003; 89:239-48.

O único estudo até agora ligado a diferenças de curto prazo na saciedade devido a tipos diferentes de proteína.

10. Jean, C., Fromentin, G., Tome, D., Larue-Achagiotis, C. "Ratos Wistar com Permissão para Escolher Macronutrientes do Desmame à Maturidade Escolhem uma Dieta de Alto Teor de Proteína e Alto Teor de Lipídeos". *Physiol, Behav.* 2002; 76:65-73.
    Um estudo em ratos segundo o qual a preferência por proteína pode estar relacionada à massa corporal magra presente no animal.

11. Jean, C., Rome, S., Mathe, Y. et al. "Evidência Metabólica da Adaptação a uma Dieta de Alto Teor de Proteínas nos Ratos". *J Nutr.* 2001; 131:91-98.

12. Latner, J.D., Schwartz, M. "Os Efeitos de um Almoço de Alto Teor de Carboidratos, Alto Teor de Proteínas ou Balanceado sobre a Ingestão de Alimentos Posterior e o Nível de Fome". *Appetite.* 1999; 33:119-28.

13. Laymen, D.K., Boileau, R.A., Erickson, D.J. et al. "Uma Proporção Reduzida de Carboidrato Dietético em Relação à Proteína Melhora a Composição do Organismo e os Perfis de Lipídeos Sangüíneos Durante a Perda de Peso nas Mulheres Adultas." *J Nutr.* 2003;133:411-17.

14. Lejeune, M.P.G.M., Kovacs, E.M.R., Westerterp-Plantenga, M.S. "A Ingestão Adicional de Proteína Limita a Recuperação do Peso Depois de Perda de Peso em Seres Humanos." [Resumo] *Int J Obes Relat Metab Disord.* 2003; 27:S25.

15. Mikkelsen, P.B., Toubro, S., Astrup, A. "Efeito de Dietas com Redução da Gordura sobre o Gasto de Energia em 24 Horas: Comparações entre Proteína Animal, Vegetal e Carboidratos." *Am J Clin Nutr.* 2000; 72:1135-41.

16. Pullar, J.D., Webster, A.J.F. "O Custo Energético da Distribuição de Gordura e Proteína no Rato." *Br J Nutr.* 1977; 37:355-63.

17. Raben, A., Agerholm-Larsen, L., Flint, A. et al. "Refeições com Densidades Energéticas Semelhantes, porém Ricas em Proteína, Gordura, Carboidratos ou Álcool Exercem Efeitos Distintos sobre o Dispêndio de Energia e sobre o Substrato Metabólico, Porém Não sobre o Apetite e a Absorção de Energia." *Am J Clin Nutr.* 2003; 77:91-100.

Um estudo elaborado que compara efeitos do apetite e do metabolismo da energia de diferentes macronutrientes ao mesmo tempo.

18. Skov, A.R., Toubro, S., Ronn, B. et.al. "Estudo Randomizado sobre Proteína *Versus* Carboidrato em Dieta de Teor de Gordura Reduzido Ad Libitum para Tratamento da Obesidade." *Int J Obes Relat Metab Disord.* 1999; 23:528-36.

19. Stock, M.J. "Glutonaria e Termogênese Revisitadas". *Int J Obes Rebrt Metab Disord.* 1999; 23:1105-17.
    Autor de tese que a proteína reduz a fome por causa de sua alta ação na termogênese.

20. Westerterp-Plantenga, M.S., Lejeune, M.P.G.M., Nijs, I. et al. "Alta Ingestão de Proteína Sustenta Manutenção do Peso Depois de Emagrecimento em Seres Humanos" [Resumo] *Int J Obes Relat Metab Disord.* 2003; 27:S127.

21. Westerterp-Plantenga, M.S., Rolland, V., Wilson, S.A.J., Westerterp, K.R. "Saciedade Relativa a Termogênese Induzida pela Dieta em 24 Horas Durante Dietas de Alto Teor de Proteína/Carboidratos *Versus* Dietas de Alto Teor de Gordura Medida em uma Câmara de Respiração " Eur J Clin Nutr. 1999; 53:495-502.

22. Westerterp-Plantenga, M.S., Westerterp, K.R., Rubbens, M. et al., "Apetite a 'Grande Altitude', Operação Everest-Comex: Uma Escalada Simulada do Monte Everest." *J Appl Physiol.* 1999; 87:391-99.

A Ciência da Forma e da Gordura Corporal

Sua gordura corporal está presente em vários órgãos vitais, exatamente como o seu coração, fígado, rins, ou pele. Esses órgãos contêm nervos, vasos sangüíneos e células de gordura, e secretam hormônios e proteínas que afetam o equilíbrio energético, o armazenamento de gordura e o metabolismo. A função desses órgãos depende da região onde estão no corpo humano. Cada um desses órgãos na parte inferior do corpo (para as mulheres) e na parte superior (no caso dos homens e das mulheres) tem funções especiais relacionadas à assimilação e liberação de ácidos graxos e aos hormônios que secretam e aos quais reagem. Na década de 1990, descobriu-se que as células de gordura secretam um pequeno hormônio denominado "leptina", que se liga a receptores no cérebro para reduzir a ingestão de alimento e aumentar a atividade física. Estão surgindo indícios de que a leptina vem da gordura tanto da parte superior quanto inferior do corpo, ao passo que uma outra proteína secretada pelas células de gordura, a adiponectina, provém principalmente da gordura abdominal e afeta a geração de coágulos sangüíneos, que integra o sistema de defesa imune. Portanto, a ciência da forma e a ciência da maneira como a sua gordura corporal se comunica com outros órgãos e o cérebro estão interconectadas. Vou tentar resumir essa área científica que vive em contínua transformação, mas você vai precisar se atualizar por conta própria depois, uma vez que os conhecimentos científicos estão constantemente se modificando.

A Gordura Feminina

A gordura dos quadris e coxas femininos fornece a energia de que as mães precisam para fornecer leite aos seus recém-nascidos. Esta gordura reage aos hormônios femininos, e a cada ciclo menstrual, logo antes da ovulação, os níveis sangüíneos do hormônio feminino progesterona aumentam mil vezes. Quando as mulheres acham que estão ganhando peso pouco a pouco, além de ficarem inchadas, têm razão. O corpo está se preparando para uma gravidez, desenvolvendo os órgãos de gordura nos quadris e nas coxas — e se uma mulher ficar grávida, eles aumentarão mais ainda, devido a quantidades imensas de estrogênio e de progesterona produzidos pela placenta. É necessário armazenar um número considerável de calorias, uma vez que a produção de leite pelos seios normalmente exige cerca de 500 calorias por dia.

O principal fator que explica a obesidade feminina é o ganho de peso depois da gravidez. As mulheres tipicamente engordam entre 13 e 18kg durante a gravidez. Se não amamentarem, nem fizerem dieta ou exercícios durante os seis meses após o parto, costumam conservar o peso adquirido durante a gravidez. A próxima gravidez começa com a mulher ainda sem conseguir ter se livrado desse peso, e daí por diante. Compreender como esta gordura se acumula pode ajudar jovens a perderem peso depois de terem seus filhos e levar à prevenção da obesidade.

Exatamente como as mulheres nascem com corpos de formatos diferentes, também nascem com órgãos de gordura de diferentes tamanhos nos quadris e coxas. Não há nada errado com esse tipo de gordura, a não ser o fato de nossa sociedade moderna ter decidido que ela é feia. Historicamente, as mulheres com gordura na parte inferior do corpo eram sempre mais procuradas e biologicamente refletiam o que era desejável. Há uma desconexão entre a genética feminina e o que é considerado atraente por muita gente hoje em dia. Porém, nota-se hoje uma reação cada vez mais forte a isso. Jennifer Lopez lançou uma linha de lingerie "em tamanhos grandes", e as mulheres e homens afro-americanos já se pronunciaram a favor da atração exercida por mulheres mais corpulentas. Uma das minhas principais mensagens é a de que é preciso ser mais tolerante com relação às diferentes formas corporais existentes na nossa sociedade.

Essa gordura da parte inferior do corpo tende a ser mais resistente à dieta e aos exercícios, e muitas mulheres passam fome tentando perdê-la. Para ter coxas mais finas, algumas até perdem uma quantidade nada saudável de gordura nos rostos e peitos. É importante ter consciência do seu peso ideal e da sua forma adequada se você tiver mais gordura nos quadris e coxas que na parte superior do corpo.

Gordura Abdominal

A gordura no meio do corpo cerca os intestinos e tem propriedades especiais, tanto em termos das substâncias que libera na corrente sangüínea quanto dos hormônios aos quais reage. Tanto homens como mulheres podem acumular gordura abdominal. Há mulheres que têm gordura principalmente na parte superior do corpo e jamais acumulam muita gordura na parte inferior, ao passo que outras acumulam gordura tanto na parte superior quanto na inferior.

Mulheres com gordura na parte superior do corpo têm níveis de hormônios femininos mais altos que aquelas com gordura na parte inferior. Elas tê. uma probabilidade três vezes maior de terem câncer de mama e aproximadamente nove vezes mais probabilidade de desenvolver diabetes do que as mulheres com gordura predominantemente na parte inferior do corpo.

A finalidade da gordura na parte superior do corpo é possibilitar a sobrevivência à inanição. Ela secreta várias substâncias denominadas citoquinas que combatem infecções. Aliás, essa proteção contra as infecções é uma função primordial da gordura da parte superior do corpo, que integra a adaptação da humanidade à inanição ou escassez de alimentos. Uma das principais causas de morte por inanição é a infecção, e a sua gordura corporal da parte superior do corpo o protege desta complicação da subnutrição.

Essa gordura também reage ao hormônio do estresse, o cortisol, que vem da glândula supra-renal. (Demonstrou-se que, em pilotos de helicóptero do Exército, os níveis de cortisol do sangue vão a dez vezes acima do normal em época de guerra). Em uma doença chamada "síndrome de Cushing", há superprodução de cortisol pelas supra-renais, resultando em um aumento desse órgão de gordura no meio do corpo. Existe uma enzima, denominada 11-beta-hidroxiesteróide desidrogenase, que pode converter a cortisona em cortisol. Camundongos geneticamente alterados para produzir uma quantidade maior dessa enzima acumulam gordura apenas no abdome, e não em seus órgãos de gordura.

É bem mais fácil perder a gordura abdominal com uma dieta do que a da parte inferior do corpo. Costuma ser a primeira gordura que some naqueles que têm gordura nas partes inferior e superior. Mas com o estresse, é fácil recuperar esse peso. Recentemente, vieram, no mesmo dia, ao meu consultório, dois pacientes que ganharam quase 6kg em um mês, só devido a uma elevação no nível de estresse e incapacidade de continuar a comer de acordo com a dieta. Essas vítimas do chamado efeito sanfona, como dizem, costumam apresentar gordura na parte superior do corpo.

Centros Cerebrais e a Gordura Corporal

As células de gordura fabricam a leptina, nome derivado do grego, cujo significado é emagrecimento. Ela foi descoberta em uma linha mutante de camundongos obesos que produziram uma versão defeituosa desse hormônio. Esses animais desenvolvem mais ou menos 60% de seu peso corporal como tecido orduroso. Quando a circulação de camundongos normais foi compartilhada com a desses camundongos obesos, foi corrigida a anormalidade, e eles perderam peso.

A leptina é detectada em uma parte do cérebro denominada núcleo arqueado do hipotálamo, onde ela é um dos muitos diferentes sinais para o cérebro. A deficiência de leptina é extremamente rara, mas há uma família em uma aldeia na Turquia que tem essa deficiência. Meu colega, o dr. Julio Licinio, da UCLA, recentemente fez um tratamento com leptina nos membros dessa família, e eles perderam uma quantidade incrível de peso, passando de obesos mórbidos a um tamanho normal. A leptina também tem outras funções: ela leva à redução da ingestão de alimentos e ao aumento da atividade física. Também inibe a formação de novos vasos sangüíneos, e essa é outra maneira de inibir a constituição de novo tecido orduroso no rato geneticamente obeso.

A insulina, hormônio digestivo que é produzido pelo pâncreas, surge no sangue após a refeição. Ela impele a armazenagem das gorduras no interior das células de gordura e os aminoácidos para os músculos, e armazena alguns açúcares sob forma de amido no fígado e nos músculos. A insulina e a leptina surgem ambas em reação a nutrientes como a glicose e os aminoácidos. Durante os últimos trinta anos, o dr. Daniel Porte, agora na Universidade da Califórnia, em San Diego, vem defendendo a teoria de que a obesidade é resultado da ausência da ação normal da insulina sobre o cérebro. Ele demonstrou em estudos com primatas que altos níveis de insulina no sangue estão associados à redução da ação da insulina sobre o cérebro.

Os níveis de leptina mudam na direção oposta a outro peptídeo, o neuropeptídeo Y ou NPY. Quando a leptina diminui, o NPY aumenta no cérebro.

O NPY tem o efeito oposto ao da leptina e aumenta a ingestão de alimentos. Portanto, o corpo se constitui à base de hormônios que funcionam em ambos os sentidos, e creio que nem sequer começamos a conhecer de verdade esse sistema de controle que mantém o peso corporal, a ingestão de alimentos e a atividade física do cérebro. Recentemente, foi descoberto um outro hormônio que atua no cérebro e reduz a ingestão de alimentos — denominado orexina.

Além dos hormônios produzidos pelas células de gordura e aqueles encontrados no cérebro, há um hormônio chamado ghrelina, produzido pelas células do estômago. Este nome esquisito provém de sua capacidade de liberar hormônio do crescimento (*growth hormone*, ou gh), da glândula pituitária. Os níveis de ghrelina sobem entre as refeições, estimulando o apetite. Os indivíduos obesos têm elevações maiores de ghrelina entre refeições. Além disso, os que passam pela cirurgia de redução do estômago sentem menos apetite após a operação, e seus níveis de ghrelina caem abaixo de concentrações detectáveis.

Se descermos ainda mais pelo trato gastrintestinal, chegando ao intestino delgado, encontramos os peptídeos do tipo glucagon (os peptídeos glucagon-like ou GLPs) que são liberados pelo intestino e influenciam a ingestão de comida. A colescistoquinina é um hormônio cujo nome provém de sua capacidade de contrair a vesícula biliar, o que em geral acontece após uma refeição com alto teor de gorduras. Acredita-se que uma forma deste hormônio seja transportada para o cérebro e controle a ingestão de alimentos. Como se isso não bastasse, o tecido orduroso produz novos hormônios, inclusive omentina, vasofatina e resistina, que exercem efeito sobre a decomposição dos nutrientes pelo organismo. Alguns hormônios originados na gordura abdominal não entram direto na corrente sanguínea depois de secretados, mas agem dentro do órgão de gordura abdominal, regulando sua atividade e as secreções que passam para a corrente sanguínea afetando a ingestão de alimentos, o metabolismo e a atividade física. Em suma, manter o peso corporal diante da possibilidade de inanição é uma função importantíssima e básica do organismo, mantida por intermédio da superposição de grupos de hormônios produzidos no corpo inteiro, mas os órgãos de gordura têm muito a ver com a transmissão da informação sobre a nutrição do organismo ao cérebro.

Os Genes e a Obesidade

A obesidade resulta de uma interação entre genes e meio ambiente. Conhecemos atualmente cerca de 17 genes diferentes que podem ser responsáveis pela obesidade. Contudo, o número total de indivíduos com essas doenças genéticas corresponde a apenas 5% de todos os casos de obesidade. Alguns desses transtornos são fascinantes e envolvem problemas múltiplos no funcionamento mental, reprodução, visão e aparência facial. Porém, a maioria da população obesa é simplesmente bem adaptada à inanição. A pesquisa sobre os genes envolvidos na obesidade familiar até agora demonstraram que há 70 associações com partes do genoma humano. Esses estudos traçam mapas de partes do material genético onde podem existir genes importantes, e essas muitas associações simplesmente assinalam uma vez mais como o nosso organismo encara com seriedade o controle da ingestão de alimentos e o peso corporal. Porém, é improvável que qualquer desses métodos de pesquisa descubra algum gene isolado que responda por um percentual significativo de casos de obesidade. Pelo contrário, a maioria dos especialistas afirma que qualquer defeito pode contribuir em mais ou menos 2% para a tendência de ganhar peso. De alguma forma, o efeito cumulativo de múltiplos genes é o que faz o prato da balança pesar mais para o lado do aumento de peso.

Por outro lado, o estilo de vida sedentário atual combina-se com a dieta de alto teor de gorduras, açúcar e amidos para desmascarar os genes da obesidade. Em geral, acredita-se que as mesmas pessoas que pesam mais de 40kg acima do peso ideal, ou com um IMC maior que 40 é que possuem uma programação genética para a obesidade. Nos últimos dez anos, a taxa geral de obesidade (IMC>40) dobrou nos Estados Unidos, e o número de pessoas com obesidade grave (IMC>40) quadruplicou, de acordo com um recente estudo do grupo de pesquisas Rand.

Porém, além da obesidade em geral, a forma do corpo é genética. Os gêmeos idênticos criados separados um do outro têm pesos corporais semelhantes, mas fotos de sua distribuição de gordura corporal mostram bolsões de gordura quase idênticos. Portanto, sua forma corporal é determinada geneticamente, mas pode ser alterada com dieta e mudanças no estilo de vida.

Conclusão

A principal mensagem que desejo passar é que sua forma reflete o seu padrão específico de depósitos de gordura. Eles podem se alterar com a dieta e mudanças de estilo de vida, conforme já analisamos neste livro. Porém, há mecanismos complexos no seu organismo agindo no controle da gordura corporal e um sistema de comunicação entre o tecido gorduroso e o cérebro, suficientes para tornar impossível enganar a Mãe Natureza além de um certo ponto. Selecionar uma forma e uma meta de peso realistas é essencial para ter êxito, seja neste ou em qualquer outro programa.

Referências Bibliográficas

1. Asakawa, A, Inui, A., Yuzuriha, H., Ueno, N., Katsuura, G., Fujimiya, M. et al. "Caracterização dos Efeitos do Polipeptídeo Pancreático na Regulação do Equilíbrio de energia." Gastroenterology. Maio 2003; 125 (5):1325-36.

2. Bombard, Y. "Esses Genes Me Engordam? Obesidade e Deficiências Genéticas do Receptor de Melanocortina-4." *Clin Genet.* Nov. 2003; 64 (5):380-81

3. Challis, B. G., Pinnock, S.B., Coll, A.P., Carter, R.N., Dickson, S.L., O'Rahilly, S. "Efeitos Agudos do PYY(3-36) Sobre a Ingestão de Alimentos e a Expressão do Neuropeptídeo Hipotalâmico nos Ratos." *Biochem Biophys Res Commun.* Nov. 2003; 28;311(4):915-19.

4. Herzog, H. "O Neuropeptídeo Y e a Homeostase da Energia: Visões a Partir dos Modelos *Knockout* (Remoção Gênica) de Receptor Y." *Eur J Pharmacol.* Nov. 2003; 7;480(1-3):21-9.

5. Nagasawa, A., Fukui, K., Kojima, M., Kishida, K., Maeda, N., Nagaretani, H. et al. "Efeitos Divergentes da Dieta de Proteína de Soja Sobre a Expressão das Adipocitoquinas." *Biochem Biophys Res Commun.* Nov. 2003; 28; 311 (4) 909-14.

6. Ouchi, N., Kihara, S., Funahashi, T., Matsuzawa, Y., Walsh, K. "Obesidade, Adiponectina e Doença Vascular Inflamatória." *Curr Opin Lipidol.* Dez. 2003; 14(6):561-66

7. Paoloni-Giacobino, A., Grimble, R., Pichard, C. "Interações Genômicas com Doença e Nutrição." *Clin Nutr.* Dez. 2003; 22(6):507-14.

8. Perusse, L., Bouchard, C. "Genética da Obesidade e Complicações Metabólicas no Estudo da Família Quebec." *Med Sci* (Paris). Out. 2003; 19(10):937-42.

9. Silha J.V., Krsek, M., Skrha, J.V., Sucharda, P., Nyomba, B.L., Murphy, L.J., "Níveis Plasmáticos de Resistina, Adiponectina e Leptina em Sujeitos Magros e Obesos: Correlações com a Resistência à Insulina." *Eur J Endocrinol.* Out. 2003; 149(4):331-35.

10. Staiger, H., Tschritter, O., Machann, J., Thamer, C., Fritsche, A., Maerker, E., Schick, F., Haring, H.U., Stumvoll, M. "Relação das Concentrações de Adiponectina e Leptina no Soro com a Distribuição da Gordura Corporal em Seres Humanos." *Obes Res.* Mar. 2003; 11(3):368-72.

A Ciência da Análise por Bioimpedância

A obesidade se define como excesso de gordura corporal, e o ideal é que a quantidade dessa gordura corporal seja medida cientificamente. Pode-se fazer isso por muitos métodos, mas nenhum deles é exato. A análise de bioimpedância é o método prático de análise da composição do corpo que fornece mais informações úteis e cientificamente válidas sobre massa corporal magra e o número de calorias que você queima todos os dias. O percentual de gordura corporal obtido por intermédio deste método é uma estimativa; **vai lhe fornecer apenas uma faixa de gordura corporal saudável casada com uma faixa de forma corporal pessoal. Você pode não estar se importando com a percentagem de gordura corporal, mas se preocupa com o seu manequim ou com a sua cintura. Vai acabar precisando olhar no espelho para saber se está satisfeito, e se está sendo realista com base na faixa de pesos corporais e gordura corporal que pode possivelmente ter, continuando ao mesmo tempo a ser sadio.**

O percentual de gordura corporal mostra qual pode ser sua forma **ideal**, dentro de uma faixa saudável de gordura corporal (mais ou menos 22 a 28% para mulheres e 15 a 20% para homens). Os atletas possuem percentual de gordura corporal bem mais baixo, porque têm muito mais massa muscular do que as pessoas que não se exercitam tanto assim. Por exemplo, Magic Johnson, o famoso jogador de basquete do Lakers, declarou ao *Los Angeles Times* que, com 14% de gordura corporal, ele se sentia gordo demais para jogar bem. Deixou de comer nachos com queijo depois de todo jogo, e sua gordura corporal caiu para 4%. Ele se sentiu melhor, e passou a jogar melhor também. A única preocupação dele era que, se existisse um conselho em defesa dos nachos, esse conselho se manifestaria contra sua decisão.

Nesta seção vou debater os vários métodos de determinação da composição corporal e por que acredito que a análise de impedância bioelétrica seja o melhor e o mais prático meio de se informar a respeito da sua forma.

Pesagem Subaquática

Como a gordura flutua na água, seu peso corporal debaixo da água é menor do que no seco. Se eu submergir um balanço e o ligar a uma balança na superfície, posso pesar você tanto debaixo d'água quanto do lado de fora e calcular sua percentagem de gordura corporal. O único problema é que o ar dos seus pulmões também vai fazê-lo flutuar, portanto posso lhe pedir para expelir todo o ar dos pulmões antes de submergir. Isso é algo bastante antinatural e desconfortável, uma vez que as pessoas costumam prender a respiração antes de submergirem. E mesmo que você tente expelir o ar todo, ainda vai restar um pouco de ar nos seus pulmões. Chamamos a esse ar que fica o "volume residual". Portanto, se quiser fazer este método funcionar cientificamente, também vou precisar medir a quantidade de ar nos seus pulmões fazendo-o respirar nitrogênio, do qual tiro uma amostra para determinar o volume de ar dos seus pulmões.

Este método não é prático, porque vou precisar mandar você vestir um maiô ou sunga e descolar uma piscina. Depois de se somarem todos os erros potenciais nas diversas medições, este método não pode ser considerado o padrão áureo que dizem que é, portanto, para mim, ele não vale a trabalheira que dá. Um motivo pelo qual a pesagem subaquática é tão reverenciada é que muitos departamentos de educação física e cinesiologia universitários investiram em tanques de água dedicados a este método, e usaram-no para elaborar seus relatórios de pesquisa.

Uma outra versão da pesagem submarina é feita fora d'água, utilizando-se algo que se chama um "Bod Pod", uma espécie de cápsula para análise da composição corporal. Ele foi desenvolvido com verba do governo na Universidade da Califórnia, em Davis. Consiste em uma câmara plástica em formato de ovo com uma tampa transparente frontal que se abre, permitindo que a pessoa se sente em um banco dentro dele. Depois que se fecha a porta, registram-se a quantidade de ar que seu corpo desloca e seu peso sobre o banco. Para aqueles que se lembram da aula de química, você só precisa do volume e do peso de um objeto para calcular sua densidade. Até aí tudo bem, mas o método exige que você vista um maiô. Roupas pesadas deslocam o ar exatamente como seu corpo deslocaria, o que torna os resultados menos precisos. Meus pacientes não vão vestir um maiô dentro de uma clínica. Eles já acham difícil comparecer à primeira consulta com um médico que nem conhecem, imagine só passar por um procedimento constrangedor assim diante da equipe dele ou dela. Aliás, muitos de meus pacientes sequer vão nadar, a não ser quando se sentem satisfeitos com sua forma, e vestir um maiô ou sunga assim gordos, definitivamente seria algo traumático para eles, do ponto de vista emocional.

Diluição do Trítio e Potássio Total do Corpo

Estes métodos utilizam radiação para determinar a percentagem de gordura corporal, e são estritamente empregados em pesquisa, uma vez que empregar substâncias radioativas rotineiramente não seria aceitável.

O trítio é uma forma radioativa do hidrogênio, que pode ser encontrada naturalmente na água. É produzida industrialmente para pesquisas médicas, mediante a concentração de grandes volumes de água. Minha primeira tarefa no segundo ano da Universidade da Califórnia, Los Angeles, foi trabalhar para o dr. Willard F. Libby, que ganhou o prêmio Nobel descobrindo a datação por carbono radioativo. Eu era responsável por um resfriador imenso com uma bateria dentro que evaporava a água lentamente. Eu precisava evaporar grandes volumes de água para produzir trítio. A água contém dois átomos de hidrogênio e um de oxigênio (H_2O), mas no trítio, os átomos de hidrogênio são radioativos. Se eu pesar uma seringa cheia dessa água radioativa e injetá-la em sua corrente sangüínea, posso colher amostras de sangue durante as próximas horas e a radioatividade vai diminuir em função da diluição, dependendo da quantidade de água no seu corpo, que é, para todos os efeitos, não-radioativa.

Imagine o que acontece quando se joga tinta dentro da sua piscina, e em uma piscina menor na casa do seu vizinho. Se você jogar a mesma quantidade de tinta e depois colher uma amostra da água, independentemente do tamanho da piscina, vai haver menos tinta na água. Uma vez que eu saiba a quantidade de água no seu corpo, posso subtrair essa quantidade do seu peso corporal e estimar, assim, a quantidade de gordura no seu corpo.

O método do potássio total só se encontra disponível em alguns lugares no mundo (sendo um deles a Universidade da Califórnia, em Los Angeles). A pessoa precisa se sentar em uma cadeira de couro suspensa semelhante a uma rede, com um cristal grande colocado a uma distância de um metro e tanto acima do estômago. A pessoa fica sentada na cadeira durante 45 minutos, e a radiação natural do potássio contido no seu corpo é medida no cristal. À medida que o potássio vai liberando sua radioatividade natural, o cristal absorve a energia gerando um sinal elétrico, que uma máquina registra. Quanto mais músculos desenvolvidos você tiver, mais o potássio de seu corpo vai liberar radioatividade natural. Este método exige que você fique trancado dentro de uma câmara de aço feita de aço de navios de guerra anteriores à Segunda Guerra Mundial, porque depois que começaram os testes atômicos, no pós-guerra, o ambiente se contaminou a tal ponto de potássio radioativo, que qualquer aço mais recente interferiria na capacidade da máquina de detectar o potássio ativo no seu corpo. Há uma câmara de televisão dentro da câmara, para um pesquisador poder observar você caso tenha um ataque de claustrofobia e queira sair antes dos 45 minutos passarem.

Depois que eu souber qual o seu nível de potássio corporal, posso calcular sua massa corporal magra, porque as células dos músculos e outras células dos órgãos, tais como as do fígado, se encontram saturadas de potássio. Se você se imaginar sentado em uma espécie de rede de couro com esse cristal, tentando captar a radioatividade dos seus músculos, entenderá a limitação crucial desta abordagem. A gordura reduz a capacidade da radioatividade de escapar do corpo, portanto de ser detectada pelo cristal. Daí que os indivíduos com maior quantidade de gordura abdominal não permitirem uma leitura mais precisa da sua massa corporal magra. Embora a gordura da coxa interfira menos na radiação dos quadris e coxas, ainda há uma diferença na eficiência da máquina em diferentes pessoas.

DEXA (Absorptiometria de Raios X de Dupla Energia)

O método DEXA emprega raios X para estimar gordura corporal e massa magra. O aparelho DEXA foi originalmente projetado para determinar a densidade óssea, mas seu computador pode estimar a gordura corporal e a massa magra aproveitando a diferença na capacidade de bloquear os raios X que possuem o músculo e a gordura para fornecer uma imagem de sua forma corporal e dos músculos e da gordura dentro dela. Um computador pode então calcular as quantidades de gordura em várias regiões do corpo. Temos um desses aparelhos no Centro de Nutrição Humana da UCLA, e já comparamos seus resultados com os da impedância bioelétrica. O DEXA fornece uma resposta útil, uma vez que se regule os números para os estudos integrantes de pesquisas. Os principais problemas deste método para prevenção da obesidade e seu tratamento são o custo do aparelho DEXA, que é astronômico, os 15 minutos que são necessários (que é mais do que a análise de impedância bioelétrica exige) e a exposição à radiação, que equivale à de uma radiografia abdominal.

Análise de Impedância Bioelétrica

Este método baseia-se no fato de que o tecido magro tem mais ou menos 70% de água e conduz eletricidade, mas a gordura é um tecido isolante destituído de água, portanto mau condutor de eletricidade. Pode-se aplicar esse método de várias formas, mas apenas uma é cientificamente válida.

No método correto, o pesquisador emprega quatro eletrodos — os mesmos quadradinhos adesivos de 2,5 por 2,5 cm que se usam para os eletrocardiogramas. Um eletrodo (garra-jacaré) preto e um vermelho são colados a uma das suas mãos e também ao pé do mesmo lado dessa mão. A seguir, faz-se passar uma corrente elétrica alternada bem baixa (tão baixa que você nem consegue senti-la) através do seu corpo; a corrente flui de uma garra vermelha para outra e de uma preta para outra. Um medidor dentro do aparelho mede uma propriedade elétrica chamada "impedância", que é a resistência encontrada pela corrente para ir de um eletrodo a outro. O aparelho calcula a distância entre os eletrodos com base na sua altura.

Essa medição leva apenas um minuto ou dois, se os eletrodos tiverem sido corretamente colocados, e o aparelho que uso mostra a estimativas da gordura corporal em forma de percentagem do paciente, sua massa magra corporal, e seu número de calorias queimadas por dia. Apertando outro botão, vejo o peso-alvo, baseado em uma percentagem desejável de gordura corporal. Já

As garras-jacaré vermelhas prendem-se ao contato adesivo perto do pulso e da articulação do tornozelo

As garras-jacaré pretas prendem-se ao contato adesivo sobre o dorso da mão e o peito do pé.

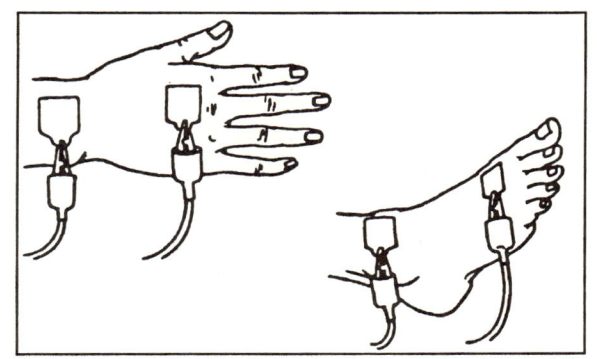

Posicionamento correto dos eletrodos para análise de impedância bioelétrica.

usei esse aparelho em milhares de pacientes, e meu modelo pode ser calibrado periodicamente, de modo a me dar leituras comprovadamente corretas.

Como a máquina mede as propriedades elétricas da água contida no seu corpo, pode dar resultados incorretos se você beber água demais antes do exame, ou se tiver alguma doença que cause retenção de água no seu organismo. Senão, o aparelho vai medir essa água como massa corporal magra. Também é preciso limpar bem a pele da mão e do pé para nenhuma loção, suor ou sujeira interferir no fluxo de eletricidade para sua pele. E os eletrodos precisam estar bem posicionados, conforme o diagrama a seguir: se eles ficarem muito juntos um do outro, a medição pode sofrer um erro de alguns pontos percentuais.

Embora pareça trabalhoso, é menos problemático do que muitos métodos e ainda é o único que uso. As lojas de departamentos vendem aparelhos que mandam você ficar de pé sobre os eletrodos. Em geral, esses aparelhos custam menos de 100 dólares, mas passam uma corrente apenas pelas suas panturrilhas até mais ou menos os seus joelhos. Não são precisos, a menos que você tenha uma constituição física média. Um outro tipo de aparelho desses tem pegadores de metal que a pessoa segura, e a corrente elétrica apenas sobe pelos braços. Esse custa por volta de 50 dólares, e não fornece uma medida precisa da gordura corporal, pelo mesmo motivo pelo qual ficar de pé sobre o medidor não funciona. Recentemente, vi os mais ridículos aparelhos de medição de gordura em uma loja, por 15 dólares: é só colocar os polegares sobre o aparelhinho.

A ciência da análise por bioimpedância

Como todos esses aparelhos alegam funcionar? Usam uma fórmula matemática baseada no peso e na altura, que é a base do índice de massa corporal (IMC) para estimar a gordura corporal. O problema é que a fórmula funciona para estudar a composição média corporal, mas não para sua forma pessoal. Portanto, essas geringonças não chegam nem perto da verdade.

Quando eu estava demonstrando o método de impedância bioelétrica em uma feira de saúde, um sujeito objetou. Notou que usando o tal aparelhinho de polegar ele chegou bem perto da mesma medida com o analisador que eu estava empregando. Simplesmente mostrei o polegar dele para as pessoas que nos cercavam, e ficou bem claro que, para as pessoas que não fossem de constituição física regular, essas outras máquinas não concordariam com o analisador de bioimpedância de quatro eletrodos que eu venho usando, e com o qual já examinei milhares de pacientes nos últimos vinte anos.

Como Usar o IMC para Estimar a Gordura Corporal

Garrow e Webster, dois cientistas britânicos, realizaram um estudo para medir a gordura corporal, a altura e o peso em uma grande quantidade de pessoas, e em 1985 redigiram um trabalho segundo o qual o índice de massa corporal correspondia à altura dividida pelo peso ao quadrado. Essa fórmula é aproximada, mas funciona quando se tira a média entre um número grande de pessoas, porque a maioria dos cidadãos avantajados dos Estados Unidos, em média, têm gordura corporal demais. O trabalho admitia, porém, que a fórmula não era adequada para ser empregada em atletas, nem com pessoas idosas, em que a massa corporal magra não é mediana. Todos os jogadores de futebol do ataque e defesa de seu time universitário predileto seriam classificados como obesos, com base em seu IMC. Mas o peso deles se deve principalmente à sua musculatura superdesenvolvida, não à gordura. As pessoas mais velhas, em geral, perdem massa muscular, portanto seu peso inclui mais gordura.

Na UCLA, descobri, ao usar a impedância bioelétrica, que muito mais homens e mulheres revelaram ter mais músculos do que se esperaria em média. Seus pesos ideais na máquina foram de 9 a 13kg a mais do que seria previsível para a pessoa mediana. Então medi a gordura corporal de uma mulher que parecia magra e saudável, e obtive percentagens surpreendentemente altas.

Em 28 mulheres entre os 24 e 49 anos, que compareceram à nossa clínica para pacientes de alto risco de câncer de mama, descobri um percentual de gordura corporal de 35%, muito embora o Índice de Massa Corporal médio fosse de apenas 23. Seus IMCs iam de 17 a 28, portanto nenhuma dessas mulheres seria considerada obesa pelos padrões de IMC (um IMC acima de 30 é considerado obesidade), mas sua percentagem de gordura corporal ficou entre 25 e 45%.

Então verifiquei a gordura corporal de 306 pacientes de minha clínica de emagrecimento e comparei a quantidade de gordura corporal e massa magra que se poderia estimar a partir do seu IMC, usando um cálculo que emprega a altura e o peso, com a estimativa do aparelho de bioimpedância, por intermédio das equações programadas na máquina, e com as informações da medição elétrica. Há equações usadas para estimar massa média de gordura a partir apenas da altura em metros e do índice de massa corporal. Caso queira experimentar essas equações, fazendo os cálculos você mesmo, aqui estão elas:

Para mulheres: Gordura em quilos = $(0{,}713 \text{ IMC} - 9{,}74) \text{ Altura}^2$
Para homens: Gordura em quilos = $(0{,}715 \text{ IMC} - 12{,}1) \text{ Altura}^2$

Para obter o valor em metros ao quadrado, multiplique sua altura em metros por si mesma.

Ao usar essas estimativas e fazer algumas análises estatísticas, descobri que os pacientes podiam ser divididos em três grupos mais ou menos do mesmo tamanho:

- Inventei o termo "obesidade sarcopênica" para descrever o estado do grupo que parecia magro, mas na verdade era obeso (como as mulheres da clínica de câncer no seio). Sarcopenia significa perda de massa muscular; esse termo antes se aplicava aos idosos, mas não a pessoas obesas.

- Usei o termo "obesidade proporcional" para descrever o grupo cuja gordura corporal havia sido perfeitamente prevista porque seus corpos tinham uma forma mediana.

- O terceiro grupo tinha maior desenvolvimento muscular, ou seja, obesidade hipermuscular.

Os cálculos matemáticos demonstravam que esses grupos eram realmente diferentes, uma descoberta que apresentei em uma conferência realizada entre os Institutos Nacionais de Saúde sobre Métodos de Composição Corporal. Em 1996, publiquei um trabalho intitulado "Detecção Clínica da Obesidade Sarcopênica Por Meio da Análise por Impedância Bioelétrica" no *American Journal of Clinical Nutrition*. Este trabalho encontra-se entre as referências bibliográficas do final deste Apêndice, portanto pode dar uma olhada nele e examinar as provas científicas nas quais baseio minha defesa do uso da análise de impedância bioelétrica neste livro para prever a massa corporal magra, as necessidades energéticas e as necessidades de proteína na dieta.

Pontos Fortes e Limitações da Análise de Impedância Bioelétrica

Alguns cientistas dizem que este método não lhes diz mais do que podem deduzir a partir do peso e da altura. Em grandes números de pessoas em que se tira uma média, isso é realmente o que ocorre. Porém, com qualquer pessoa que fuja à média (e você pode fugir a essa média), descobri que esse aparelho me ajuda muito a orientar os pacientes usando os conceitos que expus neste livro. Não repito o método várias vezes semanalmente. Você pode acumular mais gordura corporal logo no comecinho da dieta, depois de perder o peso da água inicial, antes de começar a perder gordura para valer. Em vez disso, uso a impedância bioelétrica no início, para determinar o peso-alvo, e depois, a certa altura predeterminada do tratamento, para ver como a pessoa está se saindo na sua tentativa de chegar a esse peso-alvo. Em nossa Clínica Fator Risco Obesidade na UCLA, realizamos essa medição nos pacientes a cada doze semanas. Em um grupo de diversas centenas de pacientes gravemente obesos na UCLA que perderam, em média, mais de 55kg depois de uma cirurgia de *bypass* gástrico Roux-en-y para combater a obesidade, meus colegas e eu fomos capazes de prever o peso final um ano depois, com uma única medição antes da cirurgia.

Eu tenho levado o analisador de impedância bioelétrica a várias palestras com pequenos grupos, e sempre é impressionante ver como as pessoas reagem a suas informações pessoais. Essa é a verdadeira força deste aparelho. Saber qual é seu nível de colesterol, pressão sangüínea, e percentagem de gordura corporal pode realmente influenciar seu comportamento, sobretudo se essas informações servirem para você customizar sua dieta em termos de consumo de proteína e calorias.

Referências Bibliográficas

1. Drenick, E.J., Blahd, W.J., Singer, F.R., Lederer, M. "Teor de Potássio Corporal em Sujeitos Obesos e Depleção de Potássio Durante Jejum Prolongado." *Am J Clin Nutr.* 1966;18:278-85.

2. Garrow, J.S., Webster, J. "O Índice de Quetelet como Medida da Obesidade". *Int J Obes Relat Metab Disord.* 1985; 9:147-55.

3. Heber, D., Ingles, S., Ashley, J.M., Maxwell, M.H., Lyons, R.F., Elashoff, R.M. "Detecção Clínica da Obesidade Sarcopênica por Meio da Análise de Impedância Bioelétrica." *Am J Clin Nutr.* 1996; 64:472S-477S.

4. Lukaski, H.C., Bolonchuk, W.W., Hall, C. B., Sider, W.A. "Validação de um Método de Impedância Bioelétrica Tetrapolar para Avaliar a Composição Corporal Humana." *J Appl Physiol.* 1986; 60:1327-32.

A Ciência das Gorduras Boas e Ruins

Costumam me perguntar quais as gorduras mais adequadas para o consumo. Durante muitos anos, lhe disseram que toda gordura era ruim. Agora estão falando em gorduras boas e ruins, e que devemos substituir as gorduras não saudáveis pelas saudáveis. Acho isso formidável, mas quais gorduras se deve consumir, e quais não se deve? Acho que devíamos consumir apenas gorduras e óleos suficientes para dar um gosto bom aos pratos, o que se consegue com cerca de apenas 20 calorias de gordura. Só que, quando o óleo começa a pingar do prato, você já está consumindo gordura demais, por "melhor" que a gordura seja. Todas as gorduras têm mais de 120 calorias por colher de sopa, e isso se acumula com rapidez quando você está tentando perder peso.

Diferentes Gorduras e Ácidos Graxos

Os diferentes tipos de gordura e óleos na lista a seguir são chamados de saturados, monoinsaturados e poliinsaturados, com base no tipo predominante de ácido graxo, que é o bloco construtor daquele óleo ou gordura em particular.

Quase toda a gordura da sua dieta e do seu corpo se compõe de triglicerídeos, que são formados por três ácidos graxos ligados um ao outro por um açúcar chamado "glicerol", composto por sua vez de três átomos de carbono, ao qual os ácidos graxos se ligam. Os ácidos graxos em si são longas cadeias de átomos de carbono interligadas por dois tipos de ligações químicas principais: simples e dupla. A dupla se constitui de nuvens eletrônicas, que tornam flexível a ligação entre os carbonos. As ligações entre os átomos das cadeias das gorduras saturadas são simples, portanto rígidas, e assim essas gorduras tendem a ser sólidas à temperatura ambiente, uma vez que os átomos de carbo-

COMPARAÇÃO ENTRE GORDURAS E ÓLEOS ALIMENTÍCIOS				
Gordura alimentícia	Gordura saturada	Ácido linoleico	Ácido alfa-linoleico	Gordura mono-saturada
Azeite de oliva	14%	8%	1%	77%
Banha	41%	11%	1%	47%
Nata	66%	2%	2%	30%
Óleo de abacate	15%	11%	1%	62%
Óleo de amendoim	18%	34%	0%	48%
Óleo de cártamo	9%	78%	—	13%
Óleo de coco	92%	2%	0%	6%
Óleo de girassol	11%	69%	0%	20%
Óleo de milho	13%	61%	1%	25%
Óleo de palmeira	51%	10%	0%	39%
Óleo de soja	15%	54%	7%	24%
Sebo de carne bovina	52%	3%	1%	44%

Referência: Manual Agrícola Número 8-4 e Serviço de Informações sobre Nutrição Humana do USDA, 1979, e site da Comissão do Abacate da Califórnia, sobre informações nutricionais nos rótulos, 2003.

no apresentam menor flexibilidade para movimentar-se do que os carbonos conectados a uma ligação dupla ou a uma nuvem eletrônica. Tanto as gorduras poliinsaturadas quanto as monoinsaturadas são óleos líquidos à temperatura ambiente, porque são compostas de cadeias flexíveis de carbonos com comprimento entre 18 a 22 átomos de carbono. Essas cadeias de átomos de carbono tendem a flexionar-se facilmente, em um a três pontos, que são onde as nuvens eletrônicas ocorrem.

Por Que a Saturação É Importante

Essas características físicas de flexibilidade ou rigidez das cadeias traduzem-se em muitas propriedades diferentes para gorduras distintas. As gorduras sólidas tendem a reter o sabor e o calor melhor do que as líquidas, e em geral podem ser aquecidas a temperaturas mais altas. Esta última propriedade explica porque a banha era usada para fritar as batatas fritas originais no McDonald's da década de 1950. Eles depois mudaram para óleo de soja hidrogenado, que começa poliinsaturado, e cujas ligações duplas são quimicamente transformadas em simples através de uma reação com hidrogênio. Essas gorduras quimicamente alteradas são chamadas "gorduras trans", muito embora ainda contenham uma ligação dupla, que é uma configuração anormal. Portanto a gordura comporta-se como se tivesse uma ligação simples, ou seja, a gordura trans, embora seja insaturada, comporta-se como gordura saturada.

É comum acordo entre os cientistas que as gorduras saturadas e trans tendem a elevar os níveis de colesterol, e níveis altos de colesterol são um fator de risco de peso para a doença cardíaca. Em estudos de população feitos nas décadas de 1960 e 1970, o colesterol sangüíneo foi relacionado ao teor de gordura saturada nos alimentos. Como em todos os estudos populacionais, parte desse efeito é químico, e parte se explica pelas gorduras saturadas contidas nas carnes, denotando um padrão dietético e de estilo de vida associado a outros fatores de risco, tais como a obesidade, que também elevam o risco de doença cardíaca.

Lendo os rótulos dos alimentos industrializados, você verá que muitos deles apresentam 50% de calorias originárias da gordura, em geral de gorduras hidrogenadas. As gorduras hidrogenadas agem como a banha ou o óleo de palmeira (ambos gorduras saturadas) em sua capacidade de reter o sabor e o calor nos alimentos. Muitos confeitos exigem esses tipos de gordura para assar como devem, ou manter a consistência da cobertura. Por esse motivo os doces, bolos e *muffins* aparecem na lista de alimentos-gatilho. Algumas empresas alimentícias removeram as gorduras trans dos seus salgados, como batatas fritas e salgadinhos de milho, quando isso não influencia no sabor.

O governo já mudou o rótulo nutricional oficial para que se incluam nele as gorduras trans. Isso se deve principalmente à iniciativa do dr. Walter Willett, da Faculdade de Saúde Pública de Harvard, que fez em grandes populações estudos que demonstraram a conexão entre as gorduras trans e as doenças cardíacas. Estes estudos não provaram que as gorduras trans as causam, mas que no mínimo são marcadores de uma dieta composta de alimentos industrializados demais e frutas e hortaliças de menos.

A Química das Gorduras Poliinsaturadas

As gorduras poliinsaturadas também são boas ou ruins, dependendo do ponto onde ocorrem as ligações duplas. As gorduras ômega-6 são mais inflamatórias, e algumas chamam-nas de "gorduras ruins". Nas gorduras ômega-6, a primeira ligação dupla ocorre no sexto carbono contando a partir de um extremo da cadeia. O ácido graxo mais comum no óleo de milho é o ácido linoleico, que possui 18 carbonos na cadeia e tem duas ligações duplas, sendo a primeira 6 carbonos a partir do extremo dessa longa cadeia. As gorduras ômega-3 do óleo de peixe e das plantas são ditas "boas", porque são antiinflamatórias, e combatem os efeitos das gorduras ômega-6 dentro das células. O ácido linoleico é a gordura ômega-6 de que precisamos comer em pequenas quantidades como gordura essencial (não a produzimos no nosso organismo), ao passo que um outro ácido, o linolênico, de 18 carbonos, é o ácido graxo da gordura essencial ômega-3. O ácido linolênico possui três ligações duplas, e a primeira fica a três carbonos do extremo da cadeia. Como os nomes são tão semelhantes (linoleico é o ômega-6 e o linolênico, o ômega-3), os cientistas usam um sistema de números para distinguir esses ácidos graxos, que é 18:2 n-6 e 18:3 n-3, respectivamente. A notação significa 18 carbonos, com duas ou três duplas ligações, e o n-6 ou n-3 significa que a primeira ligação dupla é seis ou a três carbonos do extremo dessa cadeia de ácido graxo de 18 carbonos.

Exigências de Ácidos Graxos na Dieta

Os ácidos linoleico e linolênico são essenciais na dieta. Você precisa que 5% de suas calorias totais provenham desses ácidos graxos, que se encontram nas plantas. As dietas antigas eram tão ricas em vegetais que, com o passar do tempo, nossos corpos pararam de fabricar esses ácidos graxos, assim como nosso código genético deixou de incluir o mecanismo de fabricação da vitamina C.

Não precisa se preocupar em não obter ácidos graxos suficientes na sua dieta, pois as plantas contêm cerca de 10% de gordura e tanto ácido linoleico quanto linolênico em uma proporção de mais ou menos três para um. Nossas dietas modernas utilizam muitos óleos processados industrialmente, e os fabricantes de óleos retiraram muitos dos ácidos graxos ômega-3 encontrados naturalmente nos óleos vegetais, para clareá-los e aumentar sua durabilidade em estoque. O resultado é que nossa dieta moderna tem uma proporção de ácidos graxos ômega-6 para ômega-3 na faixa entre 10 para 1 e 30 para 1, dependendo da dieta. As proporções incluem tanto os ácidos linoleico e linolênico quanto outros ácidos graxos ômega-6 e ômega-3 comuns que não mencionei, inclusive o ácido eicosapentanóico dos óleos de peixe ômega-3 (20:5 n-3) e docosaexanóico (22:6 n-3). São estes os mais famosos ácidos graxos desta categoria. Pode-se conhecer os ácidos graxos mais comuns nos seres humanos consultando-se um livro de bioquímica. Meu laboratório mede mais de 20 ácidos graxos no sangue, muitos dos quais são afetados pela nossa dieta, ao passo que outros são fabricados pelo nosso organismo. Tendemos a produzir gorduras saturadas semelhantes à encontrada na carne de boi. Eu costumava mostrar uma tira humorística em que dois tubarões circundavam um homem e a legenda era: "É melhor a gente evitar esse, tem gordura saturada demais nele."

Proporções e Inflamação

A proporção de ômega-6 para ômega-3 é detectada pelas células de todo o corpo. Enzimas chamadas ciclooxigenase convertem esses ácidos graxos em sinais denominados eicosanóides. Esses eicosanóides são moléculas pequenas que podem causar inflamações ou inibir sinais de inflamação nas células. A mesma enzima pode produzir tanto sinais pró-inflamatórios quanto sinais anti-inflamatórios a partir dos ácidos graxos ômega-6 e ômega-3, respectivamente. As pesquisas demonstram que a proporção de ácidos graxos ômega-6 para a de ácidos graxos ômega-3 é um fator determinante do nível de inflamação existente no corpo. A inflamação está sendo reconhecida atualmente como um mecanismo causador de doenças comum, que se encontra na raiz da doença cardíaca, da asma, e de muitas formas de câncer. Quando esses ácidos graxos ocorrem nas plantas, são consumidos com a vitamina E, também de ocorrência natural e outros antioxidantes vegetais, inclusive muitos dos pigmentos coloridos sobre os quais discorri no meu livro anterior, *Qual a Cor da sua Dieta?* Porém, quando se acrescentam essas gorduras à farinha branqueada e refinada, ao amido, ao açúcar e a cores artificiais, seu efeito inflamatório se manifesta plenamente.

A Ilusão da Dieta Atkins

Já se sabe, há décadas, que as gorduras saturadas das carnes e queijos elevam o colesterol, mas agora a dieta Atkins está alegando que o teor de colesterol de quem a utilizou se reduziu. Aliás, essa foi a principal mensagem que recentes estudos da dieta Atkins quiseram passar. O que eles não lhe dizem é que a perda de peso resulta, em geral, na redução de colesterol nos grupos de pessoas suscetíveis. Muitos dos que possuem gordura abdominal e um histórico familiar de diabetes irão produzir mais triglicerídeos, devido aos efeitos de altos níveis de insulina, quando estiverem acima do peso ideal, do que aqueles com menor quantidade de gordura na parte inferior do corpo. O triglicerídeo é transportado por uma partícula chamada lipoproteína de baixíssima densidade (VLDL), que é 80% triglicerídeo e 20% colesterol. Quando essas pessoas emagrecem, seus níveis de insulina se reduzem, e seus níveis de triglicerídeos e colesterol também se reduzem. Para quase todas as pessoas, quando se reduz a ingestão total de calorias e se perde peso, a redução das calorias mascara o tipo de gordura que se está ingerindo, e os níveis de colesterol podem se reduzir. Há pessoas com colesterol alto ou baixo que são resistentes à mudança nos níveis de colesterol com a dieta, mas em grandes grupos de pessoas, na média, a perda de peso causa uma redução nos níveis de colesterol. Observa-se a diferença entre vários tipos de gordura apenas quanto o total de calorias da dieta se mantém constante. Isso explica por que, durante décadas, a gordura saturada foi associada a colesterol mais alto em pessoas hospitalizadas com dieta controlada, ao passo que levava a níveis mais baixos em gente que fazia dieta por contra própria e cortava calorias, muito embora consumisse gorduras saturadas de carnes e queijos.

O Câncer e as Gorduras Poliinsaturadas

Em estudos com animais, o ácido linoleico, encontrado no óleo de milho e em outras gorduras vegetais, faz os tumores crescerem e se espalharem. É provável que isso ocorra por dois motivos. Em primeiro lugar, o ácido linoleico pode dar início a uma reação em cadeia de formação de radicais de oxigênio nas células, o que pode danificar o DNA, promovendo o desenvolvimento do câncer. Em segundo lugar, o ácido linoleico é convertido pelas células em eicosanóides que podem estimular a inflamação e contribuir para causar câncer mediante danos ao DNA. É a proporção de ômega-3 para ômega-6 que determina esses sinais celulares. Comer muitas frutas e hortaliças vai equilibrar as proporções desses ácidos graxos no organismo. Porém, uma dieta com montes de ácidos poliinsaturados ômega-6 provenientes de óleos vegetais ocultos nos alimentos industrializados é um fator entre muitos que pode estar contribuindo para o aumento nas formas comuns de câncer observadas quando uma população começa a ingerir uma dieta rica em alimentos industrializados, seja porque se mudou para os Estados Unidos, seja porque exportamos nossos alimentos e estilo de vida para eles.

A Melhor Gordura com Moderação

Essas notícias sobre as gorduras alimentícias podem parecer alarmantes, mas existe um tipo de gordura que é neutra para o efeito de produção de colesterol, e não provoca câncer: as gorduras monoinsaturadas, encontradas no azeite de oliva e nos abacates. Ainda é preciso consumir essas gorduras com moderação, porque mesmo a melhor delas tem mais de 120 calorias por colher de sopa. Quando vejo alguém molhar o pão no azeite, me preocupo, pois sei que a pessoa vai engordar. Só três colheres de sopa de azeite de oliva contêm quase 400 calorias, o que é um terço do que algumas mulheres precisam durante o dia inteiro.

Contudo, existem diversos estudos nos quais o consumo de azeite de oliva como parte da dieta do Mediterrâneo encontra-se associado a riscos maiores de doença cardíaca e câncer. O óleo de abacate tem os mesmos óleos saudáveis do azeite de oliva. Você vai concordar comigo quando digo que é bem mais fácil obter a gordura monoinsaturada do próprio abacate, em vez do óleo dele, que só se encontra disponível para culinária especial, devido ao seu alto preço. O número de calorias por garfada de abacate equivale ao do peito de frango, e ele pode ser incluído como fonte de gordura saudável em sua dieta sem causar ganho de peso.

Seria Tudo Uma Grande Mentira?

Será que os cientistas da área de nutrição passaram esses anos todos mentindo para você, ao dizerem que a gordura engorda? Absolutamente não. As gorduras contribuem, e muito, para a obesidade nos Estados Unidos; elas só não são as únicas. Sabemos agora que o tipo de carboidrato que comemos é também importante. Massa, feijão, arroz e batata também podem nos engordar, como mencionei na parte em que falo do índice glicêmico, da carga glicêmica e das calorias no Segundo Passo. Quando você escolhe as gorduras para incluir na sua dieta, as calorias ainda serão importantes. Tento ter o máximo cuidado com meu consumo de gordura, usando *spray* de azeite de oliva para cozinhar ou uma ou duas colheres de óleo apenas, para refogar hortaliças à moda oriental, e em geral não acrescento azeite a minhas saladas. Você pode optar por consumir essas gorduras, mas veja se tenta queimar toda a gordura consumida fazendo exercícios.

Referências Bibliográficas

1. Erkkila, A.T., Lehto, S., Pyorala, K., Uusitupa, M.I. "Os Ácidos Graxos n-3 e os Riscos de Eventos de Morte e Doenças Cardiovasculares Durante Cinco Anos em Pacientes com Doença Coronariana." *Am J Clin Nutr.* Jul. 2003:78(1):65-71.

2. FDA (Food and Drug Administration), HHS. "Rótulos dos Alimentos: Ácidos Graxos Trans na Rotulação de Nutrientes, Explicação Sobre o Conteúdo dos Produtos e Queixas de Saúde. Versão Definitiva do Regulamento." *Federal Register.* Jul. 2003; 11; (68 (133);41433-1506.

3. Hu, F. "A Dieta do Mediterrâneo e a Mortalidade — o Azeite de Oliva e Além." *N Engl J Med.* Jun. 2003; 26; 348(26):2595-96.

4. Hu, F.B., Willett, W. C. "Dietas Ideais Para prevenção de doença coronariana." *JAMA.* nov. 2002;27;288(20):2569-78.5. Simopoulos, A.P. "Os Ácidos Graxos Ômega-3 na Inflamação e nas Doenças Auto-imunes." *J Am Coll Nutr.* dez. 2002; 21(6):495-505.

A Ciência dos Cereais e *Shakes*

Muitos americanos passaram a ver a tigela de cereal com leite e uma banana fatiada acompanhados por um copo de suco de laranja como o desjejum ideal. Acredite se quiser, este desjejum contém de 325 a 500 calorias e apenas dez gramas de proteína:

28g de cereal de farelo integral: 75 calorias
28g de ceeral de farelo com passas: 190 calorias
Leite isento de gordura: 90 calorias
Leite com baixo teor de gordura: 120 calorias
Leite integral: 150 calorias
1 banana média: 100 calorias
240ml de suco de laranja: 160 calorias

O baixo teor de proteína pode lhe deixar faminto no meio da manhã. E o pior é que as calorias da lista acima são para 28g de cereal, e a maioria das pessoas come mais do dobro do tamanho da porção. Você deve estar lembrado daquelas caixinhas minúsculas que vêm juntas embrulhadas em celofane, cada qual com um cereal diferente nos supermercados. Esse pacotes contêm 28g. Será que é essa a quantidade de cereal que você come toma manhã? O princípio da alta proteína (ver Apêndice "A Ciência da Proteína") e a necessidade de controlar suas calorias em uma a duas refeições por dia neste programa tornam o *Shake Controlador* sua melhor escolha. Você não só receberá três vezes mais proteína, como também 5g de fibra, para lhe encher o estômago, com a maioria das frutas, e mesmo assim estará ingerindo mais de 300 calorias por *shake*. A ciência demonstra que esse hábito vai ajudá-lo a manter seu peso sob controle.

Os cereais mais vendidos nos Estados Unidos contêm entre 1 a 6g de proteína. É claro que um copo inteiro de leite acrescenta mais 10g, mas e se você só estiver espirrando um pouquinho de leite nos seus flocos de cereal, para eles conservarem um pouco da crocância? Pode estar consumindo um sexto da proteína que o *Shake Controlador* vai lhe proporcionar.

Você ainda pode comer seus cereais prediletos como parte de um desjejum de alto teor de proteína? Acrescentando 10g de proteína em pó (5g de proteína por colher de sopa) pode fazer um cereal com maior teor de proteína sem alterar muito o sabor, principalmente se também acrescentar frutas ao cereal. Entre todos os cereais, entendo que a aveia tem a melhor reputação no sentido de ser saudável, muito embora alguns achem que os flocos de farelo, o farelo com passas ou um cereal fortificado com vitaminas sejam os ideais. Baseio minha avaliação das percepções dos consumidores na tremenda publicidade dada ao aspecto de proteção cardíaca que a aveia oferece na propaganda desse produto. Porém, fortificaria a aveia com proteína, para torná-la uma opção de desjejum ocasional melhor.

Comer aveia é um bom hábito quando se pensa nas alternativas. Em um restaurante, quando você pede o omelete de três ovos com queijo, costuma receber um omelete de cinco ovos. Eles não lhe contam que puseram mais dois ovos, porque querem que o freguês fique satisfeito, comendo grandes porções, e os ovos extras são mais baratos do que perder um freguês. Uma outra pessoa pode pedir panquecas ou *waffles* belgas, que fornecem gordura e carboidratos com pouca proteína. Você pode deixar de consumir até 500 calorias pedindo aveia em vez de um omelete pesado ou uma pilha enorme de panquecas. Polvilhe um pouco de açúcar mascavo ou passas na aveia, ponha uma banana ou outras frutas por cima, e acrescente uma boa dose de leite isento de gordura. Vai ter aquela sensação maravilhosa de que está fazendo algo saudável, uma vez que existe a constatação científica de que a aveia reduz o colesterol.

O tipo de aveia escolhido é importante. É preferível comer a aveia prensada, 100% grão integral e boa fonte de fibra solúvel, do tipo que abaixa o colesterol e deixa você satisfeito. Infelizmente, muitas pessoas resolvem comer a aveia instantânea, que costuma vir carregada de açúcar, sabores artificiais e em alguns casos, gordura a mais. Os pacotinhos que correspondem a uma porção, são tão pequenos que muita gente come dois. Por outro lado, se você conseguir suportar a fome e ficar em uma porção só, pode ser capaz de perder peso usando isso como uma espécie de substituto de refeição. Eu não recomendaria que fizesse isso, uma vez que é possível sentir gente com fome lá pelo meio da manhã. Quero que perca peso sem a fome que costuma acompanhar muitas dietas.

Em casa, você pode preparar uma tigela de aveia fortificada por proteína como alternativa para seu *shake* matinal. Porém, esse desjejum contém 300 calorias e 48g de carboidratos, portanto é preciso moderação. Dado o baixo teor de proteína de todas as aveias, recomendo também que você acompanhe sua aveia com um copo de 350ml de leite.

Aveia Fortificada com Proteína

RENDE 1 PORÇÃO

1 xícara de leite isento de gordura ou leite de soja comum
1 pitada de sal
1/3 de xícara de aveia prensada de cozimento rápido (1 minuto, não instantânea)
2 colheres de sopa de proteína em pó de soja sabor baunilha
Algumas pitadas de canela
1/2 xícara de fatias de maçã, framboesas ou amoras pretas, frescas ou congeladas, descongeladas ou 1/2 banana fatiada

1. Despeje o leite ou o leite de soja em uma panela média, acrescente o sal e leve ao fogo entre médio e alto. Espere o leite começar a ferver (não o deixe ferver completamente) e acrescente a aveia. Abaixe o fogo e cozinhe a aveia, sem parar de mexer, até ela engrossar.

2. Acrescente a proteína em pó, a canela e a fruta e mexa durante um a dois minutos, ou até estar completamente aquecida. Se o cereal ficar grosso demais, acrescente um pouco de leite isento de gordura, ou de leite de soja.

Análise dos Nutrientes por Porção (com leite isento de gordura e frutinhas)
Calorias: 300; Proteínas: 23g; Gordura: 5g; Carboidratos: 48g; Fibras: 10g.

Esta receita melhora um cereal excelente com alto teor de fibras, elevando o teor de proteína para 23g e aproveitando, ao mesmo tempo, os aspectos saudáveis da aveia, inclusive seu fantástico teor de fibras. Esta opção é bem melhor do que muitos cereais mais vendidos nos Estados Unidos, que se encontram na lista da próxima parte.

Conclusão do Contraste entre Cereais e *Shake Controlador*

Se você preferir escolher um cereal e acrescentar proteína a ele, ainda é importante observar a quantidade total de carboidratos e calorias. Alguns cereais têm de 24 a 28g de carboidratos, dos quais 11 ou 12g são açúcar. Para piorar as coisas, alguns têm apenas 1 a 2g de fibra, portanto você precisaria acrescentar um suplemento de fibra ou um pouco de fruta para se sentir satisfeito. Além disso, o número de calorias varia imensamente, de 75 calorias de alguns cereais feitos de farelo, até 190 calorias do mais popular Raisin Bran (cereal de farelo com passas), que com duas medidas de proteína em pó (40 calorias) e um copo de leite (90 calorias) vai a 320 calorias. Com o cereal de farelo (85 calorias) você pode cortar as calorias totais do desjejum para 215, mais uma 1/2 banana de 50 calorias para obter 265 calorias. Como você pode perceber, a situação é complicado, e você vai realmente acabar de estragar tudo se comer uma porção dupla de cereal, como tanta gente faz.

Minha solução durante os últimos dois anos vem sendo evitar o cereal no desjejum sistematicamente. Faço meu cereal fortificado com proteína de vez em quando, mas o mais comum, quando estou querendo variar, em vez de beber só o *Shake Controlador*, é comer claras de ovo mexidas com hortaliças refogadas com óleo, ou uma xícara de queijo *cottage* isento de gordura. Porém, a conclusão ainda é que, para controlar seu peso pelo resto da vida, e obter os melhores resultados possíveis, sua rotina pela manhã deve incluir o *Shake Controlador*.

Informações sobre Nutrição com Cereais

As informações na tabela seguinte correspondem ao que você vai encontrar nos rótulos destes cereais. Torne-se um leitor de rólutos e faça opções boas e informadas, se não estiver tomando um *Shake Controlador*.

Alimento	Tamanho da porção	Calorias	Proteínas (gramas)	Carboidrato (gramas)	Açúcar (gramas)	Fibra (gramas)
Cereais mais vendidos						
Frosted Flakes (sucrilhos açucarados)	3/4 de xícara	120	1	28	12	1
Honey Nut Cheerios (Cheerios com nozes e mel)	1 xícara	120	3	24	11	2
Frosted Mini-Wheats (mini-biscoitos açucarados)	18 mini-biscoitos	150	4	36	9	4
Raisin Bran (cereal de farelo de trigo e passas)	1 xícara	190	6	45	19	7
Lucky Charms (cereal infantil de trigo integral com *marshmallow*)	1 xícara	120	2	25	13	1
Corn Flakes (flocos de milho, sem açúcar)	1 xícara	100	2	24	2	1
Cinammon Toast Crunch (cereal com canela)	3/4 de xícara	130	1	24	10	1
Rice Krispies (cereal de arroz)	1 xícara	100	2	23	2	0
Cereais com alto teor de fibra e/ou teor mais elevado de proteína						
Nutlettes (Dixie Foods, 1-800 - BEEFNOT)	Meia xícara	140	25	15	4	9
Kashi GOLEAN	3/4 de xícara	120	8	28	7	10
All-Bran com Extra Fibra	3/4 de xícara	75	5	30	0	18
Multi-Bran Chex	1 xícara	200	4	49	12	7
All-Bran	1/2 xícara	80	4	23	6	10
Aveia (de cozimento rápido, prensada)	1/3 de xícara	100	3	19	1	3
Aveia instantânea comum	1 pacote	100	4	19	0	3
Shredded Wheat bite size (biscoitinhos de trigo estraçalhado)	3/4 de xícara	115	4	26	2	4
Kashi Good Friends	3/4 de xícara	90	3	24	6	8
Kellogg Bran Buds	1/3 de xícara	70	2	24	8	13

A Ciência do Exercício e do Desenvolvimento de Músculos

Você já imaginou como seus músculos obtêm energia para funcionar, ou como é melhor desenvolvê-los? Neste apêndice eu analiso como os músculos funcionam e como isso se relaciona com seu regime de dieta e exercícios. Há uma série de informações aqui, portanto, se considerar esta parte muito pesada, volte a ela depois que já estiver se exercitando mais e quiser aprender mais sobre seu corpo. Também pode usar essas informações para verificar se as informações que estão lhe fornecendo sobre exercícios ou suplementos para desenvolvimento dos músculos fazem algum sentido.

Os Alimentos Se Tornam Combustível para seus Músculos

Como sabe, a comida contém proteína, carboidrato e gordura. O corpo humano decompõe esses elementos em energia para reações químicas e armazena essa energia por intermédio de uma rede complexa de reações químicas interconectadas ou caminhos metabólicos. Essa rede cuidadosamente orquestrada, que foi estabelecida pelos seus genes há milhões de anos, destina-se a fornecer a energia necessária para o exercício. A rede reage instantaneamente ao seu estado de nutrição, monitorando suas reservas de energia.

Você armazena mais de 160.000 calorias de gordura no seu corpo, mas apenas aproximadamente 1.200 calorias de carboidrato sob forma de amido (glicogênio) nos músculos e no fígado. Os aminoácidos das proteínas podem ser usados para reabastecer a reserva de carboidratos, mas durante o exercício uma pessoa bem nutrida usa gordura ou carboidrato como o combustível principal. Normalmente, o organismo poupa a proteína, deixando de usá-la como combustível, porque o corpo a preserva para o estado de emergência que é a inanição. Se você não comer nada, quanto tempo vai sobreviver depende de quanta massa magra você tem nos músculos e órgãos, tais como o fígado. As proteínas desempenham um papel tão importante na conservação de sua saúde, que, em caso de inanição ou doenças como o câncer ou a AIDS, que fazem o corpo usar os seus próprios tecidos como combustível, é possível prever quanto tempo a pessoa vai sobreviver, calculando em quanto tempo ela vai perder 50% da proteína do corpo.

A níveis baixos de exercício prolongado, a maior parte da sua energia precisa vir da gordura, e menos energia precisa vir dos carboidratos, que por sua vez entram mais na hora dos exercícios de alta intensidade e curta duração. A proteína desempenha um papel secundário quando é alto o nível de utilização de energia, mas a ingestão adequada de proteínas é crucial para conservar sua massa corporal magra, de maneira que você possa ter o seu melhor desempenho. O grau exato em que cada carboidrato ou gordura age como fonte primária ou secundária de energia e a eficiência com que cada tipo de energia é utilizado dependerá do que você comeu antes de começar a se exercitar, e da intensidade e duração do exercício. Indivíduos com condicionamento físico menor esgotam os carboidratos mais cedo e ficam sem energia mais rápido. Os músculos do atleta treinado estão adaptados para usar a gordura de forma eficiente, e fazer os carboidratos relativamente escassos (1.200 calorias *versus* 160.000) durarem mais tempo.

Dentro da Célula do Músculo: ATP e Fosfocreatina

Para entender como o músculo obtém sua energia, precisamos conhecer alguns fatos básicos sobre metabolismo na célula muscular (miócito). Em todas as células do corpo, inclusive as musculares, extrai-se energia dos alimentos convertendo-se a energia química armazenada no interior das ligações químicas que mantêm coesos os carboidratos, as proteínas e as gorduras. A energia química armazenada nessas ligações é liberada de maneira controlada para uso pelo corpo através do metabolismo, que é o conjunto de processos realizados por proteínas especiais chamadas enzimas, que decompõem as proteínas, os carboidratos e a gordura em substâncias químicas de moléculas menores. Enquanto esse processo está ocorrendo, a energia que se encontra armazenada em ligações químicas de alta energia dos alimentos é removida e transferida de forma altamente controlada para uma substância especial, o ATP (trifosfato de adenosina), de maneira que a energia possa ser utilizada para energizar células vivas e constituir substâncias complexas, como enzimas e gorduras para uso na célula. A adenosina neste composto químico é a mesma que encontramos no material genético, mas no ATP, sua função principal é servir como âncora entre dois e três radicais fosfato. Se houver dois fosfatos, o composto químico é chamado ADP (difosfato de adenosina). Para muitos dos processos que exigem energia no organismo, tal como a produção de gordura a partir de ácidos graxos ou proteínas a partir de aminoácidos, a energia do terceiro radical fosfato é liberada pela conversão do ATP a ADP. Essa energia química passa a estar disponível, então, para os processos corporais que exigem energia, e é fornecida de maneira controlada no local onde ocorrer a reação que exige energia, de maneira que a energia perdida é mínima, assim como o calor gerado. Nas células, a proporção de ATP para ADP é uma indicação do estado energético da célula, assim como se testássemos a carga que resta em uma pilha alcalina da sua lanterna. À medida que o ADP se acumula devido ao uso do ATP nas reações que exigem energia, o nível energético da célula vai diminuindo, como a luz de uma lanterna vai enfraquecendo quando a pilha está ficando fraca. Muitas reações produtoras de energia no corpo monitoram a proporção ATP:ADP e regulam se está sendo gerada energia que reponha o ATP esgotado por diversos processos. À medida que o ADP vai se acumulando no músculo, ativa-se uma enzima que rompe a fosfocreatina (PCr) para restaurar os níveis de ATP (PCr + ADP → ATP + Cr). A creatina liberada nesta reação é convertida a creatinina e excretada pela urina. A fosfocreatina tem essa função especializada nos músculos, a de capacitá-los a restaurar os níveis de ATP mais depressa do que é possível em outras células.

Os estoques de PCr no músculo são extremamente limitados, e podem sustentar os níveis de ATP apenas durante mais ou menos 10 segundos, se não houver outras fontes de ATP. Como o ATP é fornecido por outras fontes, a PCr termina servindo como fonte principal de energia apenas no primeiro minuto de exercício extenuante. A PCr tem a vantagem fundamental de estar localizada no músculo, portanto pode rapidamente restaurar e manter os níveis de ATP durante o jejum, exercícios intensos, tais como corrida, saltos, levantamento de pesos e arremesso.

Metabolismo Aeróbico e Anaeróbico

As reações químicas do organismo que produzem o ATP a partir dos alimentos são classificadas como anaeróbicas (sem oxigênio) ou aeróbicas (com oxigênio). O metabolismo aeróbico é a forma mais eficiente de extrair energia da comida, usando o oxigênio em estruturas especializadas chamadas "mitocôndrias", para fazer 42 moléculas de ATP a partir de uma molécula de glicose de seis carbonos. No metabolismo anaeróbico, a glicose é quebrada sem uso de oxigênio. Esse é um caminho simples, porém ineficaz, que só consegue extrair seis moléculas de ATP ao degradar a glicose a lactato. Enquanto o metabolismo anaeróbico pode ocorrer sob condições muito adversas, quando o oxigênio não se encontra disponível, tal como nos músculos fatigados, é uma segunda opção nos seres humanos (embora seja a única alternativa para bactérias primitivas, que não possuem o mecanismo de metabolismo aeróbico).

A níveis baixos e moderados de exercício, o corpo utiliza antes de mais nada o metabolismo aeróbico, e só muda para o anaeróbico à medida que vai se exaurindo ou enfrenta cargas musculares imensas, como nas competições de levantamento de peso. Empregando-se o oxigênio sob a maioria das condições de exercício, a eficiência da produção de energia a partir de combustíveis derivados de alimentos na célula aumenta demais em comparação com o que seria com o metabolismo anaeróbico.

No metabolismo aeróbico, empregam-se todos os mesmos passos usados no metabolismo anaeróbico, com uma diferença essencial: uma substância química importante produzida a partir da glicose, chamada "piruvato" não é convertida em ácido lático, como seria em um metabolismo anaeróbico. Em vez disso, o piruvato entra em um caminho bioquímico, o Ciclo de Krebs (batizado assim por causa do ganhador do prêmio Nobel dr. Hans Krebs). O Ciclo de Krebs utiliza substâncias químicas múltiplas e oxigênio para amplificar a energia à medida que o piruvato é completamente decomposto a dióxido de carbono e água. No processo, formam-se mais 36 moléculas de ATP, acrescentando-se às seis produzidas na primeira parte da reação, e resultando em um total de 42 moléculas de ATP a partir de uma molécula de glicose de seis carbonos.

Você pode entender agora como a mitocôndria ganhou a reputação de fábrica de energia para nossas células, e as células musculares são particularmente ricas em mitocôndrias, para lhes fornecer a energia necessária para o exercício. A mitocôndria tem suas próprias paredes celulares e seu próprio DNA. Pensa-se que originalmente ela era uma forma de vida bacteriana, que foi "assimilada" por células mais complexas para realizar a importante função de gerar energia a partir dos alimentos e do oxigênio, e liberar água e dióxido de carbono. As reações no interior da mitocôndria são denominadas "fosforilação oxidativa" e resultam em uma extração máxima de energia de cada molécula de glicose.

Se houver bastante oxigênio disponível e o exercício for de baixa a moderada intensidade, o piruvato da glicose é convertido a dióxido de carbono e água na mitocôndria. Cerca de 42 equivalentes de ATP podem ser produzidos a partir de uma única molécula de glicose, ao contrário das seis moléculas de ATP produzidas pelo metabolismo anaeróbico. O metabolismo aeróbico fornece energia mais devagar que o anaeróbico, mas ela pode ser sustentada durante períodos mais longos — até cinco horas. A vantagem principal do caminho anaeróbico, menos eficiente, é que ele fornece ATP no músculo mais rápido, mediante a da utilização do glicogênio muscular local. Além da PCr, é a forma mais rápida de renovar o ATP das células musculares. Por isso o metabolismo anaeróbico da glicose é empregado pelos miócitos nas competições de levantamento de peso, em que se necessita de muita energia em pouquíssimo tempo.

A decomposição anaeróbica da glicose fornece a maior parte da energia para exercício intenso a curto prazo, indo de 30 segundos a 2 minutos. A desvantagem do metabolismo anaeróbico é que não pode se manter durante longos períodos, uma vez que o acúmulo do ácido lático nos músculos diminui o pH e desativa as enzimas chave no caminho da glicólise, levando à fadiga. O ácido lático liberado dos músculos pode ser metabolizado pelo fígado e convertido a glicose outra vez (o Ciclo de Cory), ou pode ser empregado como combustível diretamente pelo coração ou por músculos esqueléticos menos ativos, longe do músculo que está se contraindo ativamente.

A Reserva de Glicogênio dos Músculos e os Exercícios

O glicogênio muscular é o combustível preferido dos carboidratos para eventos que durem menos de duas horas, tanto para o metabolismo aeróbico quanto o anaeróbico. A depleção do glicogênio muscular causa fadiga e está associada a um acúmulo de lactato muscular. A produção de lactato aumenta continuamente, mas os estudiosos de fisiologia definiram um ponto no qual a respiração muda em conseqüência do desequilíbrio ácido-base, chamado o "limiar" ou "limite" anaeróbico. Tanto a nutrição quanto o condicionamento do atleta irão determinar a quantidade de trabalho que se realizará em um exercício específico antes que a fadiga se estabeleça.

Isso se pode medir tanto direta quanto indiretamente. Uma medição indireta usa uma esteira e toma a pulsação do sujeito de acordo com protocolos padronizados. O atleta mais condicionado pode produzir a mesma quantidade de trabalho a uma pulsação mais lenta. A determinação indireta presume que a velocidade da pulsação é proporcional ao consumo de oxigênio. Por outro lado, o consumo de oxigênio pode ser medido diretamente durante o exercício. Costuma-se usar uma esteira motorizada para aumentar a intensidade do exercício enquanto se mede a inspiração de oxigênio até a fadiga ocorrer. A quantidade máxima de oxigênio consumida logo antes da exaustão é chamada VO_2max — a maior quantidade de oxigênio que seu corpo é capaz de consumir.

A intensidade do exercício pode se expressar como percentagem do VO_2max. Cada indivíduo tem uma VO_2max pessoal, que depende de seu nível de condicionamento e da quantidade de massa corporal magra que possui. Um atleta treinado com músculos grandes terá uma VO_2max muito mais alta do que um funcionário sedentário sem condicionamento físico nenhum. Os exercícios de baixa intensidade, tais como caminhar depressa, utilizam de 30 a 50% da VO_2max. O *jogging* (corrida a passo curto) pode exigir de 50 a 80% da VO_2max, dependendo da intensidade, e as corridas de curta distância podem exigir de 85 a 150% da VO_2max (sendo os 50% adicionais provenientes de produção de energia anaeróbica de curto prazo). É por isso que a pessoa não condicionada fica sem fôlego a um nível mais baixo de trabalho externo do que o atleta condicionado.

É possível constituir reservas de glicogênio antes do exercício, para melhorar o desempenho. Nos exercícios que duram mais de 20 a 30 minutos, a glicose sangüínea se torna importante como combustível, para evitar a decomposição do glicogênio muscular. Tanto o treinamento de resistência como o aeróbico levam a aumentos de reservas de glicogênio, triglicerídeos, enzimas oxidativas, e a um aumento no número e no tamanho das mitocôndrias.

Como o Músculo Se Adapta ao Exercício

À medida que você vai se tornando mais condicionado fisicamente, a níveis cada vez mais altos de exercício, suas células musculares aumentam e desenvolvem o mecanismo químico para produzir mais energia. O treinamento aumenta tanto as enzimas que realizam as reações químicas na oxidação da glicose do Ciclo de Krebs, quanto a enzima lipoproteica lipase, necessária para converter triglicerídeos em ácidos graxos. Este efeito é específico do músculo e da fibra muscular do tipo que está sendo empregada nos exercícios.

Os tipos de fibras musculares classificam-se conforme três características: (1) a velocidade com que podem se contrair (rápida ou lenta); (2) seu teor de glicogênio e enzimas necessárias para produzir energia através de metabolismo anaeróbico; e (3) seu teor de mitocôndrias com enzimas oxidativas para realização do metabolismo aeróbico.

As fibras musculares de contração lenta encontram-se em músculos grandes, que mantêm a postura e ficam contraídos durante muito tempo. São vermelhas, porque contêm altas concentrações de uma proteína transportadora de oxigênio chamada mioglobina. Contêm o mecanismo químico para realizar o metabolismo aeróbico lentamente, o que lhes permite manter sua posição durante muito tempo. As fibras musculares que se contraem rapidamente contêm muito glicogênio para o metabolismo anaeróbico, o que as torna brancas (elas são denominadas fibras de contração rápida tipo II b na literatura científica). Um outro tipo de fibra de contração rápida (tipo II a) tem a combinação de alta velocidade com metabolismo anaeróbico necessária para decompor as moléculas de glicogênio de modo a produzir pequenas explosões de energia e capacidade aeróbica, e enzimas oxidativas na mitocôndria para atividade constante.

As pesquisas vêm mostrando que com treinamento é possível converter as fibras tipo II b em tipo II a, de contração rápida, e que para uma dada atividade, quanto mais fibras de contração rápida II a, menor fadiga ocorrerá com exercício prolongado desse grupo muscular. Em exercícios prolongados, com utilização de 60 a 75% da VO_2max, as fibras do tipo I (vermelhas, de contração lenta) e do tipo II a (vermelhas, de contração rápida) são exigidas durante os primeiros estágios do exercício, mas à medida que diminui a intensidade, as fibras tipo II b (brancas, de contração rápida) precisam entrar, para manter a mesma intensidade. Então a fadiga acontece, quando as fibras tipo

II b começam a liberar ácido lático — o produto do metabolismo anaeróbico do glicogênio armazenado. É isso que os corredores de longa distância chamam de "bater na parede", uma vez que o ácido lático causa fadiga e dor nos músculos. À medida que os níveis de glicogênio vão caindo nas fibras musculares vermelhas, elas vão passar a usar suas reservas de gordura. Uma vez que a gordura é menos eficiente que os carboidratos, a intensidade do exercício vai diminuir, assim como o seu ritmo.

A Gordura é Combustível para Exercício Inicial e Sustentado

No outro extremo do espectro, durante os exercícios leves, como uma caminhada enérgica, os músculos queimam gordura como combustível, porque o suprimento de ATP fornecido pela gordura é adequado para manter a intensidade. Os ácidos graxos encontram-se prontamente disponíveis a partir da gordura armazenada, e a velocidade de decomposição da gordura armazenada é o triplo da velocidade da liberação de ácidos graxos em repouso, para os ácidos graxos poderem ser fornecidos a uma velocidade maior durante níveis baixos de exercício. Portanto, embora a gordura não seja muito útil nos exercícios rápidos de grande intensidade, é uma ótima vantagem para exercícios prolongados, principalmente a um nível baixo ou moderado de intensidade.

A vantagem de se usar a gordura como combustível é que ela oferece reservas imensas de calorias sob uma forma facilmente transportável. Como não é hidratada, pesa muito menos por unidade calórica que os carboidratos ou proteínas (9cal/g de gorduras contra 4cal/g de carboidrato ou proteína). Quando se compara o número de moléculas de ATP produzido por átomo de carbono, a gordura também é mais eficiente. Uma molécula de glicose de seis carbonos produz de 36 a 38 moléculas de ATP em média, fornecendo uma proporção de 6 ATP/carbono, ao passo que um ácido graxo de 18 carbonos produz 147 moléculas de ATP, fornecendo uma proporção de 8,2 ATP/carbono. Porém, o carboidrato é mais eficiente do que a gordura quando se leva em consideração a quantidade de ATP produzida por unidade de oxigênio consumida. São necessárias seis moléculas de oxigênio para metabolizar a glicose, que tem seis carbonos, produzindo 36 moléculas de ATP (proporção = seis ATP/molécula de oxigênio). Portanto, para um atleta com bom desempenho, é importante manter a margem de eficiência fornecida pelo carboidrato, contanto que o glicogênio esteja disponível nos músculos. Sob condições de atividade normais, a proteína fornece apenas mais ou menos 6% da energia necessária. No exercício de resistência de alta intensidade (musculação), a produção de glicose a partir de aminoácidos pode ser significativa — até mais ou menos 10 a 15% das necessidades totais de energia. O único alimento que fornece energia para o exercício rápido a ritmo acelerado é o carboidrato, ao passo que o exercício aeróbico lento e constante utiliza todos os três combustíveis primários (mas primordialmente a gordura e o carboidrato).

Qual a Quantidade de Exercício Adequada?

A aplicação prática das informações anteriores se divide em duas categorias: a prescrição da quantidade adequada de exercícios para otimizar o desempenho; e os conhecimentos a respeito do desenvolvimento mais eficaz dos músculos.

A Prescrição de Exercícios

Os componentes da forma física são flexibilidade, força, resistência à fadiga (*endurance*) e forma física ou resistência à fadiga (*endurance*) cardiovascular.

- Flexibilidade é a capacidade de se flexionar sem lesões, que depende da elasticidade dos músculos, tendões, ligamentos e das articulações. Alongar-se pelo menos 10 segundos com tensão gradativa vai gerar flexibilidade.

- Força é a capacidade de trabalhar contra resistência. A força de cada grupo muscular pode ser aumentada mediante uma musculação cuidadosa.

- *Endurance* (ou resistência à fadiga) é a capacidade de sustentar o esforço durante um certo período. Os exercícios de alto nível de repetição, como flexão de braço peitoral (*push-up*), elevação na barra e abdominais tocando com a cabeça no chão ao voltar *(sit-ups)*.

- A forma física ou *endurance* cardiovascular é a capacidade do coração, dos pulmões e vasos sangüíneos de sustentarem o esforço físico durante um certo tempo.

Uma prescrição de exercícios básica envolve uma sessão de alongamento e um aquecimento de baixa intensidade de dez minutos, para aumentar o fluxo sangüíneo e a força muscular, a resistência à fadiga e a flexibilidade. Esses exercícios devem ser realizados a uma intensidade adequada para aumentar o ritmo cardíaco para a zona de treinamento, que é 60 a 90% da freqüência cardíaca máxima adequada à idade (FCM = 220 menos sua idade em anos) (ver Sexto Passo, na página 169). Eu costumo começar o treinamento dos meus pacientes a 50 ou 60% da FCM, e depois mantê-los nessa zona de treinamento. Para perda de peso, sessões prolongadas a 70% da FCM são eficazes na queima da gordura, ao passo que níveis mais elevados de exercício induzem os músculos que estão sendo usados a se desenvolverem. Um desaquecimento (*cool-down*) de dez minutos é importante para se minimizarem as câimbras e lesões musculares no final de cada sessão.

Um programa de exercícios que vão se intensificando gradativamente e que enfatiza a forma física cardiovascular é a base dos programas de exercícios. O exercício vigoroso envolve riscos mínimos para os indivíduos saudáveis, mas pode ser muito arriscado para quem passa o tempo todo no sofá assistindo à televisão. Essas pessoas devem primeiro marcar uma consulta médica, como todas as pessoas acima de 35 anos ou com problemas como artrite, hipertensão, falta de ar, diabetes ou um histórico familiar de doença cardíaca. Em geral, é bom marcar uma consulta com seu médico antes de começar qualquer programa de exercícios físicos, mesmo se você for sadio e estiver apenas acima do peso.

Quantas Calorias Se Queimam?

Os resultados da atividade física podem ser quantificados sob forma de METs, que é uma proporção entre a energia consumida e a gordura em repouso. Um indivíduo em repouso queima mais ou menos uma caloria/quilo/hora (dependendo do teor da massa corporal magra), e essa velocidade equivale a um MET (ou seja, equivalente metabólico). Portanto, uma mulher de 50kg (110 libras) gastaria apenas dez METs em uma aula de aeróbica pesada, queimando 500 calorias por hora.

$$\frac{500 \text{ calorias por hora}}{1 \text{cal/kg vezes } 50\text{kg}} = 10 \text{ METs}$$

NÍVEIS DE MET TÍPICOS (APENAS PARA FINS COMPARATIVOS, UMA VEZ QUE VARIAM COM A PESSOA)

Para uma mulher de 58kg:	Atividade	nível de MET	Calorias/hora
	Escrever	1,7	103
	Caminhar	4	260
	Jogar basquetebol	10	473
	Andar de bicicleta	3	178
	Comer	1,4	81
	Correr a passo curto (*jogging*)	7	414
	Halterofilismo (levantamento de peso)	9	532

A utilidade principal dos METs está em se comparar exercícios realizados em programas diferentes e testar a forma física em testes feitos em esteira padronizada. Para qualquer pessoa, o dispêndio de energia em repouso vai depender da massa muscular, e a quantidade de energia dispendida vai depender do nível de treinamento. Portanto, essa é apenas uma medida aproximada da forma física ou das calorias gastas em qualquer atividade.

O Desenvolvimento Muscular: Fundamentos da Musculação

Nos últimos cinqüenta anos, vêm se desenvolvendo programas de levantamento de peso melhores, uma vez que os cientistas passaram a conhecer formas mais adequadas de maximizar o desenvolvimento muscular a longo prazo. Estudos demonstraram que durante as primeiras 12 semanas, fazer três grupos de oito a dez repetições de exercícios de levantamento de peso a 60 até 80% do peso máximo que você é capaz de levantar dá tão bom resultado quanto programas mais científicos, tais como o treinamento de resistência periodizado, no qual se criam sessões de atividade física nas quais se variam a intensidade, a repetição e os períodos de repouso e recuperação. A diferença aparece quando se examinam os resultados durante seis meses a um ano.

A individualização é um princípio importante do treinamento, exatamente como o é individualizar as exigências de metabolismo e proteína na dieta de Los Angeles. Você precisa fazer um teste inicial da sua força, para determinar que grupos musculares precisam ser fortalecidos. O próximo passo é desenvolver metas realistas, específicas e individuais. Parece-lhe familiar? Portanto, suas expectativas de melhoria podem ser enquadradas em termos de tempo e constituição de volume muscular ou força desejados no final.

Movimentos e tarefas específicos treinam grupos de músculos envolvidos nestes movimentos complexos. O tipo de fibra muscular que é recrutada para o movimento também depende do peso externo que se está levantando. Os exercícios de resistência com pesos baixos e número de repetições alto exigem o tipo 1 de fibra de contração lenta, ao passo que os exercícios mais pesados exigem o tipo 2 de fibra de contração rápida também.

Há três tipos diferentes de contrações musculares: isométrica, isotônica e excêntrica. Uma contração isométrica é basicamente uma contração que mantém o músculo na mesma posição sem movimentar a articulação. Porém, os músculos ainda assim se contraem, quando você contrai o abdome de pé, sem fazer uma abdominal ou um *crunch*. Você contrai os músculos e fica assim durante dez segundos. Depois relaxa. O músculo trabalhou, mas isso não resultou em movimento. Uma simples rosca de Scott é um exercício isotônico que gera uma contração isotônica do músculo chamado bíceps. A movimentação das articulações acontece no cotovelo, quando o músculo se encurta com a contração muscular isotônica. Uma contração excêntrica é uma ação alongadora controlada do músculo. As contrações excêntricas ocorrem para desacelerar o corpo e absorver o choque. O quadríceps (músculo na parte da frente superior da coxa) passa por uma contração excêntrica quando toca o chão depois de se pular para fora de uma caixa de 30cm.

Os exercícios pliométricos (pular corda e saltar obstáculos, saltitar, jogar bolas pesadas tipo *medicine ball*) exige contrações excêntricas de alguns grupos musculares para completar uma atividade específica agindo contra o movimento dominante da ação muscular. Você não deve sentir dor durante a sessão de ginástica, mas vai precisar estimular seus músculos a se desenvolverem, aumentando as exigências que faz deles a cada sessão. As fibras musculares se alongam no ciclo de descida da rosca de Scott. Portanto, a seqüência de contagem do tempo deve ser de dois segundos na subida, e depois se deve fazer uma descida controlada de quatro segundos. Para outros exercícios, você precisa decidir qual é o movimento excêntrico para o músculo que está tentando treinar. Nas últimas repetições, você deve sentir uma leve ardência no movimento excêntrico.

O termo que define isso é a "sobrecarga progressiva", que simplesmente significa que se você se sentir confortável fazendo dez repetições de um exercício, passe a fazer 11. A forma de medir isso cientificamente é usar o máximo de uma repetição, ou 1RM. Os pesos externos com os quais você pode fazer cinco repetições são chamados 5RM; peso de dez repetições é 10RM e daí por diante. O sistema RM vem sendo utilizado durante mais de cinqüenta anos para descrever intensidades de resistência a exercícios. Em um trabalho famoso, Thomas L. DeLorme e A. L. Watkins documentaram a importância do exercício de resistência progressiva para desenvolver os músculos quadríceps para fins de reabilitação de militares com lesões no joelho.

Uma zona RM de treinamento de 8 a 10 RM é o nível geral empregado pela maioria dos que exercem esse tipo de atividade física, mas, para continuar a melhorar, é necessário haver variação, e é aí que entra o treinamento periodizado. As intensidades para diferentes dias de treinamento encontram-se descritas a seguir:

Muito Pesado: Desenvolve força 1 RM máxima, fazendo de três a cinco grupos de duas a quatro repetições e descansando quatro minutos ou mais entre os grupos.

Moderado: Desenvolve força e aumenta o tamanho dos músculos e obtem certa resistência à fadiga por meio de três grupos de oito a dez repetições com dois a três minutos de intervalo entre os grupos.

Treinamento de Força: Desenvolve força mecânica máxima em um exercício de múltiplas articulações, tal como jogar uma bola tipo *medicine ball*, fazendo de três a seis grupos de três repetições a 30 a 50% do 1RM, com 3 ou 4 minutos de repouso entre grupos.

Muito leve: Desenvolve a resistência à fadiga de músculos localizados, fazendo dois grupos de 15 a 17 repetições com menos de 1 minuto de descanso entre os grupos.

Alto Ácido Lático: Desenvolve a tolerância ao acúmulo de ácido lático nos músculos, que normalmente causa fadiga e deixa o músculo dolorido, fazendo três grupos de 8 a 10 repetições com apenas 1 a 2 minutos de descanso entre os grupos.

O treinamento periodizado com malhação quatro dias por semana pode consistir do seguinte:

Segunda-Feira: Varie o treinamento de pesado (3 a 5 RM) até moderado (8 a 10 RM), e até leve (12 a 15 RM), em dias sucessivos.

Terça-Feira: Treine com cargas moderadas de oito a dez repetições.

Quinta-Feira: Varie o treinamento de pesado (3 a 5 RM) até moderado (8 a 10 RM), e até leve (12 a 15 RM), em dias sucessivos.

Sexta-Feira: Treine com cargas moderadas fazendo de oito a dez repetições.

Se for possível fazer mais repetições do que o número-alvo, a resistência pode ser aumentada para a próxima sessão. Quando se testou esse tipo de regime em mulheres universitárias contra a musculação três dias alternados por semana fazendo de oito a dez repetições, depois de seis meses notou-se que havia uma clara vantagem a favor do método periodizado. Quando se completaram 12 semanas, ambos os métodos funcionaram, portanto, esse é mesmo um curso mais avançado para quem quer maximizar sua forma de Los Angeles.

Para a maioria dos praticantes da musculação, variar a rotina empregando diferentes estratégias em dias distintos reduz o tédio e tende a mantê-los ligados no programa de treinamento. Este modelo provou ser superior ao uso do mesmo número máximo de repetições em toda sessão de exercícios.
Finalmente, é importante observar que você conseguirá os efeitos máximos e a menor probabilidade de lesão se suas sessões de ginástica forem supervisionadas, de modo que você tenha certeza de que está mesmo executando os

exercícios (da maneira correta). O American College of Sports Medicine (ACSM, ou Colégio Americano de Medicina Esportiva), fornece diplomas de certificação a instrutores de ginástica, e essa certificação deve ser o requisito mínimo para o treinador que você escolher. Eu também pediria recomendações pessoais, como com qualquer profissional de quem você decida aceitar consultoria.

Referências Bibliográficas

1. DeLorme, T. "Restauração da Potência Muscular por Exercícios de Resistência Pesados." *J. Bone e Joint Surgery.* 1945;26:645-67.
   Trabalho clássico demonstrando o desenvolvimento muscular por intermédio da musculação.

2. Marx, J.O. Ratamess, N.A., Nindl, B.C. et al. "Circuito de Baixo Volume *Versus* Treinamento de Resistência Periodizado de Alto Volume em Mulheres." *Med Sci Sports Exerc.* 2001;33:635-43.
   Este trabalho prova que o treinamento periodizado funciona melhor depois de seis meses.

3. Selye, H.A. "Síndrome Produzida por Vários Agentes Nocivos." *Nature,* 1936;138:32.
   A teoria do estresse e da adaptação que compõe a base para todo o desenvolvimento muscular, segundo a qual o músculo adapta-se a um estresse externo no treinamento, o qual é constantemente modificado.

4. Sherman, W., Costill, D., Fink W. et al. "Efeito da Manipulação Exercício-dieta Sobre o Glicogênio Muscular e sua Subseqüente Utilização Durante o Desempenho." *Int J Sports Med.* 1981;2:114.
   Este trabalho explica o uso dos carboidratos sobre o exercício.

Os três trabalhos a seguir utilizam testes de exercícios para investigar a energia usada nos músculos e o abastecimento com carboidratos como manobra para aumentar o desempenho.

Coggan, A.R., Coyle, E.F. "Ingestão de Carboidratos Durante Exercício Prolongado: Efeitos Sobre o Metabolismo e o Desempenho." *Exerc Sports Sci Rev.* 1991; 19:1-40.

Ivy, J., Katz, A.L., Cutler, C.L. et al. "Síntese de Glicogênio Muscular Depois do Exercício: Efeito do Tempo de Ingestão de Carboidratos." *J Appl Physiol.* 1988; 64:1480-85.

Murray, R., Paul, G.L., Siefert, J.G. et al. "Reações a Velocidades Variáveis de Ingestão de Carboidratos Após o Exercício." *Med Sci Sports Exerc.* 1991;23:713-18.

A Ciência das Vitaminas e dos Sais Minerais

Ainda há controvérsias sobre as vitaminas nos jornais e periódicos especializados nos Estados Unidos, o que reflete o péssimo estado da educação nutricional em nossas faculdades de Medicina. Alardeiam-se estudos nos quais as vitaminas são comparadas a medicamentos, demonstrando que as vitaminas não apresentam nenhuma vantagem, e muitos médicos e outros profissionais da área da saúde não estão familiarizados ainda com o corpo significativo de estudos científicos que sustentam o uso de vitaminas e sais minerais.

A maioria dos americanos não consegue atender apenas por meio da dieta ao RDA de muitas das vitaminas e sais minerais críticos para a promoção da saúde e prevenção de doenças. A suplementação de vitaminas previne os defeitos no tubo neural e melhora a função imune, além de outros estudos sugerirem que a ingestão generosa de vitaminas e minerais pode reduzir o risco de doença coronariana, câncer e osteoporose. Creio que a ciência vai acabar fornecendo a prova definitiva de que ingerir a quantidade ideal de vitaminas e sais minerais é uma meta importante para prevenir doenças e promover a saúde. Os dados disponíveis são suficientemente convincentes para mim para que eu lhe recomende tomar suplementos de vitaminas e sais minerais, e neste apêndice descrevo algumas provas científicas de que as vitaminas e sais minerais ajudam a manter você sadio.

Há argumentos científicos a favor do uso de suplementos vitamínicos e de sais minerais. Em primeiro lugar, eles podem ajudar a elevar o consumo de vitaminas e sais minerais até os níveis recomendados. Em segundo lugar, pode haver vantagem em consumir vitaminas e sais minerais para **a** manutenção da saúde ideal e prevenção da doença a níveis acima dos recomendados. Finalmente, a ingestão adequada de micronutrientes pode ser benéfica na redução do risco de defeitos congênitos, e pode ajudar a reduzir o risco de algumas doenças crônicas.

Estes conceitos estão baseados em indícios fornecidos por uma grande quantidade de estudos de laboratório e populacionais, e um pequeno número de ensaios clínicos. Pesquisas adicionais sobre os níveis de dosagem, populações alvo e efeitos a longo prazo estão em andamento.

Gravidez e Defeitos Congênitos

Um de cada trinta bebês nascidos nos Estados Unidos tem um defeito congênito grave. A cada ano, 3.000 gravidezes resultam em defeito do tubo neural (DTN) como a espinha bífida *(ou spina bifida)* (abertura no canal vertebral que não se fecha) ou anencefalia (o bebê nasce sem cérebro).

Desde 1980, mais de uma dúzia de estudos já examinaram o papel do ácido fólico na redução da incidência de defeitos do tubo neural. Talvez o mais importante, o estudo clínico randomizado do Conselho de Pesquisas Médicas do Reino Unido, em 1991, descobriu que o ácido fólico pode reduzir o risco relativo de DTN em mais de 70% (Grupo de Pesquisas sobre Estudo de Vitaminas MRC). O Serviço de Saúde Pública americano baseou-se nesses dados ao divulgar recomendações sobre o ácido fólico no ano seguinte. Disseram que as mulheres capazes de engravidar deviam tomar 400 microgramas (ou milionésimos de grama) de ácido fólico diariamente, que é a quantidade contida em uma multivitamina de uso diário. O FDA, depois dessa recomendação, deu ordens para adicionar ácido fólico aos produtos feitos com grãos "enriquecidos" e aprovou o uso de informações sobre esse teor nos rótulos de produtos que contenham quantidades significativas dessa vitamina. Os Centros de Controle e Prevenção de Doenças (CDC) sugerem que o consumo de ácido fólico como suplemento alimentar poderia reduzir significativamente esse número até além do que já se atingiu até hoje com a fortificação dos produtos "enriquecidos" — a ponto de cerca de 80% desses defeitos congênitos poderem ser evitados.

Não tardaram a surgir programas educacionais voltados para mulheres na idade procriativa, profissionais de saúde, grupos femininos e elaboradores de políticas. Os estudos conduzidos na China, Canadá e Estados Unidos demonstraram que os programas de fortificação reduziram de forma impressionante a incidência das DTN. Cada vez mais mulheres na idade procriativa conhecem a necessidade de se consumir ácido fólico; a percentagem de mulheres entre 18 e 45 anos que se instruíram sobre o ácido fólico aumentou em mais de 50% entre 1995 e 2000. Porém, apenas 10% sabiam a dose correta, e apenas um terço realmente consumia essa vitamina diariamente. Assim, embora pelo menos parte da mensagem sobre o ácido fólico esteja atingindo as mulheres que são o seu alvo, nem todas estão se beneficiando dessas informações.

Função Imune

Dieta e estado nutricional são dois dos fatores-chave que afetam a resposta imune do organismo. Estudos recentes mostraram que o uso de multivitaminas, associado a uma boa dieta, é uma forma barata de melhorar a imunidade, reduzir a incidência de infecções e melhorar a qualidade de vida em geral. O estado de imunidade é relativamente fácil de se testar, porque, ao contrário das doenças cardiovasculares ou do câncer, existem meios já estabelecidos e aceitos de se medir a função imune. Em ensaios clínicos randomizados feitos pelo dr. Ranjit Chandra, na Terra Nova, Canadá, micronutrientes demonstraram melhorar a resposta dos linfócitos e das células NK (*natural killer cells*) para a produção da citoquina, interleucina-2 assim como reduzir a duração da infecção e o tempo de administração dos antibióticos. Esses estudos demonstram que ingestão inadequada de nutrientes está associada a respostas imunes piores e uma incidência maior de infecção, e que o consumo de uma multivitamina diária pode ajudar a reduzir este déficit.

Doenças Cardiovasculares

Doses elevadas de homocisteína são um fator de risco importantíssimo para a doença coronária e a isquemia. Na verdade, pessoas com os níveis mais altos de homocisteína tem quase duas vezes mais chance de sofrer de doença coronariana (DC ou CHD em inglês), em comparação com aquelas que têm níveis normais. Esse risco compara-se ao associado com fumo ou colesterol alto. O folato é essencial para o metabolismo da homocisteína, e diversos estudos já definiram a ligação entre a ingestão maior de folato e as doenças coronarianas. As vitaminas B_6 e B_{12} também contribuem, embora de maneira secundária, para reduzir os níveis de homocisteína. Os níveis séricos de folato foram associados a um maior risco de doença coronariana fatal em estudos feitos no Canadá (Morrison) e na Europa (Robinson), ao passo que, nos Estados Unidos, tomar mais folato e vitamina B_6 reduziu esse risco (Rimm). A terapia de redução de homocisteína com folato e complexo B também reduziu a incidência de morte, infartos não fatais e outras complicações depois da angioplastia coronária (Schnyder). Essa constatação foi confirmada em um estudo de controle de casos de amplo alcance feito na Suécia, o qual demonstrou que o uso de um suplemento multivitamínico reduziu o risco de infarto do miocárdio em 21% em homens e 23% em mulheres, o que parece indicar que o consumo de folato e vitaminas do complexo B pode ajudar na prevenção primária dos ataques cardíacos (Holmquist). Outros estudos se encontram em andamento para esclarecer ainda mais a relação entre essas vitaminas e a doença coronariana.

As vitaminas C e E são antioxidantes essenciais já famosas, e os pesquisadores vêm investigando se esses micronutrientes têm alguma influência na prevenção de doenças cardíacas. Até hoje, alguns estudos descobriram um efeito leve nos usuários que tomam doses maiores de vitamina C (Osganian), ao passo que outros não conseguiram estabelecer uma relação (Kushi). Da mesma forma, o Estudo de Saúde das Enfermeiras (Nurses' Health Study) descobriu que as mulheres que tomavam uma dose baixa de vitamina E tiveram uma redução de 44% na incidência de doença cardíaca (Stampfer) e que doses mais altas (400-800UI) reduziam a freqüência de segundos infartos em pacientes já infartados (Stephens). Porém, outros ensaios bem controlados não constataram nenhum efeito (Rapola; Yusuf).

Como se fizeram esses estudos em indivíduos que já haviam contraído doença cardíaca, é difícil explicar os vários fatores diferentes que podem ter causado sua doença cardíaca e feito com que saíssem diferentes uns dos outros. Portanto, quando essas pessoas foram indicadas ao acaso para receber suplementos vitamínicos ou placebo, os resultados podem estar mais relacionados com os perfis dos indivíduos escolhidos para os dois "braços" do estudo do que com a possibilidade de as vitaminas estarem exercendo efeito. Os pesquisadores presumiram que essas diferenças são superadas pelos grandes números, mas esse pode não ser o caso quando se fala de uma doença complexa como a cardíaca, com tantos fatores diferentes envolvidos. Embora fosse de grande interesse realizar um estudo de prevenção em indivíduos que não tivessem outros problemas além desse, um estudo assim exigiria um número imenso de pessoas e seria proibitivamente caro.

Câncer

A deficiência de folato pode contribuir para o desenvolvimento do câncer, interferindo nos processos genéticos normais. Assim, tem havido muito interesse ultimamente pelos efeitos da suplementação com folato na prevenção do câncer. Tanto o Estudo de Saúde das Enfermeiras (NHS) quanto o Estudo de Acompanhamento dos Profissionais de Saúde (HPFS) descobriram que, a longo prazo (15 anos no primeiro, dez no último) o consumo de folato reduziu significativamente o risco de câncer cólon-retal.

A vitamina E vem sendo investigada para o tratamento de vários cânceres principais, inclusive o do seio, dos pulmões, do cólon e da próstata. Apenas neste último a vitamina E parece ter um efeito significativo em diversos estudos. No estudo com ATBC (Alfa-Tocoferol Betacaroteno), pesquisadores constataram que 400mg de vitamina E reduziram a incidência e também a mortalidade do câncer de próstata em fumantes (Albanes). Essa associação já foi confirmada tanto em não-fumantes quanto em fumantes. Com base na força desses indícios, o Instituto Nacional do Câncer está realizando um estudo de prevenção primário do selênio e vitamina E contra um placebo para prevenção do câncer da próstata em 25.000 homens normais, chamado o estudo SELECT.

Um editorial no *The New York Times* deu a entender que nenhum paciente de câncer devia tomar vitamina C nem E, mas baseou-se na má interpretação de duas descobertas básicas. A primeira foi que a vitamina C é concentrada pelas células cancerígenas, o que eles presumiram que significasse que a célula usava essa vitamina C para estimular o crescimento celular. O dr. David Golde, do Sloan-Kettering Cancer Center de Nova York, descobriu que a vitamina C era assimilada pelas proteínas de transporte da glicose nas células cancerígenas. Antes de a célula cancerígena poder assimilar a vitamina C através do sistema de transporte da glicose, ela deve ser oxidada para uma forma chamada "dehidroascorbato". Esta forma de vitamina C é assimilada e depois encerrada na célula, onde é convertida em vitamina C de novo por enzimas redutoras. Mas as concentrações necessárias para que isso aconteça não ocorrem em seres humanos que tomam vitamina C via oral; para atingir tais concentrações, a vitamina C precisa ser injetada na veia. Isso jamais aconteceria em alguém que tomasse suplementos de vitamina C. Os experimentos que resultaram no alerta contra o consumo da vitamina E foram realizados em animais nos quais se promoveu a deficiência de vitamina E, comparados com animais com teores normais de vitamina E. Como não é possível tornar os seres humanos deficientes em vitamina E, este estudo também não tem relevância para suplementos de vitamina E nos seres humanos.

O consumo de vários carotenóides, tais como o licopeno, a luteína, e o beta-caroteno pode reduzir o risco de câncer de pulmão em um terço, porém, o beta-caroteno puro a altas doses de 30mg pode elevá-lo, especialmente nos fumantes. A suplementação com cálcio também pode proteger contra a osteoporose e o desenvolvimento e recorrência dos pólipos do cólon, que são uma alteração pré-cancerosa no cólon (Baron; Bonithon-Kopp), mas alguns dados indicam que, em doses extremamente altas (maiores que 1.500mg por dia no total), o cálcio pode aumentar o risco de câncer na próstata (Chan; Giovannucci, Cancer Research, 1998). Dados neste último estudo indicam que tomar vitamina D com cálcio pode reduzir quaisquer efeitos negativos e, ao mesmo tempo, manter a proteção do câncer de cólon. Além disso, nenhum homem deveria tomar menos que a RDA, que é de 1.000mg por dia de cálcio. O câncer apresenta uma série de quadros heterogêneos, com causas e históricos complexos, de forma que ainda será necessária muita pesquisa sobre o uso das vitaminas e minerais para prevenir o câncer.

Obesidade e Diabetes

Embora a maior parte da população não consuma níveis adequados de micronutrientes, o problema é particularmente grave no caso dos obesos. Há indícios de que os homens e mulheres acima do peso com altos níveis de colesterol que estão fazendo dieta para emagrecer não atingem a RDA, as vitaminas e minerais mais necessários, devido a deficiência na ingestão de nutrientes, falta de fidelidade à dieta, e excesso de restrição alimentar (Gryzbek). Essa deficiência nutricional claramente compromete o estado de saúde deles. As pesquisas realizadas em pessoas que sofriam de diabetes tipo II demonstraram que aquelas que tomavam multivitaminas tinham menor incidência de infecções e absenteísmo relacionado a infecções do que os que receberam placebo (Barringer). Embora fosse um estudo modesto, a magnitude das diferenças na incidência de infecção observada em um ano em pacientes diabéticos foi notável. Aqueles que tomaram placebo tiveram 93% de incidência em um ano de episódios infecciosos, ao passo que os que tomaram multivitaminas tiveram incidência de apenas 17%. Essas descobertas merecem maiores pesquisas em populações maiores, pois as implicações são significativas. Em um estudo sobre o risco de diabetes, os investigadores relataram que os homens que tomaram beta-caroteno melhoraram seu metabolismo da glicose, assim como as mulheres que consumiram vitamina E (Ylonen). Embora fazer dieta tenha importantes implicações para a ingestão nutricional em todas as populações, pode desempenhar um papel ainda mais essencial nos que estão obesos e acima do peso, e nas pessoas que tenham alguma síndrome metabólica ou *diabetes mellitus* de início adulto.

Segurança das Vitaminas

O consumo da vitamina A acima de 25.000UI por dia (valor diário = 5.000UI) pode claramente causar defeitos congênitos a nível do esqueleto — e essa quantidade é apenas cinco vezes a RDA. As gestantes não devem consumir mais do que 2.500UI de vitamina A por dia, para evitar qualquer possibilidade de problemas. Alguns estudos recentes indicam que o consumo de vitamina A durante longo período acima de 5.000UI pode também estar associado à redução da densidade mineral dos ossos e a um risco maior de osteoporose (Promislow). Por outro lado, a ingestão insuficiente de vitamina A também pode acelerar a perda de densidade mineral óssea. Portanto, os limites para ingestão apropriada da vitamina A no caso dos adultos são bastante restritos. Recomendo que você utilize uma multivitamina que contenha 2.500UI de vitamina A pré-formada, ou 5.000UI de vitamina A, da qual pelo menos 50% provenham do beta-caroteno.

Conforme já disse anteriormente, a ingestão de grandes quantidades de cálcio (acima de 1.500mg por dia) foi associada a um risco maior de câncer da próstata (Giovannucci, Cancer Research, 1998). Constatou-se que um suplemento antioxidante combinando vitaminas C e E, selênio e beta-caroteno reduzia os efeitos protetores de um agente redutor de lipídios e da niacina em 160 pacientes com doença cardíaca e baixos níveis de colesterol HDL (Brown), embora um estudo mais amplo, feito com 20.000 pacientes, com um suplemento de vitamina C, vitamina E e beta-caroteno, tenha relatado que a combinação antioxidante não inibiu os efeitos protetores do medicamento de redução de lipídios (Grupo Colaborativo de Proteção Cardíaca).

Conclusão

Recomendo aos meus pacientes e familiares que tomem vitaminas, e tomo vitaminas eu mesmo, também. Os indícios científicos que apóiam a ingestão de vitaminas e minerais são cada vez mais fortes e baseados em estudos científicos convincentes.

Referências Bibliográficas

1. Albanes, D., Heinonen, O.P., Huttunen, J.K., Taylor, P.R., Virtamo, J., Edwards, B.K. et al. "Efeitos dos Suplementos de Alfa-tocoferol e Beta-caroteno Sobre a Incidência de Câncer no Estudo de Prevenção do Câncer pelo Alfa-Tocoferol e Betacaroteno." *Am J Clin Nutr.* 1995;62 (Supl. 6):1427S-1430S.

2. Baron, J. A., Beach, M., Mandel, J.S. et al. "Suplementos de Cálcio para Prevenção de Adenomas Cólon-retais." *N Engl J Med.* 1999;340:101-07.

3. Barringer, T. A., Kirk, J.K., Santuniello, A.C., Foley, K.L., Michielutte, R. "Efeito de uma Multivitamina e Suplemento de Sais Minerais Sobre a Infecção e a Qualidade de Vida. Um Estudo Randomizado, Duplo Cego Controlado por Placebo." *Ann Intern Med.* 2003; 138(5): 365-71.

4. Bonithon-Kopp, C., Kronborg, O., Giacosa, A., Rath, U., Faivre, J. "Cálcio e Suplementação de Fibra na Prevenção da Recorrência do Adenoma Cólon-retal: Um Estudo de Intervenção Randomizada."

Grupo de Estudos da Organização da Prevenção do Câncer. *Lancet.* 2000; 356(9238):1300-06.

5. Brown, B.G., Zhao, X.Q., Chait, A., Fisher, L.D., Cheung, M.C., Morse, J.S., et al. "Simvastatina e Niacina, Vitaminas Antioxidantes ou a Combinação para a Prevenção da Doença Coronariana." *N Engl J Med.* nov. 2001; 29 345 (22):1583-92.

6. Chan, J.M., Pietinen, P., Virtanen, M., Malila, N., Tangrea, J., Albanes, D., Virtamo, J. "Dieta e Risco de Câncer de Próstata em um Grupo de Fumantes com Foco Especial no Cálcio e no Fósforo (Finlândia)." *Cancer Causes Control.* 11 out 2000;.(9):859-67.

7. Chandra, R.K., "Efeito da Vitamina e Suplementação com Elementos-traço Sobre as Respostas Imunes e a Infecção nos Sujeitos Idosos." *Lancet.* 1992;340:1124-27.

8. Giovannucci, E., Rimm, E.B., Wolk, A., Ascherio, A., Stampfer, M.J., Colditz, G.A., Willett, W. C. "Ingestão de Cálcio e Frutose em Relação ao Risco de Câncer na Próstata." *Cancer Res.* 1998:58(3) 442-47.

9. Giovannucci, E., Stampfer, M.J., Colditz, G.A., Hunter, D.J., Fuchs, C. et al. "Uso de Multivitaminas, Folato e Câncer de Cólon em Mulheres no Estudo de Saúde das Enfermeiras." *Ann Intern Med.* 1998; 129(7):517-24.

10. Graham, I.M., Daly, L.E., Refsum, H.M., Robinson, K., Brattstrom, L.E. et al. "A Homocisteína Plasmática como Fator de Risco para a Doença Vascular." Projeto Europeu de Ação Concertada. *JAMA.* 1997; 277(22):1775-81.

11. Gryzbek, A., Klosiewicz-Latoszek, L., Targosz, U. "Mudanças na Ingestão de Vitaminas e Sais Minerais por Homens e Mulheres com Hiperlipidemia e Excesso de Peso Durante Tratamento Dietético." *Eur J Clin Nutr.* 2002;56:1162-68.

12. Grupo Colaborativo para Estudo de Proteção Cardíaca. "Estudo MRC/BHF de Proteção Cardíaca de Suplementação Vitamínica Antioxidante em 20.536 Indivíduos de Alto Risco: Um Estudo Randomizado Controlado por Placebo." *Lancet.* 2002;360(9326):23-33.

13. Holmquist, C., Larsson, S., Wolk, A., deFaire, U. "Suplementos Multivitamínicos Guardam Associação Inversa ao Risco de Infarto do Miocárdio em Homens e Mulheres." Programa de Epidemiologia Cardíaca de Estocolmo (SHEEP). *J. Nutr.* 2003;133:2650-54.

14. Kushi, L.H., Folsom, A.R., Prineas, R.J., Mink, P.J., Wu, Y. et al. "Vitaminas Antioxidantes Dietéticas e Morte por Doença Coronariana nas Mulheres Pós-menopáusicas." *N Engl J Med.* 1996;334(18):1156-62.

15. Michaud, D.S., Feskanich, D., Rimm, E.B., Colditz, G.A., Speizer, F. E., Willett, W.C., Giovannucci, E. "Ingestão de Carotenóides Específicos e Risco de Câncer de Pulmão em Dois Grupos Suscetíveis Norte-americanos." *Am J Clin Nutr.* 2000;72(4):990-97.

16. Morrison, H.I., Schaubel, D., Desmeules, M., Wigle, D.T. "Folato Sérico e Risco de Doença Coronariana Fatal." *JAMA.* 1996;275 (24):1893-96.

17. Grupo de Pesquisas do Estudo de Vitaminas MRC. "Prevenção de Defeitos de Tubo Neural: Resultados do Estudo de Vitaminas do Conselho de Pesquisas Médicas." *Lancet.* 1991;338(8760):131-37.

18. Osganian, S.K., Stampfer, M.J., Rimm, E., Spiegelman, D., Hu, F.B., Manson, J.E., Willett, W.C., "Vitamina C e Risco de Doença Coronariana nas Mulheres." *J Am Coll Cardiol.* 2003; 42(2):246-52.

19. Persad, V.L., Van den Hof, M. C., Dube, J.M., Zimmer, P. "Incidência de Defeitos de Tubo Neural Aberto na Nova Escócia Após Fortificação com Ácido Fólico." *CMAJ.* 2002; 167(3) 241-45.

20. Promislow, J.H., Goodman-Gruen, D., Slymen, D.J., Barrett-Connor, E. "Ingestão de Retinol e Densidade Mineral dos Ossos nos idosos; o Estudo do Rancho Bernardo." *J Bone Miner Res.* 2002;17(8):1349-58.

21. Rapola, J.M., Virtamo, J., Ripatti, S., Huttunen, J.K., Albanes, D., Taylor, P.R., Heinonen, O.P. "Estudo Randomizado de Suplementos de Alta-tocoferol e Beta-caroteno Sobre Incidência de Eventos Coronários de Grande Monta em Homens com Infarto do Miocárdio Anterior." *Lancet.* 1997;349(9067):1715-20.

22. Rimm, E.B., Willett, W.C., Hu F.B., Sampson, L., Colditz, G.A. et al. "Folato e Vitamina B_6 da Dieta e Suplementos em Relação ao Risco de Doença Coronariana Entre as Mulheres." *JAMA.* 1998;279(5):359-64.

23. Robinson, K., Arheart, K., Refsum, H., Brattstrom, L., Boers, G. et al. "Concentrações Baixas de Folato e Vitamina B_6 Circulantes: Fatores de Risco para Derrame, Doença Vascular Periférica e Doença Arterial Coronariana." European COMAC group. Circulation. 1998;97 (5): 437-43

24. Schnyder, G., Roffi, M., Flammer, Y., Pin, R., Hess, O. "Efeito da Terapia de Redução da Homocisteína com Ácido Fólico, Vitamina B_{12} e Vitamina B_6 Sobre Resultado Clínico Após Intervenção Coronária Percutânea." O Estudo Cardíaco Suíço: Um Estudo Randomizado Controlado. *JAMA.* 2002;288:973-79.

25. Stampfer, M., Hennekens, C., Manson, J., Colditz, G., Rosner, B. et al. "Consumo de Vitamina E e o Risco de Doença Arterial Coronariana em Mulheres." *N Engl J Med.* 1993; 328(20):1444-49.

26. Stephens, N.G., Parsons, A., Schofield, P.M., Kelly, F., Cheeseman, K. et al. "Estudo Randomizado controlado da Vitamina E em Pacientes com Doença Coronariana: Estudo Cardíaco de Antioxidantes de Cambridge (CHAOS)." *Lancet. 1996*;347(9004):781-86.

27. "Resumo de Doenças Notificáveis — Estados Unidos, 2000." *MMWR Morb Mortal Wkly Rep.* jun 2002; 14:49(53):i-xxii, 1-100.

28. Ylonen, K., Alfthan, G., Groop, L., Saloranta, C., Aro, A., Virtanen, S.M. "Ingestões Alimentares e Concentrações Plasmáticas de Carotenóides e Tocoferóis em Relação ao Metabolismo da Glicose em Sujeitos com Alto Risco de Diabetes Tipo 2: O Estudo Dietético de Botnia." *Am J Clin Nutr.* 2003; 77(6) 1434-41.

29. Yusuf, S., Dagenais, G., Pogue, J., Bosch, J., Sleight, P. "A Suplementação com Vitamina E e os Eventos Cardiovasculares em Pacientes de Alto Risco." Investigadores do Estudo de Avaliação da Prevenção dos Resultados Cardíacos. *N Engl J Med.* 2000;342(3):154-60.

30. Zhang, S., Hunter, D.J. Hankinson, S.E., Giovannucci, E.L., Rosneer, B.A., Colditz, G.A., Speizer, F.E., Willett, W.C. "Estudo Prospectivo da Ingestão de Folato e o Risco de Câncer no Seio." *JAMA.* 1999; 281(17):1632-37.

Planilha e Diário

Como Utilizar seu Diário Pessoal

- Se possível, vá a um médico e peça para medir sua composição corporal por impedância bioelétrica.

- Para cada 500g (0,453g, ou uma libra), aproximadamente, de massa corporal magra que você tiver, deve comer um número equivalente de proteína por dia, arredondando para as 25g seguintes acima (ou seja, se você tiver 105 libras — mais ou menos 47kg — de massa corporal magra, sua meta seriam 100g de proteína por dia, ou seja, quatro unidades protéicas; se tiver 168 libras — mais ou menos 76kg — de massa corporal magra, sua meta seria de 175g de proteína.

- Sua massa corporal magra também vai determinar sua Taxa Metabólica em Repouso (TMR), ou o número de calorias que você queima por dia em repouso. Se você for sedentário, provavelmente não queima muito mais calorias que a TMR, portanto deve subtrair 500 calorias por dia de sua TMR para determinar seu nível calórico diário, o que lhe permitiria perder por volta de 500g por semana.

Se Seu Peso-Alvo lhe Parecer Alto Demais

- Caso este peso-alvo lhe pareça alto, então você tem mais músculos do que a pessoa mediana da sua altura. Deve tentar conservar os músculos extras fazendo musculação, bem como exercícios aeróbicos.

Se Seu Peso lhe Parecer Baixo Demais

- Se este peso-alvo lhe parecer baixo demais, pode ser que você tenha ficado inativo devido a alguma lesão ou doença, ou pode ter comido muito pouca proteína em dietas da moda anteriores. Como cada 500g de massa corporal magra queima cerca de 14 calorias por dia, você deve tentar desenvolver seus músculos por intermédio de musculação para aumentar o número de calorias que está queimando. Por exemplo, se desenvolver dez libras de músculos durante um ano (cerca de 4,5kg), seu metabolismo vai acelerar-se de modo a queimar 140 calorias a mais por dia.

- Se não conseguir que ninguém determine sua composição corporal, use as tabelas do Segundo Passo para estimar sua massa corporal magra e exigências de proteína. Encontre o número de unidades de proteína que mais se aproxima de sua massa corporal magra, e use a tabela seguir para planejar as calorias e porções de cada grupo de que você necessita a cada dia.

Unidades de proteína (25g cada)		Frutas	Legumes	Grãos
Meta diária de calorias	Número de unidades	Número de unidades	Número de unidades	Número de unidades
1.200	4	3	4	1
1.500	6	3	4	2
1.800	7	4	4	3
2.000	8	4	5	3

Minha perda de peso-alvo para esta semana é_____
Minha perda de peso-alvo para este mês é_____
Minha meta de porções de proteína por dia é_____
Planejo acrescentar _____colheres de sopa a mais de proteína pura em pó aos meus *shakes*.
Minha meta de porções de fruta por dia é:_____
Minha meta de porções de hortaliças por dia é:_____
Minha meta de porções de grãos por dia é:_____

DIÁRIO DE ALIMENTAÇÃO

	Shakes (2 por dia)	Proteína pura em pó (colher de sopa)	Lanche de alto teor de proteína	Unidades de proteína	Frutas	Hortaliças	Grãos	Água (4-6 copos por dia)
Refeição	☐	☐☐☐	☐☐	☐☐	☐☐☐☐	☐☐		☐☐
Refeição 2	☐	☐☐☐	☐☐	☐☐	☐☐☐☐	☐☐		☐☐
Refeição 3	☐	☐☐☐	☐☐	☐☐	☐☐☐☐	☐☐		☐☐
Lanche 1	☐			☐☐	☐☐☐			☐☐
Lanche 2	☐			☐☐	☐☐☐☐			☐☐

DIÁRIO SEMANAL

(Marque cada espaço em branco diante das linhas correspondentes se atingiu sua meta do dia)

	Exercício	Meta de Calorias	Meta de Proteínas	Alimentos coloridos	Água
Dia 1					
Dia 2					
Dia 3					
Dia 4					
Dia 5					
Dia 6					
Dia 7					

Planilha e diário

Leituras Sugeridas

American Heart Association. *Fitting in Fitness: Hundreds of Simple Ways to Put More Physical Activity into Your Life*. Nova York, Times Books, 1997.

Brownell, K.D. *Food Fight: The Inside Story of the Food Industry, America's Obesity Crisis and What We Can Do About It*. Nova York, McGraw Hill, 2004.

Critser, G. Fat Land: *How Americans Became the Fattest People in the World*. Boston, Houghton Mifflin, 2003.

Eckel, R.H., Obesity: *Mechanisms and Clinical Management*. Filadélfia, Lippincott Williams & Wilkins, 2003.

Engel, C. Wild Health: *How Animals Keep Themselves Well and What We Can Learn from Them*. Nova York, Houghton Mifflin, 2002.

Friedman, M., e R.H. Rosenman. *Type A Behavior and Your Heart*. Nova York, Ballantine Books, 1974.

Nestle, M. *Food Politics: How the Food Industry Influences Nutrition and Health*. Berkeley e Los Angeles: University of California Press, 2002.

Ornish, D. *Love and Survival: The Scientific Basis for the Healing Power of Intimacy*. Nova York, HarperCollins, 1998.

Packer, L., M., Hiramatsu e T. Yoshikawa. *Antioxidant Food Supplements in Human Health.* San Diego, Academic Press, 1999.

Peeke, P. *Fight Fat After Forty: The Revolutionary Three-Pronged Approach That Will Break Your Stress-Fat Cycle and Make You Healthy, Fit and Trim for Life,* Nova York, Viking Penguin, 2000.

Schlosser, Eric. *Fast Food Nation: The Dark Side of the All-American Meal.* Nova York, HarperCollins, 2002.

Willett, W.C. *Eat, Drink and Be Healthy: The Harvard Medical School Guide to Healthy Eating.* Nova York, Simon and Schuster, 2001.

Agradecimentos

Gostaria de agradecer à minha esposa, Anita, por ter me apoiado durante toda a minha carreira e a longa jornada de mais de trinta anos que resultou em nossos maravilhosos filhos, Marc e Adrianna, e uma carreira e vida familiar gratificantes. Sei que me encontro entre as pessoas mais sortudas deste mundo.

Susan Bowerman minha co-autora, ajudou-me não só com as receitas e cardápios deste livro, mas com conversas e debates acirrados sobre como fundir a ciência da nutrição e da medicina com mensagens eficazes que irão soar verdadeiras aos ouvidos do leitor. Foi mesmo uma parceria genuína entre médico e especialista em dietas. Gostaria também de agradecer a meus colegas e assistentes do Centro de Nutrição Humana da UCLA, inclusive o corpo docente, os responsáveis pela pesquisa e a equipe de laboratório do Centro. Também desejo agradecer aos meus colegas de outras universidades, inclusive ao dr. Dean Ornish, da Universidade da Califórnia, São Francisco; dra. Pamela Peeke, da Universidade de Maryland; dr. James Anderson, da Universidade do Kentucky; dr. Herwig Ditschuneit, da Universidade de Ulm, na Alemanha; dr. David Jenkins, da Universidade de Toronto; e dr. George Blackburn, da Faculdade de Medicina de Harvard, por sua consultoria valiosa e suas opiniões sobre as idéias expressas neste livro.

Também gostaria de agradecer à equipe da Clínica do Fator Risco Obesidade da UCLA, principalmente a Joe Walker e a Susie Kramer, que cuidam de centenas de pacientes acima do peso com grande compaixão, e a meu corpo docente, dr. Zhaoping Li, Mary Hardy, Susanne Henning, Diane Harris, Bill Go, Audra Lembertas, Qing-Yi Lu e Navindra Seeram, que tornaram possível criar, a partir de nosso trabalho de pesquisa, novos conhecimentos na ciência da nutrição.

Também gostaria de agradecer aos que me deram apoio, que tornaram meu trabalho no Centro de Nutrição Humana possível mediante generosas doações ao Centro, incluindo Michael Milken, Lowell Milken, S. Daniel Abraham, dr. Eddie Steinberg, Dennis Tito, Ray Stark, Lynda e Stewart Resnick, dr. Scott Connelly, Henry Burdick, e Jane e Terry Semel. Desejo também agradecer a Peter Castleman, Jim Fordyce, Michael Johnson, Greg Probert, Matt Wisk, dra. Janice Thompson, Leslie Stanford, dra. Jamie McManus, Audrey Sommerfeld, Rob Levy e Jonathan Liss por adotarem minha filosofia e ciência na Herbalife International e passarem minha mensagem para milhões de pessoas em todo o mundo.

Gostaria também de dizer muito obrigado à minha editora da ReganBooks, Cassie Jones, que trabalhou ao meu lado sob grande pressão devido ao prazo curto, para que as mensagens deste livro saíssem bem claras. Finalmente, desejo agradecer à minha gerente editorial, a fantástica Judith Regan, que acreditou em mim e continua a me inspirar com sua força, visão e realizações.

Dr. David Heber
Médico, Ph.D.
Presidente do Conselho de Assessoria Científica e Médica da Herbalife.
Diretor do Centro de Nutrição Humana da UCLA.
Diretor do Centro de Pesquisa de Suplementos Dietéticos do Instituto
Nacional de Saúde da UCLA.

Dra. Susan Bowerman
MSRD Mestra Nutricionista e bióloga com mestrado pela
Universidade Federal do Colorado.
Trabalha com o dr. Heber na direção do
Centro de Nutrição Humana da UCLA.
Coordenadora do UCLA Healthy Network Obesity Management Program
e dos Centers for Obesity Research and Education (CORE).
Co-autora do livro *Qual é a cor da sua dieta?*